Medizinische Informatik und Statistik

Band 1: Medizinische Informatik 1975. Frühjahrstagung des Fachbereiches Informatik der GMDS. Herausgegeben von P. L. Reichertz. VII, 277 Seiten. 1976.

Band 2: Alternativen medizinischer Datenverarbeitung. Fachtagung München-Großhadern 1976. Herausgegeben von H. K. Selbmann, K. Überla und R. Greiller. VI, 175 Seiten. 1976.

Band 3: Informatics and Medecine. An Advanced Course. Edited by P. L. Reichertz and G. Goos. VIII, 712 pages. 1977.

Band 4: Klartextverarbeitung. Frühjahrstagung, Gießen, 1977. Herausgegeben von F. Wingert. V, 161 Seiten. 1978.

Band 5: N. Wermuth, Zusammenhangsanalysen Medizinischer Daten. XII, 115 Seiten. 1978.

Band 6: U. Ranft, Zur Mechanik und Regelung des Herzkreislaufsystems. Ein digitales Simulationsmodell. XV, 192 Seiten. 1978.

Band 7: Langzeitstudien über Nebenwirkungen Kontrazeption – Stand und Planung. Symposium der Studiengruppe „Nebenwirkungen oraler Kontrazeptiva – Entwicklungsphase", München 1977. Herausgegeben von U. Kellhammer. VI, 254 Seiten. 1978.

Band 8: Simulationsmethoden in der Medizin und Biologie. Workshop, Hannover, 1977. Herausgegeben von B. Schneider und U. Ranft. XI, 496 Seiten. 1978.

Band 9: 15 Jahre Medizinische Statistik und Dokumentation. Herausgegeben von H.-J. Lange, J. Michaelis und K. Überla. VI, 205 Seiten. 1978.

Band 10: Perspektiven der Gesundheitssystemforschung. Frühjahrstagung, Wuppertal, 1978. Herausgegeben von W. van Eimeren. V, 171 Seiten. 1978.

Band 11: U. Feldmann, Wachstumskinetik. Mathematische Modelle und Methoden zur Analyse altersabhängiger populationskinetischer Prozesse. VIII, 137 Seiten. 1979.

Band 12: Juristische Probleme der Datenverarbeitung in der Medizin. GMDS/GRVI Datenschutz-Workshop 1979. Herausgegeben von W. Kilian und A. J. Porth. VIII, 167 Seiten. 1979.

Band 13: S. Biefang, W. Köpcke und M. A. Schreiber, Manual für die Planung und Durchführung von Therapiestudien. IV, 92 Seiten. 1979.

Band 14: Datenpräsentation. Frühjahrstagung, Heidelberg 1909. Herausgegeben von J. R. Möhr und C. O. Köhler. XVI, 318 Seiten. 1979.

Band 15: Probleme einer systematischen Früherkennung. 6. Frühjahrstagung, Heidelberg 1979. Herausgegeben von W. van Eimeren und A. Neiß. VI, 176 Seiten. 1979.

Band 16: Informationsverarbeitung in der Medizin - Wege und Irrwege - . Herausgegeben von C. Th. Ehlers und R. Klar. XI, 796 Seiten. 1979.

Band 17: Biometrie – heute und morgen. Interregionales Biometrisches Kolloquium 1980. Herausgegeben von W. Köpcke und K. Überla. X, 369 Seiten. 1980.

Band 18: R.-J. Fischer, Automatische Schreibfehlerkorrektur in Texten. Anwendung auf ein medizinisches Lexikon. X, 89 Seiten. 1980.

Band 19: H. J. Rath, Peristaltische Strömungen. VIII, 119 Seiten. 1980.

Band 20: Robuste Verfahren. 25. Biometrisches Kolloquium der Deutschen Region der Internationalen Biometrischen Gesellschaft, Bad Nauheim, März 1979. Herausgegeben von H. Nowak und R. Zentgraf. V, 121 Seiten. 1980.

Band 21: Betriebsärztliche Informationssysteme. Frühjahrstagung, München, 1980. Herausgegeben von J. R. Möhr und C. O. Köhler. (vergriffen)

Band 22: Modelle in der Medizin. Theorie und Praxis. Herausgegeben von H.-J. Jesdinsky und V. Weidtman. XIX, 786 Seiten. 1980.

Band 23: Th. Kriedel, Effizienzanalysen von Gesundheitsprojekten. Diskussion und Anwendung auf Epilepsieambulanzen. XI, 287 Seiten. 1980.

Band 24: G. K. Wolf, Klinische Forschung mittels verteilungsunabhängiger Methoden. X, 141 Seiten. 1980.

Band 25: Ausbildung in Medizinischer Dokumentation, Statistik und Datenverarbeitung. Herausgegeben von W. Gaus. X, 122 Seiten. 1981.

Band 26: Explorative Datenanalyse. Frühjahrstagung, München, 1980. Herausgegeben von N. Victor, W. Lehmacher und W. van Eimeren. V, 211 Seiten. 1980.

Band 27: Systeme und Signalverarbeitung in der Nuklearmedizin. Frühjahrstagung, München, März 1980. Proceedings. Herausgegeben von S. J. Pöppl und D. P. Pretschner. IX, 317 Seiten. 1981.

Band 28: Nachsorge und Krankheitsverlaufsanalyse. 25. Jahrestagung der GMDS, Erlangen, September 1980. Herausgegeben von L. Horbach und C. Duhme. XII, 697 Seiten. 1981.

Band 29: Datenquellen für Sozialmedizin und Epidemiologie. Herausgegeben von R. Brennecke, E. Greiser, H. A. Paul und E. Schach. VIII, 277 Seiten. 1981.

Band 30: D. Möller, Ein geschlossenes nichtlineares Modell zur Simulation des Kurzzeitverhaltens des Kreislaufsystems und seine Anwendung zur Identifikation. XV, 225 Seiten. 1981.

Band 31: Qualitätssicherung in der Medizin. Probleme und Lösungsansätze. GMDS-Frühjahrstagung, Tübingen 1981. Herausgegeben von H. K. Selbmann, F. W. Schwartz und W. van Eimeren. VII, 199 Seiten. 1981.

Band 32: Otto Richter, Mathematische Modelle für die klinische Forschung: enzymatische und pharmakokinetische Prozesse. IX, 196 Seiten, 1981.

Band 33: Therapiestudien. 26. Jahrestagung der GMDS, Gießen, September 1981. Herausgegeben von N. Victor, J. Dudeck und E. P. Broszio. VII, 600 Seiten. 1981.

Medizinische Informatik und Statistik

Herausgeber: S. Koller, P. L. Reichertz und K. Überla

61

Von Gesundheitsstatistiken zu Gesundheitsinformation

Herausgegeben von Elisabeth Schach
mit Beiträgen von J. G. Brecht, R. Brennecke,
K.-D. Henke, J. John und D. Schwefel,
E. Körner, A. Mason, U. Laaser, G. Neumann,
S. Sandier, E. Schach und M. Pflanz,
Th. Schäfer, B. Skrinjar, W. Wiese

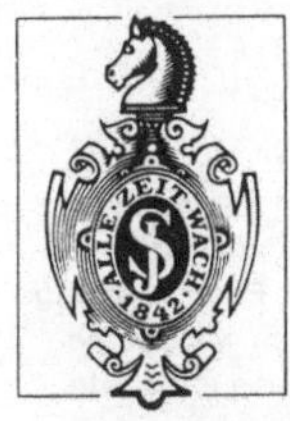

Springer-Verlag
Berlin Heidelberg New York Tokyo

Reihenherausgeber
S. Koller P. L. Reichertz K. Überla

Mitherausgeber
G. Goos H.-J. Jesdinsky H.-J. Lange B. Schneider
G. Segmüller G. Wagner

Herausgeber
Elisabeth Schach
Hochschulrechenzentrum, Universtät Dortmund
Postfach 500 500, 4600 Dortmund 50

Gefördert von der Stiftung Volkswagenwerk

ISBN-13: 978-3-540-15997-1   e-ISBN-13: 978-3-642-82630-6
DOI: 10.1007/978-3-642-82630-6

CIP-Kurztitelaufnahme der Deutschen Bibliothek. Von Gesundheitsstatistiken zu Gesund-
heitsinformation / hrsg. von Elisabeth Schach. Mit Beitr. von J. G. Brecht ... – Berlin;
Heidelberg; New York; Tokyo: Springer, 1985.
(Medizinische Informatik und Statistik; 61)

NE: Schach, Elisabeth [Hrsg.]; Brecht, J. G. [Mitverf.]; GT

2145/3140–543210

Vorwort zum Bericht

Die Beschäftigung mit der Gesundheitsstatistik eines Landes kann auf unterschiedliche
Weise geschehen. Denkbar wäre eine Beschreibung von Inhalt und methodischer Qualität der
Quellen und deren Beurteilung anhand von entsprechenden Datenkörpern des Auslandes.
Obwohl einleuchtend, weist eine solche Vorgehensweise die Schwäche auf, daß sich der
Beurteilungsrahmen nur aus existierendem Material des Auslandes ableitet. Dort vorhan-
dene Lücken oder Überproduktion können auf diese Weise nicht entdeckt und in die Be-
trachtung mit einbezogen werden. Auch die notwendigen Kriterien zur Beurteilung der
Qualität von Daten lassen sich so nicht entwickeln, weil die methodischen Standards sich
den mit der Statistik zu verfolgenden Zwecken anpassen sollten. Für manche Zwecke
reichen aber Größenordnungsschätzungen aus, für andere wiederum werden sehr genaue
Angaben benötigt. Die Notwendigkeiten der Gesundheitsstatistik, besser des Gesundheitsinformationssystems, leiten sich aus den Erfordernissen des Gesundheitssystems ab. Ohne
einen engen Bezug zum letzteren hat das erste keinen Sinn. Daher gingen wir bei dieser
Arbeit konzeptionell vor und versuchten zunächst, ein Modell für ein Gesundheitsinformationssystem zu skizzieren. Ein solches Modell ergibt sich ohne Schwierigkeiten, wenn
man davon ausgeht, daß ein Gesundheitsinformationssystem seine Aufgaben vom Gesundheitssystem her ableitet, wobei ihm die Zurverfügungstellung von Daten als Hauptaufgabe
obliegt. Sieht man die Beziehung zwischen beiden Systemen als zwingend an, dann sind für
die inhaltliche und formale Ausgestaltung des Gesundheitsinformationssystems bereits
entscheidende Weichen gestellt. Dabei waren für uns auch die in den verschiedenen
Ländern geführten Gespräche von großem Wert, weil sie verdeutlichten, daß die Beschäftigung mit gesundheitsstatistischen Datenquellen erst dann systematisch erfolgen kann,
wenn ein Konzept den Rahmen für die Einordnung der Überlegungen liefert.

Wir stellen daher ein uns plausibel erscheinendes Konzept für ein Gesundheitsinformationssystem vor und diskutieren Inhalte und Methodik der Gesundheitsstatistik entsprechend den sich daraus ergebenden Grundsätzen. Der daraus resultierende Anforderungsrah-
men wird dann benutzt, um vorhandene Datenkörper der Bundesrepublik Deutschland und
einige Quellen ausgewählter anderer Länder mit diesen zu vergleichen. Eine solche Analyse zeigt, daß keines der betrachteten Länder ein voll ausgebautes, funktionierendes
Gesundheitsinformationssytem besitzt, jedoch konnten wir beobachteten, daß Teilsysteme
anderer Länder z.T. erheblich mehr Information zur Verfügung stellen als entsprechende
Statistikbereiche der Bundesrepublik Deutschland.

Im Rahmen der Durchführung dieses Projektes wurden die Gesundheitsstatistikbereiche
ausgewählter Ländern besucht. Kenntnisse der Gesundheitsstatistiken anderer Länder
verhalfen uns dazu, die Auswahl zu treffen und die Länder so zu wählen, daß einige der,
unserer Meinung nach wichtigen, Charakteristika von Gesundheitsinformationssystemen vor
Ort beobachtet werden konnten. Zu den von uns als wichtig betrachteten Aspekten gehörten: Vorhandensein bedeutender Entwicklungen auf dem Gebiet der Gesundheitsstatistik
von inhaltlicher und methodischer Natur, eine uns bemerkenswert erscheinende Nutzung
von Datenquellen, Überlegungen in Richtung auf ein Gesundheitsinformationssystem und
das Vorhandensein besonders wichtiger Datenquellen. Unter diesen Gesichtspunkten entschieden wir uns dafür, uns eingehender mit der Gesundheitsstatistik von Norwegen,
Schweden, Finnland, Großbritannien, Frankreich und den U.S.A. zu beschäftigen. Gespräche über gesundheitsstatistische Quellen der DDR wurden, zu unserem großen Bedauern,
wegen des Nichtzustandekommens einer offiziellen Reisegenehmigung, vereitelt. Im Verlaufe unserer Arbeit waren wir auch in Kontakt mit der Weltgesundheitsorganisation und
Gesundheitsstatistikern weiterer Länder.

Der Anstoß, sich mit Daten des Gesundheitswesens zu befassen, erwuchs aus den Erfahrungen, die die Bearbeiter mit gesundheitsstatistischen Daten der Bundesrepublik gewonnen
hatten. Bei dieser Beschäftigung war aufgefallen, daß wir wiederholt auf Publikationen
des Auslands zurückgreifen mußten, wenn es z.B. darum ging, Krankheitsraten für die
Bundesrepublik Deutschland zu schätzen. Als Beispiele für Krankheitshäufigkeiten der
deutschen Bevölkerung, die Datenquellen der Bundesrepublik Deutschland nur unzureichend
zu entnehmen sind, seien Hypertonie und Herzkreislaufkrankheiten genannt.

Auch wird bei der Beschäftigung mit der Materie deutlich, daß methodisch-statistisches
Material, das die Qualität der gesundheitsstatistischen Quellen der Bundesrepublik

Deutschland reflektiert, kaum existiert. Dieser Sachverhalt läßt darauf schließen, daß die Prüfung der Daten bisher unter diesen Gesichtspunkten nicht erfolgte oder daß diesem Aspekt keine große Bedeutung beigemessen wird. Auch könnte man aus dieser mangelnden Beschäftigung mit der Datenqualität auf eine geringe Nutzung der Daten schließen, denn eine solche zieht zwangsläufig auch ein Studium der Datenqualität nach sich. Die in dem Band 'Datenquellen für Sozialmedizin und Epidemiologie' (Brennecke, Greiser, Paul und Schach, 1981) erarbeiteten Kriterien zur Beurteilung von Daten im Gesundheitswesen der Bundesrepublik Deutschland stellen eine gute Ergänzung im Detail zu der hier geschilderten Datenlage im Gesundheitswesen der Bundesrepublik Deutschland dar.

Dieses Vorwort wäre unvollständig ohne einen besonderen Dank an alle unsere Gesprächspartner in den besuchten Ländern, die keine Mühe scheuten, uns in langen Gesprächen ihre Einschätzung der Quellen und ihrer Qualität zu vermitteln, die uns auf Neuentwicklungen hinwiesen und uns auch später bereitwillig weiter Auskunft erteilten.

Stellvertretend für alle unsere Gesprächspartner sei an dieser Stelle den Organisatoren des Besuchsprogramms der einzelnen Länder gedankt. Sie waren für Finnland Herr Dr. Esko Kalimo, Direktor des Forschungsinstituts der finnischen Sozialversicherung, für Schweden Herr Professor Björn Smedby, Uppsala, für Norwegen Herr Professor Erik Bjelke, Bergen, für England und Schottland Herr Professor Walter Holland, London, und für Frankreich Frau Dr. Hélène Massé, Paris, INSERME. In den U.S.A. wurden auf eigene Initiative zahlreiche Institutionen besucht. Ihnen allen sei hiermit aufrichtig gedankt. Für wertvolle Hinweise und Kommentare zum Gesamtbericht oder zu Teilen davon sei den Herren Professor Dr. R. Brennecke, Freie Universität Berlin, meinem Mann, Herrn Professor Dr. S. Schach, Universität Dortmund, Professor Dr. F. W. Schwartz, Medizinische Hochschule Hannover, und Frau Rechtsanwältin B. Ziegler-Jung, Enschede, gedankt. Unter unseren zahlreichen Diskussionspartnern sei Herr Dr. Kerr L. White besonders erwähnt, mit dem bei verschiedenen Gelegenheiten, Eigenschaften von Gesundheitsinformation, deren Gestaltung und Verbreitung besprochen wurden.

Ohne die finanzielle Unterstützung und das Verständnis der Stiftung Volkswagenwerk wäre es schwer gewesen, dieses Projekt durchzuführen. Für die Unterstützung von Besuchsreisen in die oben genannten Länder und der Veröffentlichung des Gesamtbandes sei ihr an dieser Stelle sehr gedankt.

Im Verlaufe der Arbeiten zu diesem Vorhaben erkrankte Herr Professor Pflanz schwer und, er starb, bevor diese Arbeit beendet wurde. Wir hatten gehofft, daß dieses Projekt ein erster Schritt zu einer intensiven Beschäftigung mit der Gesundheitsstatistik der Bundesrepublik Deutschland sein würde und meinten damit, Anstöße zur Anpassung dieses Statistikbereichs an den internationalen Stand geben zu können. Leider war es Herrn Professor Pflanz nicht vergönnt, an dieser Aufgabe selbst aktiv mitzuwirken. Es ist zu hoffen, daß diese Gedanken trotzdem aufgegriffen werden und zum Überdenken und zur Weiterentwicklung der Gesundheitsstatistik in der Bundesrepublik Deutschland führen. Wenn uns das gelänge, hätte sich unsere Mühe gelohnt.

Dortmund
Im Mai 1982

Elisabeth Schach
Manfred Pflanz

Vorwort zum Gesamtband

Um den Arbeitsbericht 'Von Gesundheitsstatistiken zum Gesundheitsinformationssystem' ausführlich zu diskutieren, fand, mit erneuter Unterstützung der Stiftung Volkswagenwerk, im Mai 1982 eine Tagung mit dem Titel 'Nutzen und Weiterentwicklungsmöglichkeiten von Information im Gesundheitswesen der Bundesrepublik Deutschland' bei der Werner-Reimers-Stiftung in Bad Homburg v.d.H. statt. Diese Tagung beabsichtigte, Fragen im Gesundheitswesen anhand von Daten zu beantworten. Es sollte im Rahmen der Vorträge auch auf Datendefizite hingewiesen werden. Die Beiträge bezogen sich auf eine größere Anzahl von gesundheitspolitischen und Forschungsfragen, wie den Informationsbedarf zur Verteilung der Ressourcen im Gesundheitswesen, zur Maßnahmenevaluation, zur Beschreibung des Gesundheitszustands, der Finanzierung und Inanspruchnahme von Leistungen und der gesundheitsbezogenen Überwachung von kleineren Bevölkerungsgruppen in Bezug auf Umweltbelastungen.

Die Beiträge, die Diskussionen und die in der Zwischenzeit begonnen Arbeiten zeigen, daß es auch in der Bundesrepublik Deutschland hoffnungsvolle Ansätze zur Nutzung von Daten zur Gewinnung von Gesundheitsinformation gibt. Diese haben sich durch das Programm der Bundesregierung 'Forschung und Entwicklung im Dienste der Gesundheit' in den letzten Jahren vermehrt. Jedoch muß die Bundesrepublik Deutschland auch heute noch hinter den skandinavischen Ländern, Großbritannien und den U.S.A. zurückstehen, wenn es darum geht, neue Ideen im Gesundheitswesen anhand von vorhandenen Datenquellen zu überprüfen. Die dafür verantwortlichen Datenzugangs-und Infrastrukturgegebenheiten müßten in den kommenden Jahren erheblich verbessert werden, um der Gesundheitsstatistik der Bundesrepublik Deutschland neuen Auftrieb und die allmähliche Annäherung an die Arbeitsweisen und Standards anderer Länder zu ermöglichen.

Dortmund im Juli 1985   Elisabeth Schach

VON GESUNDHEITSSTATISTIKEN ZU GESUNDHEITSINFORMATION

NUTZEN UND WEITERENTWICKLUNGSMÖGLICHKEITEN VON INFORMATION IM
GESUNDHEITSWESEN DER BUNDESREPUBLIK DEUTSCHLAND

Überblick

Dieser Band besteht aus zwei sich ergänzenden Teilen. Den ersten Teil bildet eine
Expertise zum Stand der Gesundheitsstatistik in der Bundesrepublik Deutschland im Vergleich zu gesundheitsstatistischen Aspekten anderer Länder. Er wird im zweiten Teil
durch Nutzungsbeispiele von Daten zur Lösung von Sachfragen im Gesundheitswesen der
Bundesrepublik Deutschland und dem Ausland ergänzt, die aus unterschiedlichen Informa-
tionsbereichen stammen. Beide Teile bilden insofern ein Ganzes als die im ersten Teil
beschriebenen Inhalte und Methodiken der Gesundheitsstatistik im zweiten Teil auf Sachfragen angewandt, sich als gestaltungsfähig, aber auch als verbesserungswürdig, erweisen. Bei der Betrachtung von Nutzungsmöglichkeiten treten so die Weiterentwicklungsnot-
wendigkeiten der Gesundheitsstatistik um so deutlicher hervor.

Das wichtigste Ziel der Gesundheitsstatistik besteht darin, relevante, aktuelle und
zuverlässige Information über das Gesundheitswesen bereitzustellen. Dieses Ziel setzt
sich die amtliche Statistik der Bundesrepublik ebenso wie die zentralen Statistischen
Ämter anderer Länder. Will man nun überprüfen, inwieweit die Gesundheitsstatistik der
Bundesrepublik Deutschland diesem Ziel auch gerecht wird, muß man zunächst überlegen,
welche Information das Gesundheitswesen überhaupt benötigt und welche Daten dafür erforderlich sind. Weiter ist zu überlegen, wie diese Daten beschafft und in welcher Weise
sie aufbereitet werden sollen. Hat man dann Inhalte und Methodik der Gesundheitsstatistik diskutiert, dann ist es möglich, durch Vergleiche der erwünschten und der
tatsächlich vorhandenen Information festzustellen, wo Bedarf für weitere Daten und wo
Bedarf für methodische Veränderungen besteht. Im ersten Teil des Bandes wurde wie folgt
vorgegangen.

Im Kapitel A werden die Aufgaben der Gesundheitsstatistik diskutiert. Darin zeigen wir,
daß das Gesundheitswesen zwei Arten von Information braucht, nämlich Daten

- zur Beschreibung der Funktionsweise des Gesundheitssystems und solche
- zur Beurteilung der Systemaktivitäten.

Die Daten der ersten Gruppe sollen über die Anspruchsberechtigten und deren Bedarf, die
Leistungen des Versorgungssystems, Art und Umfang der Ressourcen des Gesundheitssystems
und die Auswirkungen und Kosten der Versorgung unterrichten. Solche Daten braucht ein
Versorgungsbetrieb ebenso wie ein Versorgungssystem, denn beide müssen überwachen, ob
und wie ihre Untereinheiten funktionieren.

Die Daten der zweiten Gruppe dienen dazu, den Grad der Zielerreichung des Gesundheitssystems zu beurteilen und Zustände im Gesundheitswesen in den gesamtgesellschaftlichen
Rahmen einzuordnen. In diesem Zusammenhang interessiert z. B., inwieweit gesamtgesell-
schaftliche Ziele auch im Gesundheitswesen verwirklicht oder inwieweit in der Verfassung oder in Grundsatzprogrammen festgelegte Werte auch im Gesundheitswesen realisiert
werden. Es ist offensichtlich, daß Information für eine solche Bewertung schwer zu
beschaffen ist und daß solche Daten aus unterschiedlichen Quellen zusammengetragen
werden müssen. Daß sie zu beschaffen sind, zeigen Beispiele aus dem Ausland. Kapitel A
kommt schließlich zu dem Ergebnis, daß die gesteckten Ziele nur mit Hilfe eines integrierten Gesundheitsinformationssystems zu bewältigen sind. Dabei entsteht für ein Land
wie die Bundesrepublik Deutschland die Aufgabe, ein nicht integriertes System nachträglich integrationsfähig zu machen.

Mit Hilfe des nun gesteckten Rahmens werden in dem Kapitel B die Inhalte und im Kapitel C
die Methodik des Gesundheitsinformationssystems beschrieben. Wir orientieren uns dabei
an den vorher genannten Zielen und benutzen bereits im Ausland verwirklichte Verfahren,
um unsere Vorschläge zu erläutern.

Wir stellen dann in Kapitel D Aspekte des Gesundheitswesens der Bundesrepublik Deutschland vor, wie sie sich aus vorhandenen Statistiken ergeben. Die Analyse ist beispielhaft
und spiegelt den Stand im Jahr 1982 wieder. Dabei werden Daten über den Gesundheitszustand, die Inanspruchnahme von Leistungen, über Personal, Einrichtungen und über die
Kosten des Gesundheitswesens vorgestellt. Schon bei dieser Darstellung zeigt sich, daß
relativ viele Datensätze vorhanden sind, die darauf abzielen, demographische Aspekte zu

beschreiben, aber es keine Unterlagen zur Beschreibung der positiven Gesundheit gibt. Außerdem existiert relativ wenig Material für die Bereiche Personal, Einrichtungen und Kosten des Gesundheitswesens.

Kapitel E zeigt den Stand der Gesundheitsstatistik der Bundesrepunblik Deutschland, wie er sich aus den vorhergehenden Überlegungen ergibt. Dabei versuchen wir, Lücken in Inhalt und Methodik anzugeben. Als Ergebnis läßt sich feststellen, daß die Gesundheitsstatistik der Bundesrepublik nicht zu einem Gesundheitsinformationssystem integriert ist. Inhaltliche Mängel bestehen auf den Gebieten: Beschreibung des Gesundheitszustands der Bevölkerung, Inanspruchnahme von Leistungen, Ressourcen und Kosten des Gesundheitswesens und in methodischer Hinsicht.

Was im Gesundheitswesen der Bundesrepublik bisher beinahe ganz fehlt, sind langfristige, übergreifende Analysen, die versuchen, Trends im Gesundheitszustand zu beschreiben, Mängel in der Versorgung aufzudecken, Risiko- oder besonders gefährdete Gruppen zu beschreiben und zu orten. Solche Verantwortung übernehmen Gesundheitsstatistiker anderer Länder schon seit vielen Jahren.

Neue Aufgaben, wie die Überwachung der Auswirkungen der Umwelteinflüsse auf die Gesundheit, können bei der derzeitigen Datenlage vom Gesundheitsstatistiksystem der Bundesrepublik Deutschland nicht übernommen werden. Wegen ihrer äußerst begrenzten Ausstattung mit Personal und Mitteln ist die deutsche amtliche Gesundheitsstatistik nur sehr begrenzt dazu in der Lage, die von ihr verwandten Methoden selbst zu untersuchen, zu dokumentieren und schrittweise zu verbessern. So müssen wir uns in methodischer Hinsicht faßt ausschließlich auf Publikationen des Auslands stützen, wenn wir empirische Erhebungen planen. Dieser Zustand hat zur Folge, daß die amtliche Statistik in der Bundesrepublik leider nicht in der Lage ist, methodische Standards für den Bereich der außeramtlichen empirischen Forschung zu setzen, obwohl die Mitarbeiter des Statistischen Bundesamtes fachlich durchaus dazu qualifiziert wären.

Im zweiten Hauptteil sind die Beiträge zu einer Tagung mit dem Titel 'Nutzen und Weiterentwicklungsmöglichkeiten von Information im Gesundheitswesen der Bundesrepublik Deutschland' zusammengefaßt. Thematisch wurden die Beiträge so gewählt, daß sie eine breite Palette von verschiedenen Fragen im Gesundheitswesen als auch die unterschiedlichen Bereiche und Formen, in denen Information im Gesundheitswesen benötigt wird, widerspiegeln. Durch Beiträge aus dem Ausland gelang es, die Referate aus der Bundesrepublik Deutschland um Anwendungen von Gesundheitsstatik im Planungsbereich zu ergänzen.

Zusammenfassung

Gesundheitsstatistiken sollen wichtige Eigenheiten des Gesundheitssystmes eines Landes beschreiben. Für diese Beschreibung werden Daten sowohl aus dem Gesundheitsversorgungssysem selbst als auch aus anderen Bereichen, wie Bevölkerung, Sozialversicherungswesen, Beschäftigung, Wohnungswesen, aber auch aus Umwelt- und Bodennutzung benötigt. Für Statistiken über das Gesundheitsversorgungssystem trägt die Gesundheitsstatistik die methodische und mit anderen zusammen die inhaltliche Verantwortung. Daten aus anderen Bereichen benutzt sie lediglich für ihre Analysen.

Solche Analysen führen zu Information über das Gesundheitswesen, wenn ihre Ergebnisse relevant, aktuell, ausreichend genau, interpretiert und verständlich dargestellt werden. Tatsächlich bleiben aber viele Daten ungenutzt oder werden nicht ausreichend verwendet, weil in der Bundesrepublik Deutschland eine Trennung zwischen Datenerhebung und Dateninterpretation eingetreten ist. Diese Trennung beider Aufgaben beruht vor allem auf der Tatsache, daß die institutionalisierte amtliche Statistik die Datenerhebung, nicht aber die Interpretation, als ihre vorrangige Aufgabe ansieht. Da sie oftmals keinen spezifischen Auftrag zur Datenanalyse erhält, bleibt es oft bei der Zurverfügungstellung von Daten, die kaum eine Deutung erfahren.

Wegen dieser offensichtlichen Diskrepanz zwischen dem Istzustand und dem Wünschenswerten haben zahlreiche Länder Anstrengungen begonnen, um diese Lücke zu schließen. Dabei findet man, daß die Interpretationsaufgaben im Verantwortungsbereich von Fachministerien (z. B. National Center for Health Services Research im Department of Health, Education and Welfare der U.S.A., im National Pensions Institute in Finnland, im Department of Health and Social Security in England), in statistischen Ämtern (Office of Population Census and Surveys auch in England), in Forschungseinrichtungen des privaten Bereichs (z.B. CREDES in Frankreich) oder in Universitäten (z.B. Health Services Research Unit des St. Thomas' Hospital, London, England oder im Center for Health Administration Studies, Chicago, U.S.A.) verankert sind.

In der Bundesrepublik gibt es kaum Einrichtungen, die sich um eine Dauerbeobachtung der Vorgänge im Gesundheitswesen bemühen und Information so aufbereiten, daß sie zur Beobachtung des Geschehens dort oder zu dessen Beurteilung geeignet wären.

Für diese Dauerbeobachtung wären zwei Arten von Information erforderlich, nämlich:

1. Information, die über die Funktionsweise des Gesundheitswesens Auskunft gibt und
2. Information zur Bewertung des Gesundheitsversorgungssystems.

Information zur ersten Thematik ließe sich wohl aus Routinedaten der Bundesrepublik Deutschland gewinnen. Information zum zweiten Schwerpunkt wäre kaum aus vorhandenen

Datenquellen ableitbar. Diese Aufgabenformulierung verdeutlicht, daß für ein Gesundheitsinformationssystem die inhaltlichen Schwerpunkte vom Gesundheitssystem vorgegeben sind und es ihm obliegt, die notwendige Information zu beschaffen, auszuwerten, darzustellen. Zur Bewältigung dieser Aufgabe ist eine abgestimmte, nach einheitlichen Standards vorgehende, methodisch ausreichende Datenerhebung erforderlich, die nur im Rahmen eines koordinierten und integrierten Gesundheitsinformationssystems bewältigt werden kann, denn ein solches System organisiert die Konzepte, Methoden, Personal und Sachmittel zur Beschreibung der Gesundheitsprobleme und -risiken einer Bevölkerung, der relativen Wirksamkeit und der Kosten von verschiedenen Therapien und Versorgungsformen und des Einflußes des Versorgungssystems auf den Gesundheitszustand der Bevölkerung.

Zur Beschreibung der Funktionsweise des Gesundheitswesens benötigen wir Daten über die Inputseite (nämlich über Ressourcen und Kosten des Gesundheitsversorgungssystems) und über die Outputseite (über Leistungen und Verfahren).

Um eine Bewertung des Gesundheitssystems eines Landes vornehmen zu können, brauchen wir auf der Inputseite die eben genannten Daten, auf der Outputseite jedoch Information über Eigenschaften des Gesundheitsversorgungssystems, wie Qualität der Versorgung, Ressourcenallokation, Verteilung der Risiken, Leistungen und Kosten und über das Ergebnis dieser Bemühungen, den Gesundheitszustand der versorgten Bevölkerung.

Um diese Aufgaben wahrnehmen zu können, werden Daten benötigt, die zur Gewinnung dieser Information geeignet sind. Solche Daten sollten inhaltlich und methodisch gewissen Eigenschaften genügen. Der Bericht beschäftigt sich mit den Indikatoren, die zur Gewinnung der notwendigen Information herangezogen werden und damit, welche Methoden dabei Verwendung finden können. Für die inhaltliche Gestaltung der Indikatoren und bezüglich der dazu erforderlichen methodischen Überlegungen bezogen wir zahlreiche Anregungen aus den Gesundheitsstatistiksystemen anderen Länder.

Anhand im Bericht entwickelter inhaltlicher Schwerpunkte für ein Informationssystem werden die Gegebenheiten der Gesundheitsstatistik in der Bundesrepublik Deutschland untersucht. Wir kommen dabei zu dem Schluß, daß sowohl die Inhalte als auch die Methodik der Gesundheitsstatistik in der Bundesrepublik Deutschland verbesserungswürdig sind.

Anhand von Nutzungsbeispielen von Daten im Gesundheitswesen für unterschiedliche Fragestellungen wird gezeigt, welche Art von Analysen erwünscht sind, welche Datenkörper dazu notwendig wären und wie vorhandene Datenquellen verbessert werden müßten, um diese Fragen zu beantworten.

ENGLISH SUMMARY

1. Introduction

This status report of health statistics of the Federal Repulic of Germany is based on
the comparative analysis of the health statistics systems of the Federal Republic of
Germany and of six other countries (Norway, Sweden, Finland, England, France, U.S.A.).

Health statistics describe and analyze various aspects of the health services system.
It is obvious that portions of other statistical systems, such as vital and social
services statistics, occupation, housing, and employment statistics as well statistics
of the environment and land ressources are also relevant for the health statistician.
Thus, health statistics consist of one portion which is developed, collected and
analysed by the health statistician (such as the frequency of disease in the population) and another part which is designed elsewhere and which is subsequently used in
health statistical analyses (such as statistics about air and water pollution). Mainly
for reasons of brevity this summary concentrates on the former portion of health
statistics. The reason for this restriction is due to the fact that only for that
portion can a conceptual framework be developed which allows for the design of a
comprehensive health information system, for an integration of the data from various
sources on the basis of that framework, and for a discussion of the methods of health
statistics in this context.

The conceptual framework of health statistics has been influenced by cybernetics,
economics, medicine, sociology and other substance areas. Neither conceptual framework
nor methods are static, however. Both require a continuous review in order to allow the
health information system to supply a fairly accurate description of what happens in
the health services system.

Methods of health statistics are drawn from many areas, with the major contributions
coming from statistics, epidemiology, demography and survey research.

As it is impossible to describe the role of the various subject and methodological
contributions to the development of modern health statistics in a summary such as this,
we shall proceed by presenting a framework for health statistics which then allows us
to state what may be

required in terms of data. We shall then scrutinize the material in health services and
health statistics in the Federal Republic of Germany in order to check

what is missing and what the characteristics of existing data are. Comparing available
health data with such a framework will then be helpful in discovering areas of under-
supply and of oversupply of data, thus, indicating areas which need further development. This summary contains tabular representations of health statistical data sources
available in the Federal Republic of Germany. Repeating this comparison for other
countries offers the opportunity for international comparisons of health information
systems contents and of data availability for health policy. Even though not much
attention can be paid to them in this summary, methodological aspects play an important
role in the development of a health information system.

2. A conceptual model for health statistics: the health information system.

Health statistics can be a useful tool for decision-making in health policy if they are
relevant, up-to-date, reasonably accurate, expressed in a non-technical way and interpreted adequately. Even though it seems obvious that health statistics, once they have
been collected, should be analyzed and presented properly, it is very difficult to find
a health services system , where this is being done regularly and routinely. Rather one
of the dominating characteristics of current health statistics setups is, that often a
relevant framework for health data is missing which would make it possible to combine
data to form a functioning health information system.

Reasons for the discrepancy between what is required and what exists are mainly due to the uncoordinated development of data under varying auspices and in different locations, each usually with a very limited outlook. The consequence of this is that available health statistics often are not used to the full extent, while other statistics are of limited utility when it comes to answering questions pertaining to the health services system as a whole.

Thus, a conceptual model is necessary because only such a model provides a frame of reference for the development of data sources, for the way they may fit together and for the relationship they should have to the health services system of the country. Such a model is part of a health information system. A recent report (National Center for Health Statistics, 1980) tried to formulate such a model by specifying two major functions for a health information system, namely:

1. to describe the status and the functioning of the health services system and

2. to evaluate what is going on in the system in order to suggest alternative strategies for action.

Description of system functioning is required since its understanding is a prerequisite for successful management of the health services system. An evaluation of system functioning is necessary when the health services subsystem is to be judged as part of the larger social system.

Both description and evaluation of system functioning may be based on empirical data. However, in order to serve both mentioned purposes data should be relevant. Once data have been collected in the framework of a health information system, it is hoped that they will be more relevant than today . Thus, such data may be combined into information components needed in the framework of the health information system and at different levels of decision making.

Before we proceed to suggest a model, a few terms shall be defined which will be useful for the following discussion. These definitions were given by White (1979) in a discussion paper in preparation of a session at WHO about health information systems. They are:

> Data are established or asserted observations, known entities, 'facts', measurements, or occasionally a premise or assumption. A 'datum' tends to be unidimenional and by itself usually provides little or nothing by way of insight, understanding, knowledge, or wisdom.

> Statistical (numerial) data are facts acquired prospectively or retrospectively in a more or less systematic fashion but not necessarily for an explicit purpose and not always to influence a previously specified decision. Statistics may be crude or processed and may or may not be accompanied by estimates of the error or bias surrounding their credibility.

> Quantitative (statistical) information may stem from the juxtaposition or transformation of two or more facts or sets of facts (data) so that previously undisclosed or unknown 'knowledge' results. The transformation of data into quantitative (statistical) information may be descriptive or analytical and in either case is customarily accompanied by estimates of the credibility of the conclusions that are based on the use of scientific (statistical) methods. Here it is important to emphasize that the estimates of credibility and the principles on which they are based, are as critical as the nature of the original observation.

> Qualitative information may range from prose pronouncements by authoritarian sources, through subjective assessments of such charactersitics as, say, hair color, to codified documents that have varying degrees of popular

support or acceptance and differing forms of sanctions for enforcement or infringement. Such information extends from the putative through the normative to the constitutional and legislative.

The purpose of health and medical information is to identify individual and collective health problems, to assess their relative severity and urgency, to estimate their prevalence and social costs, to identify and assess the relative safety, risk, and efficacy of various forms of intervention, and to evaluate the relative benefits, costs and effectiveness of measures advocated for the prevention, control and amelioration of people's health problems and for the promotion and restoration of currently accepted levels of health and wellbeing in the community. More precisely, health information as distinguished from medical information is concerned with the enhancement of individual and collective health to which present and future populations may aspire.

The purpose of a health information system is to formally organize the concepts, methods, manpower, equipment, and other resources for acquiring and processing the data needed for delineating health problems and hazards, for assessing the relative efficacy, safety and cost-effectiveness of differing forms of intervention , and for evaluating the impact of services provided on the health status of the population served.

The above definitions show that proceeding from data to information, will teach us something previously unknown about the health services system, when we keep in mind what the purpose of the health information system is. Thus, in order to achieve this, data collection and interpretation have to occur within the framework provided by the health information system.

The above-mentioned report (National Center for Health Statistics, 1980) suggests areas of information for the description of system functioning and those necessary in order to perform evaluations. They are presented in Figures 1 and 2.

In order to describe the functioning of the health services system data describing the input and the output of the health services system are required (Figure 1). Inputs to the system are resources in the form of personnel and capital, including their structure, organization and their interrelationships. Further input aspects pertain to the costs of health services, whether they be monetary or not, and to the financing and payment mechanisms of health services. The output (for purposes of managing the health services system) may consist of two major components, namely the outcome, i.e. the results of the application of health services to the individual, and the output in terms of the volume of services and procedures provided by the units of the input considered. As the system provides services for a population, its characteristics have to be known when service and outcome data are to be related to the population served. The outcome for the population and the output in terms of services delivered are the most important data components mentioned.

As the health information system provides such data, they may be analyzed in the framework of the model in order to answer such questions as:

-What is the population served by health services?
-What are the structure and costs of health services delivered?
-How is the health status of the population?
-How are the time trends of the different components of the health status?
-How does the population use the health services offered?
-Which services are provided by which input component?
-How are the effects on outcome, output or costs of services for different delivery systems?

Figure 1. Information required to describe the functioning of the health services system

INPUT	POPULATION OF A COUNTRY	OUTPUT
Ressources	Health status	Outcome
Personnel, Capital investment, Organization, Structure, interrelationship of the above	Use of Services	Output (services and procedures)
Costs of health services		
Monetary		
Kinds, carrier, financing mechanisms, population at risk		
Nonmonetary		
Kinds, responsibilty, population at risk		

Figure 2 shows some of the information required for the evaluation of the health services system. Again we distinguish beween input and output characteristics. Differences beween Figures 1 and 2 on the output side come about because Figure 2 output criteria attempt to view results of health services in a wider societal context by studying such concepts as equity, distribution of benefits, risks and costs, health as a societal value, and quality of care.

Figure 2. Information required for the evaluation of the health services system

INPUT	POPULATION OF A COUNTRY	OUTPUT
Resources	Vital data	Health status
-Kinds	Use of services	Quality of care
-Costs	Health status	Equity
-Expenditures		Personal freedom
		Health as a societal value
		Resource allocation
		Distribution of benefits
		Distribution of risks

Assuming that it is the major purpose of the health services system to help cure disease, reduce suffering, to aid in rehabilitation and to assist in the prevention of disease, then data are required about how these aims are attacked and the degree to which they are achieved in a specified time period. One portion of these data relate to the functioning of the health services system, already mentioned above. Another portion refers to the way in which the stated goals are achieved. These latter aspects concentrate on the processes governing the health services system and on the principles that underly the implementation of the goals. These principles are more universal than the principles underlying the functioning of the health services system. Thus, it it obvious that designing information components to permit an evaluation of the adherence to these principles will be more complicated than collecting data to describe system functioning.

In order to translate the above information components into concepts for data collection, indicators have to be designed, data collection and interpretation have to commence. When proceeding to do this, we may employ concepts and methods which have been tried before in other countries for some information components. For others, indicators have to be designed and methods of data collection have still to be developed.

Contents of health statistics

In order to be able to discuss actual data sets in the Federal Republic of Germany, we shall choose a few central information components, examine which data relate to them and discuss their methodological characteristics. Information components we shall discuss further, are:

Vital statistics,
Vital statistics describe age and sex structure and geographical distribution of the population and their developments over time. These descriptors relate to births, deaths, mariages, divorces and migration. Vital statistics are important components of health statistics as they supply the denominators for rates of interest.

Health status of the population,
The health status of the population is the central data component of the health information system, since it may serve as the final outcome measure to evaluate health services. The population's health status may be measured by various indicators, such as the 5 D's (death, disease, disability, discomfort, and dissatisfaction) and indicators of positive health which still need to be developed.

Use of health services,
The use of health services is an important data component, since it shows how and by whom offered health services are being used. In particular, we want to learn, whether there exist barriers to the access to health services, whom they affect, and whether there are ways to eliminate them.

Resources of the health services system,
In order to evaluate the effectivenes of the health services system we need to know the resources of the system. These ressources consist of personnel (professional and lay), capital in the form of beds, equipment, and buildings. Personnel and capital of a particular health services system are characterized by a specific structure, organization and they are combined in a particular way. Thus, resource information has to extend beyond counting heads and beds.

Costs of health services.
While volume, structure, and organization describe one aspect of the input component, the costs of health services describe yet another. Costs may accrue in kind or in the form of money expended. Monetary costs may be distinguished by beneficiary, by payor. Nonmonetary costs may exist in terms of waiting time or loss of personal freedom.

A fully developed health services system should provide information about these components in order to be able to describe the major characteristics of the health services system of the country. It should also attempt to supply as much information as possible about the output components by using health information as well as data from other sources of the country's information system. While some data within the first five information components are available in many countries, information for evaluation of the health services system needs further development.

3. Health Statistics in the Federal Republic of Germany

Table 1 shows national, representative, population-based statistics about the health status, use of services, health services resources, and costs of health services in the Federal Republic of Germany.

Table 1. National representative population-based statistics about mortality and sickness, use of services, and health services resources in the F.R.G.

Information components	Availability in the F.R.G.
Health Status	
Mortality	yes
Morbidity	Survey of the population
Survey of the providers of ambulatory care	Representative sample survey of ambulatory care physicians (Kerek-Bodden, Schach, Schach, et al, 1984)
Hospital discharge survey	no national survey, available: survey of hospital admissions for 70-80% of admissions from hospitals in Schleswig-Holstein (Statistisches Landesamt Schleswig-Holstein, 1978)
Survey of insurance records	no national survey: several studies examining the value of the data for health services research
Applicants for disability pensions	almost complete count of entrants and reasons for entry into pensions plan
Data from private health insurance plans	no national data available: available: schemes publish work loss days by diagnosis.
Population-based disease registers	only for communicable diseases, there are 3 local population-based cancer registries and 1 myocardial infarction registry, MONICA registry.
Use of health services	
Population survey	no
Survey among insurance institutions	no, volume of certain types of services is ascertained and published
Preventive services (cancer detection)	no national survey, volume of services is documented.
Abortion statistics	yearly census of all abortions is carried out since 1976.
Health services resources	national census of heads and beds is carried out by the Federal Statistical Office. Personnel is described by type, place of work, by type of institution and region. (Statistisches Bundesamt, yearly editions of the Statistisches Jahrbuch).
Costs of health services	no national comprehensive statistics exist; expenditure data are published by various institutions and summarized by the Bundesministerium für Arbeit und Sozialordnung. A recent report (Bundesministerium für Arbeit und Sozialordnung, 1978) analyzed available health expenditure data and tried to show how the data could be used and how they should be improved.

Examining Tables 2 and 3, it it obvious that national representative data for the Federal Republic of Germany exist only for mortality, some portions of morbidity (abortions, communicable diseases, data from a limited number of health questions from a national social survey (Mikrozensus)) and about personnel and beds. This is only a very small portions of what would be required in the framework of a fully developed health information system.

Table 2. Data for a health information system in the Federal Republic of Germany

Type of information	National data available?
Data to describe the functioning of the health services system	
Health status	Mortality data:yes Morbidity data: incomplete
Use of services	no
Health services resources	Personnel: yes Beds and institutions:yes Services deliverd by: personnel: no institutions: no
Costs of health services	for individuals: no for society: no
Data to evaluate the health services system	Equity: no Personal freedom: no Quality of care limited Distribution of risks: no Resource allocation: yes

Methods of health statistics

Pertinent statistics require acceptable methods for their collection. As pertinence is determined by the relationship of the contents of statistics to the concepts of the health information system, methods have to be developed in light of these contents. Therefore, as in a well-designed study, contents and methods should jibe. This prerequisite holds only for data systems which are planned with the purpose of an information system in mind. For other quantitative data, this may not be so, because they were developed for other purposes.

Therefore, let us briefly review some of the methodological aspects necessary and let us examine which ones hold for the health data components mentioned. We shall examine whether data sets are:

- personspecific,
- populationspecific,
- problemspecific,
- periodspecific,
- providerspecific,
- procedurespecific,
- placespecific.

Table 3. Methodological aspects of available data sets

Data	Popu-lation-specific	Person-specific	Problem-specific	Period-specific	Pro-vider-specific	Pro-cedure-specific	Place-specific
Health status							
Mortality	yes	yes	yes	yes	no	no	yes
Morbidity							
Interview survey	yes	yes	no	yes	no	no	yes
Health insurance data	no	no	no	yes	yes	yes	yes
Abortion data	yes	yes	yes	yes	no	yes	yes
Communicable disease data	yes	yes	yes	yes	no	no	yes
Ressources							
Personnel	yes	yes	no	no	yes	no	yes
Beds	yes	no	no	no	no	no	yes
Services delivered	no	no	no	yes	yes	yes	yes
Costs of services (expenditures)	no	no	no	yes	no	yes	no

These characteristics permit the combination of data sets at a later time. As, combining data in various ways, is one of the most important tasks of the health information system, it has the obligation to design data such that they fulfill these requirements. As we shall discover soon, very few available data sets have all the mentioned charactersitcs. Thus, data are usually of very limited scope when we try to use them beyond the narrow purpose they were collected for.

Table 3. lists methodological characteristcs of the above mentioned data components. It shows that from the point of view of data quality , mortality, abortion, and communicable disease statistics are those associated with the majority of the required characteristics. All other bodies of data have half or less than half of the required characteristics.

In summary, it may be stated that despite the existence of numerous data components which may be expected to provideing health-related information, only very few cover the content areas necessary in the framework of a health information system and of those even fewer are associated with the methodological standards suggested.

The second part of this volume presents examples of uses of health statistical material to answer questions in health services. The papers were given at a meeting (sponsored by the Volkwagen-Foundation and held at the Werner-Reimers-Foundation in Bad Homburg v.d.H.) in 1982.

References cited in the text

Kerek-Bodden, E., Schach, E. , Schach, S., Schwartz, F. W., Wagner, P. and B.-P. Robra. 1984 . Ambulatory care and its role in the health care system. in Egelbrecht, v.Eimeren, W. and Ch. Flagle. Systems Science in Health Care. Heidelberg: Springer.

Der Bundesminister für Arbeit und Sozialordnung. 1978. (Herg.) Die Struktur der Ausgaben im Gesundheitsbereich und ihre Entwicklung seit 1970. Vertiefende Untersuchung zur Aussagefähigkeit der amtlichen Statistik. Bearbeiter H. Essig, E. Gauch, W. Müller, Bonn.

National Center for Health Statistics. 1980. Information Needs for National Health Insurance. A discussion of principles, issues, and recommendations. Report of the National Committee on Vital and Health Statistics. U.S. Department of Health, Education, and Welfare, Public Health Service. Office of Health Research, Statistics and Technology. Washington, D.C.: U.S Government Printing Office.

Statistisches Landesamt Schleswig-Holstein. 1978. Die Krankheiten der Krankenhauspatienten. Kiel.

White, K.L. 1979. Tentative Guidelines for Discussion and Preparation of Working Papers. Meeting on Planning, Operation and Evaluation of National Health Information Systems. WHO Working Paper.

4. References for further readings

Listed here are references which contain data from various sources, which discuss methodological or conceptual aspects of the health information system or which describe aspects of the health services system on the basis of health statistics. The three groups of publication are:

Publications presenting data

Statistisches Bundesamt. 19.. Statistisches Jahrbuch für die Bundesrepublik Deutschland, yearly publications. Stuttgart: Kohlhammer.

Statistische Jahrbücher of the States of the Federal Republic of Germany, e.g. Statistisches Jahrbuch für Nordrhein-Westfalen, yearly publications.

Der Budesminister für Jugend, Familie und Gesundheit. Die Daten des Gesundheistwesens. Bonn-Bad Godesberg. Letzte Ausgabe 1983.

Statistisches Bundesamt. Fachserie 12: Gesundheitswesen.

Journal: Wirtschaft und Statistik

Publications discussing conceptual or methodolgical aspects of data

Brennecke, R., Greiser, E., Paul, H. und E. Schach. (Herg). 1981. Datenquellen für Epidemiologie und Sozialmedizin. Stuttgart: Springer.

Selected publications attempting comprehensive analyses or interpreting data

Bundesministerium für Jugend, Familie und Gesundheit. 1977. Das Gesundheitswesen in der Bundesrepublik Deutschland. Ausgabe 1974. Band 5. Stuttgart: Kohlhammer.

Der Bundesminister für Arbeit und Sozialordnung. 1978. Sozialbericht. Bonn.

Der Bundesminister für Arbeit und Sozialordnung. 1978. (Herg.) Die Struktur der Ausgaben im Gesundheitsbereich und ihre Entwicklung seit 1970. Vertiefende Untersuchung zur Aussagefähigkeit der amtlichen Statistik. Bearbeiter H. Essig, E. Gauch, W. Müller, Bonn.

Geißler, U. 1979. Verlust an Lebensjahren. Wido Materialien, Band 5. Bonn-Bad Godesberg: Wissenschaftliches Institut der Ortskrankenkassen.

Verzeichnis der Tabellen und Abbildungen

Tabellen und Abbildungen sind jeweils mit einem Buchstaben und einer Ziffer numeriert. Der Buchstabe entspricht dem Buchstaben des Kapitels. Die Ziffer gibt die durchlaufende Nummer (der Tabellen oder Abbildungen) innerhalb des Kapitels an.

English Summary

Figures

Tables

Kapitel A

Abbildungen

Kapitel B

Abbildungen

Kapitel C

Tabellen

Kapitel D

Tabellen

Kapitel E

Tabellen

VON GESUNDHEITSSTATISTIKEN ZUM GESUNDHEITSINFORMATIONSSYSTEM

Elisabeth Schach unter Mitarbeit von Manfred Pflanz

A. Gesundheitsstatistik und Gesundheitsinformationssystem

A.I. Einführung in die Problematik

A.I.1 Was ist Gesundheitsstatistik

Im Laufe der Zeit haben sich die Inhalte der Gesundheitsstatistik erweitert und gewandelt. Dieses darzustellen, wäre eine interessante Teilaufgabe, die den Rahmen dieser Arbeit sprengen würde. Über die Aufzeichnung von Geburten und Sterbefällen hinaus, die es für manche Länder oder Teilregionen schon für lange Zeiträume gibt, existieren Ansätze zur Beschreibung der Gesundheit von Bevölkerungen oder deren Teilgruppen schon seit über 100 Jahren. Denkt man z.B. an Engels' Lage der arbeitenden Klasse in England, so wurde darin der Gesundheitszustand als ein die Lebensbedingungen beeinflußender Faktor genannt. Zu den anderen wichtigen Faktoren gehörten: Ernährungszustand, Bekleidungs- und Wohnverhältnisse, Arbeitsbedingungen, Bildungs- und Kulturniveau. Damit wurde eine später durch die soziale Indikatoren - Bewegung erneut aufgegriffene Gesamtschau von Engels bereits 1845 für den gesamten Bereich der Lebensbedingungen vorgeschlagen und von ihm für die arbeitende Klasse versucht (Wagenführ, 1973).

Entsprechend der Bedeutung einzelner Krankheitsgruppen verlagerte sich die Statistik der Aufzeichnung von Krankheiten von den übertragbaren zu den chronischen Krankheiten. Obwohl im Krankheitsspektrum der Bundesrepublik die letzteren heute eine größere Bedeutung als die ersteren haben, werden auch in der heutigen amtlichen Statistik der Bundesrepublik die übertragbaren Krankheiten noch mit größerer Vollständigkeit und Detaillierung ausgewiesen als die chronischen Krankheiten.

Die heute wieder verstärkt in den Vordergrund rückende Beschäftigung mit Krankheitsursachen ist nicht neu. Mit der Entstehung von Krankheiten und der Eindämmung von Krankheitsursachen beschäftigten sich Forscher schon im 18. Jahrhundert. Die im Laufe der Zeit gewonnen Erkenntnisse über die Entstehung von übertragbaren Krankheiten und deren Umsetzung führten auf der ganzen Welt zu einer Reduktion dieser Erkrankungen und der entsprechenden Todesfälle. Als Folge von größerer Lebenserwartung und veränderten Lebensbedingungen ergaben sich in den westlichen Industrienationen Krankheitsstrukturen, die vorwiegend durch chronische Krankheiten geprägt sind. Ihre Beschreibung und die Erforschung ihrer Ursachen ist heute unsere Aufgabe. Dadurch bedingt, gewinnt neben der Beschrei-bung der Mortalität die Beschreibung der Morbidität von Bevölkerungen an Bedeutung. Eine neue Aufgabe besteht in der Beschreibung der positiven Gesundheit und des lebenswerten Lebens, wie sie von der Weltgesundheitsorganisation empfohlen wird (s. Skrinjar in diesem Band).

Der Gegenstand der Gesundheitsstatistik erweiterte sich abermals, als dazu übergegangen wurde, die Gemeinschaft statt den einzelnen zur Finanzierung von Leistungen zur Erhaltung und Förderung der Gesundheit heranzuziehen. Nach dem Versicherungsprinzip fielen damit Kranke und für Leistungen Aufkommende nicht mehr auf ein und dieselbe Person. Über die sich daraus ergebenden Beziehungen wurden Unterlagen erforderlich. Gegenüber der früher üblichen Erbringung von medizinischen Leistungen durch Ärzte und einige wenige Gruppen nichtärztlichen Personals hat sich ein kompliziertes Leistungserbringungssystem entwickelt, in dem Personal und Kapital zusammennwirken. Auch dieses System bringt Dokumentationserfordernisse mit sich, die dem Gebiet der Gesundheitsstatistik zugeordnet werden. Über Einzelheiten dieser Beziehung s. die Beiträge von Henke und Sandier in diesem Band.

Damit läßt sich der Inhalt der Gesundheitsstatistik wie folgt beschreiben: sie umfaßt die Statistik über (Office of Federal Statistical Policy and Standards, 1978, p. 107):

- den Gesundheitszustand der Bevölkerung und seine zeitliche und räumliche Entwicklung,
- die Leistungen der Gesundheitseinrichtungen (Personal und Kapital) des Landes,

- die Inanspruchnahme von Einrichtungen des Gesundheitswesens durch die Bevölkerung und deren Auswirkungen,
- die Kosten der Gesundheitsleistungen und -einrichtungen.

Aufzeichnung der Inhalte erfordert adäquate methodische Verfahren. Methodische Entwicklungen auch außerhalb der Medizin haben weitreichende Veränderungen innerhalb der
Gesundheitsstatistik mit sich gebracht. Diese Veränderungen sind sowohl auf die Entstehung und Verbreitung neuer Fachdisziplinen als auch auf die Verfeinerung schon
vorhandener und die Entwicklung neuer Verfahren zurückzuführen. Unter den Fachdisziplinen haben die Medizin, die Epidemiologie, die Soziologie, die Ökonomie, die Psycho-
logie besonders starke inhaltliche Einflüsse auf die Gesundheitsstatistik ausgeübt.
Methodische Beiträge leisten Statistik, Bevölkerungswissenschaft, empirische Sozialforschung, Ökonometrie und Informatik. Aus dem Gebiet der statistischen Methodik nehmen Stichprobentheorie und -technik, Methoden des linearen und nichtlinearen Modells,
Sterbetafelverfahren einen wichtigen Platz im Instrumentarium des Gesundheitsstatisti-
kers ein.

Wegen der Erfordernisse an akueller Information im Gesundheitswesen erlangten die
Verfahren der empirischen Sozialforschung im Rahmen der Gesundheitsstatistik eine große Bedeutung. Diese Verfahren und die der Stichprobentheorie machten es möglich, von
aufwendigen Vollerfassungen abzugehen, um auf der Basis des Materials von Teilgesamtheiten auf die Gesamtbevölkerung zu schließen.

Außerdem übten Entwicklungen auf dem Gebiet der EDV einen einschneidenden Einfluß auf
die Gesundheitsstatistik aus, weil mit ihrer Hilfe Massendatenspeicherung, erleichter-
ter Zugriff auf vorhandene Daten, Datenverknüpfung und vielfältige Analysen möglich
wurden.

A.I.2. Auftrag der Gesundheitsstatistik

Hinweise zum Auftrag der Gesundheitsstatistik wurden zunächst in Veröffentlichungen
der amtlichen Statistik der Bundesrepublik Deutschland gesucht. Dort fanden sich jedoch keine spezifischen Anhaltspunkte. Daher wird auf eine Formulierung des Auftrags
der amtlichen Statistik zurückgegriffen, die die Gesundheitsstatistik einschließt.

> "Die amtliche Statistik in der Bundesrepublik Deutschland ist ganz überwie-
> gend Bundesstatistik. Ihr fällt primär die Aufgabe zu, umfassendes, aktuel-
> les und verläßliches Zahlenmaterial für Parlament, Bundesregierung und -
> verwaltung bereitzustellen. Statistische Unterlagen werden für die Durch-
> führung spezieller Verwaltungsaufgaben als Entscheidungsgrundlagen für Pla-
> nungs- und Reformvorhaben der Regierung sowie als Instrument für die Kon-
> trolle der Auswirkungen staatlicher Maßnahmen benötigt. Daneben bilden sie
> eine der wichtigsten Voraussetzungen für die allgemeine Beobachtung der ge-
> sellschaftlichen und wirtschaftlichen Situation" (Statistisches Bundesamt,
> 1976a).

Übertragen auf den Bereich der Gesundheitsstatistik bedeutet das, daß auch ihre Aufgabe
primär darin besteht, "umfassendes, aktuelles und verläßliches Zahlenmaterial für Parlament, Bundesregierung und -verwaltung zur Verfügung zu stellen". Jedoch ist diese
Aussage dahingehend zu korrigieren, daß laut Verfassung hoheitliche Aufgaben auf dem
Gebiet des Gesundheitswesens vorwiegend den Ländern obliegen und daher gesundheitsstatistische Daten für Landesparlamente, -regierungen und -verwaltungen zur Verfügung zu
stellen sind. Hinzu kommen die in Gesetzen geregelten Aufgaben der öffentlich-rechtli-
chen Kostenträger und der Heilberufe, über deren Tätigkeit Verantwortliche jener Institutionen oder Gruppen Daten bereitstellen. Es ist zu hoffen, daß die integrierte
Analyse von Daten des Gesundheitswesens einen weiteren Auftrieb durch die Informationserfordernisse der konzertierten Aktion im Gesundheitswesen erhält.

In Ergänzung zu dem so formulierten Auftrag wird dieser Definition diejenige des Auftrags des U.S National Center für Health Statistics gegenübergestellt:

The mission of the National Center for Health Statistics is ... "to develop
and maintain systems capable of providing reliable, general purpose national descriptive health statistics... for the use of the health industry and
related industries both public and private" (National Center for Health
Statistics, 1971).

Faßt man beide Formulierungen tabellarisch zusammen, so ergibt sich ein hoher Grad der
Übereinstimmung, wie die Abb. A.1. zeigt.

Abbildung A.1. Auftrag der Gesundheitsstatistik. Vergleich Bundesrepublik
Deutschland und U.S.A.

Erstellung von:	Amtliche Statistik in der Bundesrepublik Deutschland	U.S. National Center for Health Statistics
umfassendem	x	(x)
aktuellem	x	regional
verläßlichem	x	x
allgemein verwendbarem		x
nationalem	(x)	x
beschreibendem	(x)	x
Zahlenmaterial für		
Parlament, Regierung und Verwaltung	x	x
und den privaten Gesund- heitsbereich		x

x Ausdruck kommt wörtlich vor.
(x) Ausdruck kommt sinngemäß vor.

Wie wir sehen, liegt der Akzent bei beiden Ländern auf der beschreibenden Statistik für
Parlament, Regierung, Verwaltung (Bundes- und Länderebene) und dem Gesundheitsbereich.
Das zur Verfügung gestellte Zahlenmaterial soll umfassend, aktuell und verläßlich
sein.

Das United States National Committee on Vital and Health Statistics (USNCVHS) kritisiert diese Auftragsformulierung als zu eng und meint, daß die Qualität der Arbeit des
NCHS zu oft am Grad der technischen Qualität der produzierten Statistiken gemessen
worden sei und nicht daran, inwieweit das Produkt des NCHS von Nutzern gefragt werde
(National Center for Health Statistics, 1975). Diese Tatsache sei auf die Eigenschaft
des National Center for Health Statistics als Behörde zurückzuführen. Denn, so Downs
(1967), Behörden seien ökonomisch eingesichtig. Während sie sich auf dem Markt die
Mittel zur Erstellung ihres Produktes beschaffen, sehen sie sich auf der Output-Seite
keinem Markt gegenüber. Daher könnten sie ihren Output auch nicht nach Kostengesichtspunkten verteilen (Downs, 1967).

Diese Beurteilung ist auch für andere statistische Ämter relevant, und sie führt zu der
schwierigen Frage, welches denn nun der Auftrag der Gesundheitsstatistik ist und wer
diesen Auftrag festzulegen habe. Zudem dürfte es wohl schwierig sein, den Nutzerwillen
zu erfahren und zu operationalisieren, da die Nutzer sehr unterschiedliche Anforderungen haben, die außerdem nicht kontant bleiben.

Aus den obigen Ausführungen geht hervor, daß der Auftrag der Gesundheitsstatistik in
den U.S.A. und in der Bundesrepublik übereinstimmend als Auftrag zur Bereitstellung von
aktuellem Material gesehen wird. Allerdings wird auch bemerkt, daß das so zur Verfügung
gestellte Material Planungszwecken dienen und für Entscheidungen verwandt werden soll.

Jedoch die notwendigen Analysen, um das Material für Planungszwecke nützlich zu machen,
übernimmt derzeit der Konsument der Statistik. Auf die für die deutsche amtliche Statistik charakteristische Trennung zwischen Datenproduktion (in den statistischen Landesämtern und dem statistischen Bundesamt) und Datenweiterverarbeitung in Ministerien,
Banken, etc. weist auch Bartels (1980) hin. Sie meint dieses sei dadurch begründet, daß

die Tätigkeiten, im Rahmen derer statistische Ergebnisse ausgewertet werden, im Gegensatz zur Erstellung von Statistiken meist keine überwiegend statistischen Tätigkeiten seien (Bartels, 1980). Vielmehr müßten dabei andere als statistische Kenntnisse eingehen und die Absichten der Regierung bekannt sein. Da das Ergebnis solcher Analysen oft Wertungen enthalte, argumen-tiert sie, daß um die Neutralität der Statistik zu wahren, diese nicht im eigenen Namen solche Tätigkeiten durchführen solle. Für eine aktive Unterstützung der Datenauswerter spricht sie sich allerdings aus (Bartels 1980).

Ob die Neutralität allerdings durch die Zurverfügungstellung von Daten und durch wenige Analysen immer gewährleistet ist, ist fraglich, denn auch in der amtlichen Statistik müssen Daten zur Darstellung, z.B. im statistischen Jahrbuch, ausgewählt und entsprechend aufbereitet werden. Selektion und Wahl der Darstellung impliziert aber Wertung, und so ist auch das Statistische Bundesamt nicht neutral im strengen Sinne. Es handelt sich also allenfalls um eine relative Neutralität des Statistischen Bundesamtes, die es zu wahren gilt. Daß diese Handhabung die Gefahr von Minder- oder Fehlanalysen der Daten der amtlichen Statistik durch andere zur Folge haben kann, wird nicht erwähnt.

Anders sei die Situation in den Statistischen Landesämtern, in denen, so Bartels, Datenproduktion und -weiterverarbeitung schon eher miteinander verquickt seien (Bartels, 1980).

Ob die für Planungsaufgaben notwendige Information nun tatsächlich zur Verfügung gestellt wird, beantwortet Bartels nicht. Ihren Ausführungen ist jedoch zu entnehmen, daß sich die Aufgaben der Statistik auf Bundes- und Landesebene unterscheiden. Welche Arbeitsweise nutzbringender ist, wäre wichtig zu untersuchen.

Im Gegensatz zu den intensiven Bemühungen in den U.S.A., Gesundheitsinformation so aufzubereiten, daß sie für Planer und Personen mit Entscheidungsverantwortung im Gesundheitswesen brauchbar wird, stehen die umfangreichen praktischen Erfahrungen von Ländern, wie Großbritannien (OPCS, 1976), Schweden, Norwegen und Finnland, Information im Gesundheitswesen für Planungszwecke zu verwenden. Mit dieser Verwendung steigt allenthalben das Interesse an der Zuverlässigkeit, Vollständigkeit und der Validität solcher Daten, da sie kleinräumig und auf der Ebene des gesamten Gesundheitswesens verwandt werden. Hinweise über die Verteilungsprinzipien (Department of Health and Social Security, 1976) und über die dafür notwendigen Daten (s. Körner in diesem Band) und über die Anwendung in einem Bereich, nämlich die Krankenhausbettennutzung (s. Mason in diesem Band), sind verschiedenen Quellen zu entnehmen.

Das Thema, ob die zur Verfügung stehenden Daten im Gesundheitswesen Planungszwecken auch tatsächlich dienen, beschäftigte Expertengruppen der Weltgesundheitsorganisation in den letzten Jahren. Die Ergebnisse solcher Gespräche endeten mit der Empfehlung, einen Wandel der Gesundheitsstatistik weg von der Zurverfügungstellung von Daten hin zur beschreibenden und zur analytischen Statistik vorzunehmen. Das bedeutet, daß über die Bereitstellung von Zahlenmaterial für die verschiedenen Interessenten hinaus auch eine Beschreibung dieses Materials vom Nutzer erwartet wird. Beschreibung kann z.B. aus der Aneinanderreihung von Raten einer bestimmtem Art in der Zeit beruhen, damit beurteilt werden kann, ob sich Aufwärts- oder Abwärtstrends z.B. für bestimmte Krankheitsarten zeigen. Weitergehend als eine solche Beschreibung der Daten ist jedoch die Analyse des Materials mit Hilfe von statistischen Verfahren, die dann z.B. eine Voraussage über erwartete Entwicklungen in der Zukunft ermöglichen.

Insbesondere wird auch empfohlen, neue Arten von Gesundheitsstatistiken zu entwickeln. Diese sollten nicht so sehr Zustände von heute oder gar aus vergangenen Zeitperioden beschreiben, sondern vielmehr in der Zukunft zu erwartende Zustände prognostizieren. Das ist eine derzeit bei der Analyse von 'Scenarios' verwendete Methode (Pannenborg, 1985). Solche Prognosen können dem Gesundheitsplaner helfen, z. B. aus alternativen Strategien solche zu wählen, die für die Mehrheit der Personen günstig sind. Außerdem sind sie zwingend notwendig, um die Entscheidungen über Ressourcenallokation im Gesamtbereich der Sozialpolitik zu verbessern (World Health Organisation, 1974).

Es wird in diesem Zusammenhang besonders darauf hingewiesen, daß das Gebiet der Gesundheitsindikatoren auszubauen und Gesundheitsindikatorenprognosen zu erstellen seien.

Diese sollten die Eigenschaft haben, daß deren Ergebnisse in Handlungen umgesetzt werden können, daß Vor- und Nachteile bestimmter Planungssstsrategien durch sie bewertbar werden und daß sie Voraussagen über die Kosten der Strategien ermöglichen (World Health Organisation, 1974).

Stellt man derartige Forderungen an die Information im Gesundheitswesen, dann ist ein integriertes und koordiniertes Gesundheitsinformationssystem erforderlich, denn nur dieses schafft die Voraussetzungen, Daten und Information aus zahlreichen Quellen gemeinsam zu beurteilen. Es sollte insbesondere die gemeinsame Analyse von zahlreichen möglichen Einflußfaktoren auf den Gesundheitszustand gestatten, um deren relative Bedeutung zu beurteilen. Bei solcher Betrachtungsweise sind neben Krankheiten und Beschwerden auch anthropologische und physiologische Eigenschaften der Bevölkerung von Bedeutung. Außerdem muß im Rahmen dieses neuen Auftrags u.a. den sozialen, ökonomischen, familiären, arbeitsplatzbedingten Einflußfaktoren der Gesundheit Rechnung getragen werden. Das bedeutet also, daß Bedingungen geschaffen werden müssen, um solche Beziehungen zu analysieren. Da die Ausprägung von Indikatoren und Einflußfaktoren in den verschiedenen Bevölkerungsgruppen unterschiedlich ist, müssen Gesundheitsindikatoren und deren Einflußfaktoren nach demographischen und regionalen Merkmalen untersucht werden (World Health Organisation, 1974).

Die Hinwendung zu einer mehr analytischen Statistik im Gesundheitswesen, so argumentiert die Weltgesundheitsorganisation (1974) sei von den Statistiknutzern gewünscht. Sie fordern Statistiken auf folgenden Gebieten (World Health Organisation, 1974):

- Gesamtbeurteilung der Gesundheit der Bevölkerung,
- Gesundheitsindices,
- Veränderungen von Umwelt- und sozialen Bedingungen und deren Auswirkungen auf die Gesundheit,
- Voraussagen für zukünftige Gesundheitsversorgungs- und Ressourcenanforderungen,
- Statistiken, die Prioritätensetzungen für die Allokation von Ressourcen gestatten,
- Daten für Monitoring und Geschäftsführung,
- Verknüpfung der medizinischen und der Ressourcendokumentation,
- Evaluation von Programmen und Systemen der Gesundheitsversorgung,
- Andere begleitende Daten.

Diese Anforderungen stammen von jenen, die in der Programmplanung, der Verwaltung, der Programmdurchführung und -bewertung tätig sind. Demgegenüber werden weitere Forderungen von seiten der Forschung erhoben, die oft nicht durch Routinestatistiken zu befriedigen sind. Jedoch sollte nicht vergessen werden, daß Abwandlungen oder Ergänzungen zur Routinestatistik oft das Ergebnis solcher Forschungsvorhaben sein können (World Health Organisation, 1974).

Bei der Veränderung der Schwerpunkte der Gesundheitsstatistik hin zur beschreibenden und analytischen Arbeitsweise spielt der Gesundheitsstatistiker eine wichtige Rolle. So argumentiert die Expertengruppe, daß er seine Funktion im Rahmen der Verbesserung der Gesundheitsversorgung nur dann ausüben könne, wenn jene, die die Statistiken benutzen, den Statistiker verstehen und ihm trauen und wenn andererseits der Statistiker die Bedürfnisse der Nutzer in angemessener Weise berücksichtige. Er solle also weder dem Benutzer seine eigenen Ansichten aufzwingen, noch solle er versuchen, gar die Rolle des Nutzers zu übernehmen (World Health Organisation, 1974). Insbesondere spiele der Gesundheitsstatistiker eine wichtige Rolle bei der Interpretation der Ergebnisse, z. B. bezüglich ihrer Implikationen für politische Entscheidungen.

Zusammenfassend geht aus diesen Bemerkungen hervor, daß nach den Vorstellungen der WHO der Auftrag der Gesundheitsstatistik erweitert und die Schwerpunkte ihrer Arbeit verlagert werden sollten, denn es wird bezweifelt, daß existierende Gesundheitsstatistiksysteme tatsächlich in vollem Umfang Entscheidungsgrundlagen für Planungs- und Reformvorhaben der Regierung liefern sowie als Instrument für die Kontrolle der Auswirkungen staatlicher Maßnahmen (Statistisches Bundesamt, 1976a) dienen. Dieses ist nämlich nicht allein durch die Zurverfügungstellung von Daten zu erreichen sondern nur durch die Verdichtung dieser Daten zu relevanter Information möglich. Akzeptiert man diese Vorschläge, dann entsteht die Frage, wer diese neuen Aufgaben wahrnehmen könnte und in welcher Form sie zu verwirklichen wären. Folgt man der WHO, dann sollten die Aufgaben der Beschreibung und Analyse vom Gesundheitsstatistiker mit übernommen werden ebenso wie die Beteiligung an der Interpretation von Daten.

Ob damit Gesundheitsstatistiker aus der amtlichen Statistik oder Personen von außerhalb gemeint sind, bleibt offen. Für die ersteren spräche die vergleichsweise große Vertrautheit mit zahlreichen Datenquellen, für Vertreter von außen die vielleicht größere Leichtigkeit, den Dialog mit den Statistiknutzern zu führen und ihre Wünsche zu berücksichti gen. Letzteres fiele dem amtlichen Gesundheitstatistiker besonders schwer, wenn er sich strikt auf die ihm gesetzlich zuerkannte Rolle beschränkte. Wegen dieser gesetzlichen Fixierung der Aufgaben und der behördenmäßigen Verankerung der amtlichen Gesundheitsstatistik haben diese Statistiksysteme vielfach ein Eigenleben entwickelt, das es dem Nutzer erschwert, seinen Belangen Gehör zu verschaffen.

A.I.3. Gesundheitsstatistik als Teil des statistischen Gesamtsystems

Will man die Empfehlungen der Weltgesundheitsorganisation bezüglich des Ausbaus der analytischen Statistik realisieren, dann bedeutet das, daß die Gesundheitsstatistik nicht isoliert sondern im Zusammenhang mit den anderen Teilen des Statiksystems eines Landes gesehen werden muß. Anforderungen an die Statistik sind dann so beschaffen, daß sie mehrere inhaltliche Bereiche berühren. Dann beinhaltet die Statistik der Sozialversicherung z.B. Aspekte aus folgenden Statistikbereichen: Bevölkerung und Gesundheit, Wirtschaft, Sozial- und Fürsorgewesen, Arbeitsmarkt, Preise, Produktion und Verteilung, Berufs- und Umweltschutz, Umwelt. Alle diese Bereiche tragen nämlich Daten zu einem oder mehreren Sachverhalten bei, wie quantitative Erfassung von Größenordnungen, Verteilung auf Bevölkerungsgruppen, Krankheiten in der Bevölkerung, Inanspruchnahme von Leistungen des Gesundheitswesens, Verteilungswirkungen der Sozialversicherung, Berechtigte im Rahmen der Versicherung, Preise und Produzenten von Leistungen und Gütern, schädliche Einwirkungen auf die Gesundheit und ihre Konsequenzen. Ein gutes Beispiel für die Inhalt und konkrete Ausgestaltung eines solches Berichtes bietet die jährliche Statistik des finnischen Krankenversicherungsinstituts (The Social Insurance Institution, 1978).

Die integrierte Gesamtschau von Bereichen des Gesundheitsversorgungssystems stellt neue Anforderungen an die Statistik, für die erhebliche Vorarbeiten notwendig sind. Langjährige Bemühungen in den U.S.A. mit dem Ziel, das Statistiksystem weiterzuentwickeln, führten kürzlich zu einem Rahmenprogramm für die Planung der U.S. Bundesstatistik in den 80-iger Jahren. (Office of Federal Statistical Policy and Standards, 1978). Dieses sehr detaillierte Dokument beschäftigt sich eingehend mit funktionellen Statistikbereichen mit besonderer Betonung von Vielzweck-Statistiksystemen, die ämterübergreifend sind. Die dort angestellten Überlegungen sind deshalb in diesem Zusammenhang interessant, weil sie sowohl die Voraus-setzungen für als auch die Möglichkeiten von integrierten Statistiksystemen aufzeigen. Wichtiger Bestandteil solcher integrierter Systeme sind Vielzweckprogramme. Diese Auffassung wird eingehend begründet (Office of Federal Statistical Policy and Standards, 1978).

Als Voraussetzungen für integrierte Systeme wurden genannt (Office of Federal Statistical Policy and Standards, 1978).

a. Entwicklung von einheitlichen Konzepten und Klassifikationsschemata.

> Während es Gründe dafür gibt, in Spezialerhebungen neue Konzepte zu verwenden und das Datenmaterial nicht standardisiert aufzuarbeiten, dienen die großen Vielzweckerhebungen dazu, Daten für unterschiedliche Nutzer aus verschiedenen Bereichen des Lebens bereitzustellen. Da es zahlreiche Erhebungen dieser Art gibt und in jedem Einzelfall sicher zahlreiche Überlappungen zu anderen Datenkörpern auftreten, wird dafür plädiert, Konzepte, Definitionen und Klassifikationsschemata zu vereinheitlichen, damit eine vielfältigere Nutzung des Materials möglich wird.

Im Rahmen der Statistik der Sozialversicherung in der Bundesrepublik
Deutschland wäre es z. B. sinnvoll, das Konzept der Anspruchsbevölkerung
(nämlich des Bevölkerungsanteils, der Ansprüche an die Sozialversicherung
hat) zu realisieren. Über einen Teil dieser Personengruppe halten die So-
zialversicherungsträger Daten versicherungsrechtlicher Natur und zu deren
Leistungsinanspruchnahme. Daten über die gleiche Personengruppe erhebt aber
auch der Mikrozensus regelmäßig. Diese Daten könnten sich ergänzen, wenn
Konzepte und Definitionen in beiden Datenkörpern identisch wären.

b. Entwicklung von Vielzweckerhebungen oder Datenkörpern mit vielfältiger Verwendungs-
möglichkeit

Wegen der Zersplitterung der statistischen Erhebungsaktivitäten, wegen
zahlreicher Lücken im Statistiksystem und aus Gründen der Kostenminimierung
(monetäre und nicht monetäre) empfiehlt das Dokument daher, mit neuen Viel-
zweckdatenerhebungsbemühungen zu beginnen. Diese könnten vorhandene Teil-
programme kostengünstiger ersetzen und zu Daten erhöhter Qualität führen.

c. Einrichtung von Entscheidungsgremien zur Formulierung der Datenanfor-derungen.

Diesen Gremien sollten auch Personen mit Entscheidungskompetenz angehören,
die ihren und den Bedarf anderer im gleichen Aufgabenbereich formulieren
können. Ihnen obläge die Entscheidung über die inhaltliche Ausgestal-tung
des Statistikprogramms der Bundesbehörden.

d. Ausbau der Arbeitsgruppenaktivitäten für Gruppen mit technischer Kompetenz.

Da die Qualität der Bundesstatistiken im einzelnen durch die Mitwirkung von
kompetenten Fachleuten beeinflußt wird, wird empfohlen, die Arbeit dieser
Gruppen zu fördern und ämterübergreifend auszubauen.

e. Berücksichtigung der Sachkenntnis der im Berichtswesen tätigen Personen

Es wird darauf hingewiesen, daß die Qualität der Daten von den im Berichtswesen Tätigen wesentlich mitbeeinflußt wird. Daher sollte ihr Rat bei der
Ausgestaltung der Statistiken im einzelnen berücksichtigt werden. Sofern
dieses heute noch nicht geschieht, wird empfohlen, entsprechende Vorkehrungen zu treffen.

f. Einrichtung einer zentralen Entscheidungsbehörde

Die Funktion der Planung und Koordination zwischen den Teilen des Statistiksystems nahm in den letzten 40 Jahren in den U.S.A. das Office of Federal
Statistical Policy and Standards (im U.S. Department of Commerce) wahr.
Dieses Amt arbeitete dabei weniger in der Funktion einer Kontrollinstanz
als vielmehr als Vermittler durch die Pflege guter Arbeitsbeziehungen mit
den anderen Ämtern und Behörden.

Obwohl die oben zitierten Voraussetzungen im Rahmen der Diskussion zur Verbesserung des
U. S. Statistiksystems entwickelt wurden, sind sie dazu geeignet, generell Anwendung zu
finden, wenn an die Implementation der von der WHO geäußerten Anforderungen an eine
neue Gesundheitsstatistik gedacht ist. Dabei ist in stärkerem Maße als derzeit auf eine
Verknüpfung und gegenseitige Ergänzung der einzelnen inhaltlichen Statistikbereiche zu
achten. Wenn diese Prinzipien auch in der Routinestatistik Berücksichtigung fänden,
würden sowohl deren Potential für Entscheidungen vor Ort als auch deren Möglichkeiten
zu weiterer Nutzung vergrößert.

A.I.4. Daten, Fakten, Information

Hier sollen einige begriffliche Festlegungen getroffen werden, die die spätere Diskussion erleichtern. Dabei geht es darum, Kriterien zur Gliederung von gesundheitsstati-
stischem Material vorzuschlagen. Da dieses in unterschiedlichen Formen und in unter-

schiedlichen Stadien der Bearbeitung vorliegt (s. Kapitel D), kann die nachfolgende Diskussion zur besseren Durchschaubarkeit beitragen.

Wie von allen anderen Aktivitäten, die die Produktion von Daten zum Ziel haben, muß man auch von der Gesundheitsstatistik fordern, daß ihre Konzepte erkennbar sind. Nur die Kenntnis der Ziele von Datensammlungen und das Wissen über dabei zugrunde gelegte Annahmen ermöglichen es nämlich, die resultierenden Datenkörper zu beurteilen. Während dieses Prinzip für gut geplante wissenschaftliche Studien akzeptiert ist, scheint der Zweck zahlreicher Datensammlungen auf dem Gebiet der Gesundheitsstatistik nicht klar ersichtlich zu sein. Das führt zum Unmut über diese Quellen und dazu, daß sie nicht ausreichend genutzt werden können.

Sind die Konzepte nicht klar, so wirkt sich das unmittelbar auf die Indikatoren aus, und die resultierenden Ergebnisse sind nur eingeschränkt weiter verwendbar. So ist der Zweck der Mikrozensuszusatzerhebungen mit sehr unterschiedlichen Begründungen versehen worden (s. z.B. Brennecke, 1981a). Diese Zwecke stehen aber z.T. mit der verwendeten Methodik im Widerspruch. Wegen der verwendeten Methodik ist es daher z.B. nicht möglich, den Mikrozensuszusatzerhebungen zuverlässige Angaben über das Krankheitsspektrum in der Bevölkerung der Bundesrepublik zu entnehmen. Das wiederum erwartet man von einer Repräsentativerhebung über Krankheiten, was die Zusatzfragen zur Gesundheit des Mikrozensus sein sollen. Auf diese Probleme wird unten näher eingegangen.

Im folgenden werden nun einige Begriffe gegeneinander abgegrenzt, die in diesem Zusammenhang wichtig sind. Dabei gehen wir von Definitionen aus, die in einem Arbeitspapier zum Thema Gesundheitsinformationssysteme bei der Weltgesundheitsorganisation enthalten sind.

Information(en) brauchen wir, um Probleme und Fragestellungen verstehen zu können und um Alternativen zu vergleichen. Dabei hängt die Bedeutung der Information davon ab, ob es gelingt, sie knapp und klar zur Verfügung zu stellen und sie mit der dem Problem angemessenen Genauigkeit bereit zu haben. Zudem sollte sie rechtzeitig zu Verfügung stehen, sodaß Personen mit Entscheidungsverantwortung sie entsprechend verarbeiten können. Obwohl allgemein anerkannt ist, daß brauchbare Information eine wichtige Voraussetzung für optimale Entscheidungen ist, ist dies jedoch nicht die einzige Voraussetzung. Hinzu kommen muß die Einordnung der Information in einen größeren Zusammenhang unter Berücksichtigung der gesteckten Ziele. Tatsächlich ist zuverlässige Information oft nicht vorhanden, sodaß Entscheidungen auf wenigen, lückenhaften, kaum verläßlichen Daten beruhen. Das Zeitalter der Massendatenspeicherung und -verarbeitung hat daran nichts geändert, denn Information erfordert klare Konzepte und methodische Sauberkeit.

Daten sind nachgewiesene oder angebliche Beobachtungen, Meßwerte, gelegentlich auch Prämissen oder Annahmen. Ein Datum ist meistens eindimensional und enthält, allein betrachtet, kaum Einsichten oder neue Ansätze zum Verständnis und bietet daher keine Erweiterung des Wissens (White, 1980).

Statistische (quantitative) Daten sind quantitative Beschreibungen von Fakten, die prospektiven oder retrospektiven Meß- oder Zählvorgängen entstammen. Sie werden nicht unbedingt systematisch und für einen besonderen Zweck erhoben. Auch ist nicht beabsichtigt, bestimmte Entscheidungen damit zu beeinflussen. Statistische Daten können grob oder sehr detailliert sein. Sie können für Gesamtheiten oder für Stichproben von Personen gelten. Stammen sie aus Stichproben, dann werden sie gelegentlich nebst Fehlerabschätzungen dargestellt (White, 1980).

Zur Erhebung und Analyse statistischer Daten stehen Methoden der empirischen Sozialforschung und der statistischen Theorie zur Verfügung, mit deren Hilfe Ungenauigkeiten in den Schätzern und deren Variabilität angegeben werden können.

Qualitative Daten sind Tatsachen, Beobachtungen oder Annahmen, die nicht gemessen oder gezählt sondern als Eigenschaften beschrieben werden. Wir nennen sie auch Nominaldaten. Wenn Personen oder andere Untersuchungseinheiten solche Eigenschaften nur entweder tragen oder nicht (Binärdaten), dann können auch solche Daten mit Hilfe statistischer Methoden analysiert werden.

Enthält ein qualitatives Merkmal mehr als zwei Ausprägungen und sind die Kategorien nicht zu ordnen, dann beschränkt sich dessen Analyse auf die Beschreibung der Mengen der Merkmalsträger. Weitergehende Analysen sind dann vorwiegend beschreibender Natur.

Sind bei qualitativen Merkmalen die Ausprägungen so beschaffen, daß sie nach gewissen Regeln in eine Reihenfolge gebracht werden können, dann sprechen wir von Ordinaldaten. Für solche Daten kann auf Verfahren der Statistik auf der Basis von Rängen zurückgegriffen werden.

Die Grenze zwischen quantitativen und qualitativen Daten ist fließend. Sie hängt von wissenschaftlichen Traditionen und Erkenntnissen ab. Da Daten Indikatoren für Konzepte sind, muß uns zunächst das Konzept und erst dann der Indikator interessieren. So messen wir traditionsgemäß das Konzept 'Alter' durch den Indikator Alter in Jahren, obwohl mit den verschiedenen Lebensabschnitten physische, psychische und soziale Veränderungen einhergehen, die gewiß nur unzureichend durch den üblichen Indikator eingefangen werden. Anders ausgedrückt, Altersangaben können stellvertretend für eine Vielzahl von Charateristika von Personen stehen, die, einzeln betrachtet, nur qualitativ erfaßbar sind.

Quantitative (statistische) Information resultiert aus der Zusammenstellung, Zusammenfassung oder Gegenüberstellung von quantitativen Daten in der Weise, daß neue Erkenntnisse daraus erwachsen. Die Zusammenfassung kann das Ergebnis der gemeinsamen Betrachtung von quantitativen Daten sein oder aber sich als Endprodukt von komplizierten Analysen ergeben (White 1980).

Ein Beispiel für die Zusammenstellung von Daten für deskriptive Zwecke ist der Vergleich von Mortalitätsraten für eine bestimmte Krankheit für verschiedene Bundesländer zu einem Zeitpunkt. Eine solche Zusammenstellung ermöglicht die Bestimmung der höchsten und der niedrigsten Rate, der Rangordnung der Länder nach Größenordnungen der Raten und einen Einblick in die Streuungen der Raten (d.h. eine Feststellung darüber, ob die Raten alle eng beieinander liegen oder stark voneinander abweichen).

Ein Beispiel für quantitative Information, die sich als Ergebnis von komplizierten Analysen ergibt, wird ebenfalls für Daten aus der Mortalitätsstatistik gegeben. Zur Beantwortung der Frage, ob die Mortalitätsraten für eine bestimmte Krankheit absinken oder ansteigen, brauchen wir ein Modell zur Beschreibung der Trends in diesen Raten. Haben wir uns für ein solches entschieden, werden dessen Parameter geschätzt, es wird eine Prognose auf dieser Grundlage vorgenommen und dann wird mit Hilfe der Statistik eine Wahrscheinlichkeitsaussage darüber gemacht, ob die Rate in der nahen Zukunft ansteigen oder absinken wird. Über die reine Aneinanderreihung von Raten in der Zeit hinaus entnehmen wir dieser Handhabung und Analyse nun Angaben über:

- ein mögliches Modell zur Beschreibung von Verläufen von Mortalitätsdaten,
- Kriterien darüber, wie gut das Modell den gegebenen Datensatz beschreibt,
- Schätzungen für die Parameter des Modells,
- eine Prognose für zukünftige Werte,
- die Beurteilung der Treffsicherheit der Prognose (unter der Annahme, daß das Modell den Sachverhalt beschreibt).

Kurz, die Zusammenfassung von Daten und deren modellmäßige und analytische Bearbeitung ermöglicht eine Reihe neuer Einblicke, die über die Einzeldaten hinausgehen.

Bei der Darstellung von quantitativer Information, die auf Grund einer Stichprobe gewonnen wurde, ist es von zentraler Wichtigkeit, daß die Güte von Schätzern beurteilt werden kann. Dazu braucht man Hinweise zu deren Bias (Verzerrung) und Variabilität. Schätzer mit kleiner Varianz und großer Verzerrung sind anders zu beurteilen als solche mit kleiner Verzerrung und großer Varianz. Die erste Art von Schätzern ist durch den Einsatz veränderter Methoden vielleicht umzugestalten, mit dem Ziel die Verzerrung zu reduzieren. Die zweite Art von Schätzern wird durch die Wahl größerer Untersuchungskollektive zuverlässiger. Schätzer mit Verzerrungen haben daher für den Verwender der

Information schwerwiegendere, meist unbehebbare Mängel, wohingegen für Schätzer mit größerer Varianz die Zuverlässigkeit durch Vergrößerung der Stichprobenumfänge verbessert werden kann.

Qualitative Information. Im Gegensatz zur quantitativen Information stützt sie sich nur begrenzt auf statistische Daten. Sie reflektiert Normen, Ethik, Gesetzmäßigkeiten, Traditionen einer Gesellschaft, die sich in Gesetzen, in der Verfassung, in Umgangsregeln und Verhaltensweisen niederschlagen (White, 1980). Solche Information kommt z.B. als Ergebnis der Beurteilung eines Gesundheitssystems bezüglich der Verwirklichung der Versorgungsgerechtigkeit zustande. Da sich die ihr zugrundeliegenden Aspekte mit der Zeit verändern, ist auch die qualitative Information zeitgebunden. Das sagt nichts über ihre Bedeutung aus. Vor allem wegen der methodischen Schwierigkeiten der Erfassung sind unsere Kenntnisse hier dürftig. Für existierende Gesundheitssysteme ist es z.B. von Interesse zu wissen, inwieweit Grundwerte wie Freiheit und soziale Gerechtigkeit dort realisiert sind und ob das Gesundheitssystem Eigengesetzmäßigkeiten, spezifische Rechte und Pflichten für die Beteiligten enthält.

Die vorgestellte Unterscheidung zwischen Daten und Information einerseits und qualitativer und quantitativer Information andererseits soll dazu beitragen, vorhandenes Material im Gesundheitssystem einzuordnen. Dabei stellen diese Merkmale nur eine Auswahl aus einer Vielzahl von Einordnungskriterien dar.

Anerkennt man als Ziel der Gesundheitsstatistik, das Verständnis für Zusammenhänge im Gesundheitswesen zu schaffen, dann müssen bezüglich der Interpretation von Daten besondere Anstrengungen unternommen werden. Diese erstrecken sich von der verständlichen Darstellung von Ergebnissen, über die Bereitstellung aktueller Information, über deren adäquate Verbreitung bis hin zur Beantwortung von Anfragen und der Bereitstellung von Zusatzinformation. Leider sind Einrichtungen mit Aufgaben auf dem Gebiet der Gesundheitsstatistik durch Personalmangel und auch wegen der Knappheit anderer Mittel häufig nur begrenzt in der Lage, dieser Verpflichtung nachzukommen, was dazu führt, daß ihre Leistungen verkannt werden und die Gesundheitsstatistik in der Bundesrepublik Deutschland nicht die Rolle spielt, die ihr von der Bedeutung des Gesundheitswesens her zustünde.

A. II. Rahmenbedingungen der Gesundheitsstatistik

Die Gesundheitsstatistik ist verpflichtet, ihre Ziele optimal zu erreichen. Das bedeutet, daß sie die gewünschte Information konzise, verständlich, in geeigneten Medien, kostengünstig, unter Wahrung von Nebenbedingungen, wie z.B. der des Personenschutzes erstellen und verbreiten muß. Dabei sind eine Reihe von spezifischen Aufgaben zu bewältigen und weitere übergreifende Aufgaben zu erfüllen.

Alle mit der Erstellung von statistischer Information betrauten Stellen nehmen mehr oder weniger an folgenden Aufgaben teil.

- Erhebung oder Erstellung von Daten,

    Bei der Erhebung geht es darum, ausgehend von klaren, dokumentierten Konzepten, relevante Daten ökonomisch und unter Einsatz adäquater Methoden zu erheben.

- Analyse von Daten,

    Bei der Analyse sind unter Berücksichtigung der Zielsetzungen und der methodischen Gegebenheiten die erhobenen Daten so aufzubereiten, daß daraus Antworten auf gestellte Fragen abgeleitet werden können.

- Veröffentlichung von Information.

    Die Veröffentlichungen richten sich an eine Vielzahl von Nutzern und müssen daher auch in unterschiedlicher Form erfolgen. Sie sollten eine gewisse Breite der Palette zwischen der Darstellung von Rohdaten und der Interpre tation von zusammenfassenden Statistiken ebenso bieten wie die Zusammenführung von Daten aus verschiedenen Quellen.

Neben der Formulierung der Konzepte, die den Datenerhebungen vorausgehen, ist der wichtigste unter diesen Schritten die Analyse der Daten und die sich daran anschließende Aufbereitung und Darstellung von Ergebnissen für die Entscheidungsträger. In diesem Zusammenhang ist es wichtig, daß die Mittel dem verfolgten Ziel angemessen sind. So erscheint es z. B. nicht sinnvoll, zum Zwecke der groben Abschätzung von Größenordnungen von Erkrankungsraten eine neue Erhebung mit ausgefeilten Konzepten und Methoden zu planen und deren Ergebnisse unter genauer Beachtung des Studienplanes zu analysieren. Dieses Vorgehen könnte nämlich zu viel Zeit und Geld kosten, die Ergebnisse stünden vielleicht zu spät zur Verfügung. Möchte man hingegen die Beziehung zwischen Umweltbelastung und Gesundheit beschreiben (um z.B. gefährliche Arbeitsplätze umzugestalten), so wird man nicht umhin können, eine spezielle Studie zu planen, es sei denn die aus der Literatur bekannten Resultate reichten aus, wären für die Fragestellung relevant und ihre Übertragung auf die neue Situation wäre gerechtfertigt.

Bei der Realisierung ihrer spezifischen Aufgaben bewegt sich die Gesundheitstatistik im Rahmen der Spielregeln eines Gemeinwesens und dessen soziokultureller Gegebenheiten. Sie muß aber auch politische und ethische Grundsätze bei ihrer Arbeit berücksichtigen. Da sie sich im Rahmen des herrschenden Wertesystems bewegt, muß sie ihre Aufgaben im Rahmen von dessen Gegebenheiten ausüben. Sie ist darüberhinaus verpflichtet, sich an gewisse Qualitätsstandards zu halten.

Außerdem sollte sie ihre Aufgabe optimal ausführen. Das bedeutet, daß eine gegebene Aufgabe mit den geringsten Gesamtkosten zu bewältigen ist. Bei diesen Kosten ist nicht nur an die monetären Kosten der Datenerhebungsinstitution zu denken, sondern auch an die gesamten Kosten monetärer und nichtmonetärer Art für Erheber und Datenlieferanten. Dabei geht es neben den offensichtlich anfallenden monetären Kosten auch um Faktoren wie die Belastung der Probanden (dadurch, daß ihre Zeit in Anspruch genommen wird), um die 'Kosten' der Beeinträchtigung ihrer persönlichen Integrität und um die Kosten der an der Datenerhebung sonst noch Beteiligten.

Die Prinzipien für die Arbeit der Gesundheitsstatistik unterscheiden sich dabei nicht von den Prinzipien anderer Institutionen mit Verantwortlichkeiten statistischer Art. Sie schließen Kostengünstigkeit, möglichstes Geringhalten der Belastung für die Betroffenen, Zuverläßigkeit und Validität der Daten, Vergleichbarkeit der Teile untereinander, Standardisierung ebenso ein wie die Verpflichtung zur Beseitigung von Datenlücken (Office of Federal Statistical Policy and Standards, 1978) ein. Im folgenden wird auf zwei Aspekte näher eingegangen: auf die Forderung der Geringhaltung der Belastung von Probanden durch Datenerhebungen und auf die Integrität der Datenlieferanten.

A.II.1. Geringhaltung der Belastung durch die Datenerhebung

Zur ordungsgemäßen Durchführung seiner Aufgaben und um seine Beurteilung (Evaluation) zu ermöglichen, braucht das Gesundheitswesen Information. Um diese zu erhalten, sind viele Schritte notwendig. Einer davon ist die Datenerhebung. Hier benötigt man die Kooperations-bereitschaft der Personen, über die Information verlangt wird, und derjenigen, die in irgendeiner Weise an der Erhebung beteiligt sind. Sowohl die erste als auch die zweite Gruppe sind an diesem Prozeß vorwiegend als Datenlieferanten beteiligt, in der Regel ohne daß ihnen aus der Preisgabe ihrer persönlichen Daten irgend ein Vorteil erwächst. Meistens ist die Kooperation sogar freiwillig (ausgenommen sind Erhebungen der Bundesstatistik, für die z.T. Auskunftspflicht besteht). Mit der Erhebung ist oft sogar eine beträchtliche Unbill für den Auskunftgebenden verbunden. Diese reicht vom möglichen Eingriff in die persönliche Integrität über Zeitverlust und Beeinträchtigung der Gewohnheiten bis hin zum möglichen Mißbrauch der preisgegebenen Daten. Obwohl vor allem in jüngster Zeit großer Wert darauf gelegt wird, daß die Probanden über ihre Rechte zur Verweigerung der Auskunft informiert werden, ist der Grad der Kooperation der Bevölkerung bei Erhebungen im Gesundheitswesen der Bundesrepublik Deutschland noch immer relativ gut. Diese Kooperationsbereitschaft ist ein wertvolles Gut für den empirischen Forscher und für alle jene, die auf empirische Information angewiesen sind. Die Wertschätzung dieses Gutes scheint aber nicht besonders hoch zu sein, wenn man beobachtet, mit welcher Menge an Formularen, Fragebögen oder Befragungen die Bürger überhäuft werden, deren Wert oft schwer erkennbar und deren Form meistens äußerst unzureichend ist.

Bezüglich dieser wichtigen Ressource für empirische Forscher verhält man sich hier oft so, als handele es sich um ein freies Gut. Wären die Erfahrungen mit der Datenerhebung bei Minderheiten, z.B. in den U.S.A., bei uns besser bekannt, dann müßten sich empirische Forscher langsam darüber Gedanken machen, wie dieses Gut zu schützen und zu pflegen wäre.

Es gibt zahlreiche Erfahrungen darüber, bei welchen Bevölkerungsgruppen die Kooperationsbereitschaft gering ist und Hinweise darauf, woran das liegen kann. Diese Hinweise sollten aufgegriffen und umgesetzt werden mit dem Ziel, die Gesamtbelastung durch statistische Erhebungen zu verringern. Gemeint sind hier amtliche und nichtamtliche Erhebungen.

So ist z.B. aus Erhebungen in der Bundesrepublik unter älteren Personen bekannt, daß diese, besonders wenn sie allein leben, häufig nicht gewillt sind, persönlichen Interviews zuzustimmen. Daß sie grundsätzlich nicht kooperationsbereit sind, läßt sich daraus natürlich nicht ableiten. Vielmehr sollte, in Kenntnis dieses Sachverhalts, eine Erhebung entsprechend durchgeführt werden. Für diese Gruppe sind vielleicht postalische oder telefonische Befragungen geeignetere Mittel der Erhebung als persönliche Interviews.

Beinahe ebenso wichtig wie der Einsatz der geeigneten Befragungsmethode sollten aber auch die Bemühungen sein, bereits vorhandenes, bekanntes Material nicht erneut zu verlangen. Mehrmals verlangtes Material sollte standardisiert erfragt werden, sodaß Belege aus verschiedenen Zeitperioden untereinander vergleichbar werden. Es sollte nur solches Material verlangt werden, das später auch benötigt und dessen Zweck klar erkennbar ist.

Überlegungen, wie die Belastung des Datenlieferanten reduziert werden könnte werden in den U.S.A. und Großbritannien schon seit geraumer Zeit angestellt oder angewandt. Sie führten z.B. dazu, daß für bestimmte wichtige Angaben zur Person im Rahmen des Gesundheitswesens einheitliche Erhebungsgrundsätze und -richtlinien entwickelt und vermehrt angewandt werden (die sog. Uniform Minimum Basic Data Sets). Weiter unten wird auf deren Form und Einsatz näher eingegangen. Hätten wir hier solche einheitlichen Richtlinien, die auch für die spätere Datendarstellung gelten sollten, dann könnten wir Altersverteilungen von Personen in der gesetzlichen Krankenversicherung und im Mikrozensus vergleichen. Wären die Definitionen und Kategorien einheitlich, dann könnten wir auch Daten der einen mit Daten der anderen Quelle oder Daten auf Bundes- Länder- oder Kreisebene eher verknüpfen. Während später diese Überlegungen im Rahmen der Gestaltung eines effektiven Gesundheitsinformationssystems wieder auftauchen werden, sind sie hier unter dem Gesichtspunkt der besseren Nutzbarmachung vorhandener Daten und damit einer Reduktion der Belastung für die Datenlieferanten von Bedeutung.

A.II.2. Datenschutz, Persönlichkeitsschutz, Datenzugang

Unter den Rahmenbedingungen, die die Gesundheitsstatistik beachten muß, um ihre Aufgaben auszuführen, hat das stark im öffentlichen Interesse stehende Gut Persönlichkeitsrecht einen wichtigen Rang.

Schwerpunktmäßig soll hier auf zwei Aspekte der Thematik eingegangen werden: einmal auf die Anforderungen des Gesundheitsinformationssystems und weiter auf die gesetzlichen Möglichkeiten, die derzeit für dessen Arbeit bestehen.

Unterscheiden wir die beiden Bereiche beschreibende und analytische Gesundheitsstatistik, dann haben diese auch unterschiedliche Anforderungen. Daraus resultieren unterschiedliche Datenschutzerfordernisse. Die beschreibende Statistik braucht vorwiegend aggregierte Daten aus den verschiedenen Lebensbereichen. Diese werden aus Individualdaten zusammengestellt, für die ein Personenbezug nach dem Erhebungszeitpunkt meistens

entfallen kann. Daten für die analytische Statistik müssen hingegen so geartet sein,
daß sie das Auffinden von Beziehungen zulassen. Dabei kann es sich um die Erforschung
von Beziehungen für Einzelpersonen oder auch um das Studium von Beziehungen für Ag-
greggate von Merkmalsträgern handeln. Um solche Beziehungensanalysen zuzulassen ist es
erforderlich, daß Daten aus verschiedenen Quellen zu einer Person oder zu einem Merkmalsträger zusammengeführt werden können. Für derartige Fragestellungen ist es zudem
charakteristisch, daß sie oft ad-hoc entstehen. Das bedeutet, daß der Datenbedarf zu
ihrer Beantwortung nicht im voraus geplant oder gar lange vorher vorbereitet werden
kann; er ergibt sich vielmehr, wenn die Fragestellung sich bildet. Die Daten müssen
dann meistens aus vorhandenem Material entnommen, zusammengeführt und entsprechend
aufbereitet werden. Die hier notwendige Zusammenführung von Daten zur Person oder zu
Aggregaten von Personen setzt voraus, daß es Merkmale gibt, die zur Zusammenführung
genutzt werden können. Da es in der Bundesrepublik das Personenkennzeichen nicht gibt
und ein anderes generell verwandtes Kennzeichen von Personen nicht existiert, verbleiben Name, Geburtsdatum, Wohnort und andere Deskriptoren als Ersatzmerkmale. Bei der
Zusammenführung von Daten für Personengruppen sind selbstverständlich entsprechende
Kennzeichen der Aggregate Voraussetzungen für eine erfolgreiche Arbeit.

Geben die Resultate der Analysen Anlaß zu der Vermutung, daß Zusammenhänge zwischen den
analysierten Tatbeständen bestehen, dann werden epidemiologische Studien notwendig,
die weiter zur Klärung solcher Zusammenhänge beitragen können. Dabei ist es erforderlich, daß Personen oft über lange Zeiträume hinweg verfolgt werden, denn für zahlreiche
Krankheiten weiß man, daß der Zeitpunkt der (ersten) Exposition gegenüber einem schädi-
genden Stoff und der Zeitpunkt des Auftretens der Krankheit möglicherweise Jahrzehnte
auseinander liegen. Um derartige Zusammenhänge aufdecken zu können, benötigt man also
nicht nur personenbezogene Daten sondern man muß solche Daten oft über lange Zeiträume
speichern. Zudem ist zu erwarten, daß zur Planung solcher Studien die Zusammenführung
von Daten notwendig ist, deren Erhebungszweck vom neuen Studienziel abweicht.

Zur Illustration der Akzente in den einzelnen Bereichen der Gesundheitsstatistik sei
hier ein Beispiel über Krankheitshäufigkeiten genannt. Spezifisch sei auf die Herz-
kreislaufkrankheiten eingegangen. Aufgabe der beschreibenden Statistik ist es, die Raten der Mortalität und der Morbidität nach wichtigen demografischen Merkmalen für ein
Land nachzuweisen. Die analytische Statistik ist darüber hinaus daran interessiert,
festzustellen, ob regionale, berufspezifische, vielleicht verhaltensspezifische (z.B.
für Raucher) und andere Unterschiede in den Raten bestehen. Solche Raten gäben dann
Hinweise für die Anlage von epidemiologischen Studien zur Erforschung möglicher Ursachen von Herz-Kreislauferkrankungen. Nach Abschluß solcher Studien wiederum übernimmt
die Gesundheitsstatistik die Funktion, relevante Größen für längere Zeit aufzuzeichnen. So kann der Zusammenhang von Zigarettenrauchen und Herz-Kreislaufkrankheiten
(z.B. Länder mit hohen Raucheranteilen haben auch hohe Raten an Herz-Kreislaufkranken
und -toten) auf regionaler Ebene es notwendig erscheinen lassen, daß auch für Individu-
en untersucht wird, inwieweit dort Zigarettenraucher höhere Erkrankungswahrscheinlich-
keiten als Nichtzigarettenraucher aufweisen und welche anderen Merkmale diese Beziehung beeinflussen (z.B. berufliche Exposition).

Ein weiteres Beispiel aus den letzten Jahren sind die sog. Tranparenzprojekte (Meye und
Schwartz, 1984), die darauf abzielen, auf der Basis von Daten der gesetzlichen Krankenversicherung eine erhöhte Leistungs- und Kostentransparenz zu erreichen. Im Rahmen
dieser Projekte werden Daten aus verschiedenen Unterlagen zur Person (des Patienten
oder des Arztes) zusammengeführt und für die Überprüfung der Wirtschaftlichkeit und für
Forschungszwecke verwendet. Da, was der Kassenarzt in der Praxis über seinen Patienten
erfährt, grundsätzlich der Schweigepflicht unterliegt und dieses auch nur unter sehr
einschränkenden Bedingungen offenbart werden darf (Bull, 1984), ist es fraglich, ob die
routinemäßige Weitergabe von solchen Angaben, wie Diagnosen und Verordnungen, und
deren Weiterverwendung in Transparenzprojekten unter diesen Bedingungen möglich ist.
Es ist Bulls Auffassung (1984), daß solche 'Durchbrechungen' der ärztlichen Schweigepflicht explizit in Gesetzen zuzulassen seien, da sie durch andere gültige Bestimmungen
nicht ersetzt werden könnten. Bei ihrer Formulierung müsse der Verhältnismäßgkeit
entsprochen werden.

Beispiele dieser Art von Datenerfordernissen lassen sich beliebig erweitern. Die Notwendigkeit, solche Daten zur Verfügung zu haben, steht außer Zweifel und doch stoßen wir in der Bundesrepublik an gesetzliche Grenzen, wenn an die Durchführung dieser Art von Gesundheitsstatistik gedacht ist. Die problematischen Bereiche sind:

- das Halten und Speichern von personenbezogenen Daten zwecks Zusammenführung und Verfolgung des Schicksals von Personen,

- die Verwendung von Daten für andere als die ursprünglichen Erhebungszwecke und

- die Schaffung von Dateien mit Information aus verschiedenen Erhebungen, die bedeutungsvoller sein können als die einzelnen Datensätze separat betrachtet.

Für die Gesundheitsstatistik im weitesten Sinn finden eine Reihe von Gesetzen Anwendung, die alle jeweils Teile der oben angesprochenen Problematik berühren. Dazu gehören das Bundesdatenschutzgesetz, die Länderdatenschutzgesetze, das Bundesstatistikgesetz, die Reichsversicherungsordnung, das Gesetz zur Dämpfung der Ausgabenentwicklung und zur Strukturverbesserung in der sozialen Krankenversicherung, die Regelungen des Sozialgesetzbuches zum Sozialgeheimnis und zum Schutz der Sozialdaten bei der Datenverarbeitung. Hinzu kommen berufsspezifische Regelungen, wie das Arztgeheimnis (Standesrecht). Dabei werden nur einige Fragen spezifisch geregelt, während für andere Generalklauseln entsprechend interpretiert werden.

Das Datenschutzgesetz zielt, nach Auffassung des Bundesbeauftragten für den Datenschutz darauf ab, die richtige Verteilung und Verwendung von Informationen und die Verhinderung unnötiger und belastender Maßnahmen der Informationsverarbeitung zu gewährleisten (Der Bundesbeauftragte für den Datenschutz, 1980). Diese Zielsetzung kann wohl allgemein als richtig anerkannt werden. Nur werden sich als Konsequenz aus ihr Erschwernisse für die analytische Gesundheitsstatistik und die empirische epidemiologische Forschung ergeben, die es erst durch Vertrauen wiederzugewinnen gilt. Es ist berechtigtes Interesse des Bürgers, darüber informiert zu sein, was mit den über ihn gespeicherten Daten geschieht, an wen sie weitergegeben und wie sie genutzt werden. Wegen dieser Gegebenheiten muß die oben vorgeschlagene Erweiterung der Statistik von einer beschreibenden zu einer analytischen Gesundheitstatistik unter diesem Gesichtspunkt betrachtet werden. Da diese Erweiterung die volle Nutzung statistischer Daten durch viele Gruppen, darunter auch die Forschung, impliziert, haben wir es in diesem Zusammenhang mit allen jenen Problemen zu tun, die den Datenzugang für Dritte berühren.

Für die beschreibende Statistik sind die derzeit herrschenden Regelungen insoweit ohne Belang als sie an der Speicherung personenbezogener Daten nicht interessiert ist. Im Zuge der Datenerhebung fallen jedoch oft personenbezogene Daten an. Was mit diesen personenbezogenen Induvidualdaten i.a. geschieht, ist nicht bekannt. Für die amtliche Statistik gilt, daß sie nach Beendigung der Aufgabenerledigung zu löschen sind (§11 des Bundesstatistikgesetzes). Was mit solchen Daten in der Verwaltung und im nichtöffentlichen Bereich geschieht, ist nicht klar. Zu der bundesdeutschen Praxis des Löschens von Datensätzen nach Beendigung der Aufgabenerledigung ist zu sagen, daß sie zwar im Sinne der Gesetze gerechtfertigt sein mag, im Sinne der Beobachtung des Geschehens im Gesundheitswesens und im Sinne des Fortschreitens der Forschung aber nicht sinnvoll erscheint. Im Zuge dieser Löschaktion werden nämlich jährlich Todesbescheinigungen aus jüngster Zeit massenweise vernichtet. Das kann dazu führen, daß notwendige retropektive Studien, die ihren Ausgangspunkt in Material aus Todesbescheinigungen haben, nicht mehr durchgeführt werden können. Während in zahlreichen anderen Ländern Totenscheindaten systematisch archiviert werden, um bei Bedarf zur Verfügung zu stehen, werden diese wichtigen Dokumente hier vernichtet. Auf dieses Problem haben besonders Epidemiologen wiederholt hingewiesen (Greiser, 1980 und Lange, Kellhammer, Frentzel-Beyme et al, 1984).

Die analytische Statistik benötigt gelegentlich Daten mit Personenbezug, wenn es z.B. darum geht, Datensätze aus verschiedenen Quellen zusammenzuführen. Betrachten wir z.B. die Erforschung von Berufskrankheiten. Dort geht es darum, zu klären, welche aus einer

Reihe möglicher gesundheitlicher Belastungsfaktoren mit höherer Chance zu bestimmten Krankheiten oder zu frühzeitigem Tod führen. Dazu müssen Daten über Krankheiten und Todesfälle mit solchen über die berufliche Tätigkeit verbunden werden. Hierbei ist das Ziel zunächst nicht eine epidemiologische Studie sondern die Vorarbeit für mögliche Studien solcher Art. Es sollen nämlich zunächst aus einer größeren Vielzahl solcher Faktoren die besonders belastenden herausgesondert werden. Eine solche Vorklärung ist natürlich nicht möglich, wenn es zur allgemeinen Verfahrensweise gehört, Dokumente mit Personenbezug zu vernichten, sobald die ursprüngliche Aufgabe erfüllt ist. Datenschützer, die die Notwendigkeit epidemiologischer Studien anerkennen, argumentieren, daß für solche Studien die Einwilligung der Abgebildeten (Betroffenen) einzuholen sei (Hollmann, 1980). Diese Einholung der Einwilligung bringt für den Untersucher die Verpflichtung mit sich, den Betroffenen über das Studienziel zu informieren, damit dieser im Sinne des 'informed consent' unter Abwägung aller Argumente eine Entscheidung über seine Teilnahme fällen kann. Nun kann diese Verfahrensweise für zahlreiche Arbeitsgebiete sinnvoll sein, für die Gesundheitstsatistik und für die Epidemiologie erscheint sie nicht immer durchführbar. Für einen der wichtigsten Datenkörper, nämlich die Totenscheine, ist eine solche Einwilligung der Betroffenen offensichtlich nicht mehr einholbar. Zudem ist es unter Ärzten und Therapeuten eine weit verbreitete Praxis, daß sie ihre Patienten nicht voll über deren Krankheiten und Leiden aufklären. Eben diese Aufklärung ist aber oft eine der Voraussetzungen für die Einholung der Einwilligung. Diese Aufklärung über den Erhebungszweck wäre vermutlich bei Studien oder Statistikprogrammen mit Zielsetzungen etablierter Art unschwer zu erhalten. Neue Programme, solche mit Schwerpunkten für die Erforschung schwerwiegender Krankheiten, wie z.B. psychischer Leiden oder für Krank-heiten, die Tabus berühren, wie Alkoholismus oder andere Suchtkrankheiten, hätten es schwer, über diese Hürde zu kommen. Dabei ist wohl unbestritten, daß eben diese Krankheiten intensiverer Forschungsanstrengungen in der Bundesrepublik bedürften. Der Hinweis auf die Problematik bei der Einholung der Einwilligung ist übrigens nicht unbegründet, denn es ist uns bekannt, daß die schwedische Datainspektionen (staatliche Aufsichtsbehörde, die u.a. die Genehmigung zur Durchführung von Studien auf der Basis von personenbezogenen Daten gibt) eine Studie im Bereich der Kriminalistik mit dem Hinweis ablehnte, es könne den Probanden nicht zugemutet werden. über den Studienzweck informiert zu werden.

Im Rahmen unseres Beispiels zur Berufskrankheitenmortalität und -morbidität ist noch ein anderer Punkt von Interesse, nämlich der der Weitergabe von personenbezogen Daten an Dritte. Solange nämlich solche Analysen innerhalb einer Behörde, z.B. dem Statistischen Bundesamt, verbleiben, dort also alle Daten auftreten, analysiert und veröffentlicht werden, ist die Datenweitergabe nicht erforderlich. Sofern aber Dritte, wie z.B. andere Behörden, Forschungsinstitute oder Universitäten, zur Erfüllung der Aufgabe in die notwendigen Aktivitäten eingeschaltet werden und dieses den Umgang mit personenbezogenen Daten erforderlich macht, wird die Situation schwierig. Steinmüller, der sich anhand der Nutzung von Unterlagen der gesetzlichen Krankenversichrung mit dieser Thematik beschäftigt hat, macht dazu einen Vorschlag zur praktischen Verfahrensweise (Steinmüller, 1980). Daraus entnommen sind die folgenden organisatorischen Komponenten, die über sein Beispiel hinaus anwendbar erscheinen:

-   vollständige Anonymisierung der Daten beim Datenhalter und nur Weitergabe solcher Daten an Forschungseinrichtungen,

-   Verbleib der personenbezogenen Datenteile und der zur Reidentifizierung notwendigen Verknüpfungsmerkmale (besonders gesichert und ausgelagert) beim Datenhalter oder einem Treuhänder, verbunden mit der Verpflichtung, daß diese Dritten nicht zugänglich gemacht werden dürfen (Abschottung des datenhaltenden von dem empfangenden System),

-   Problematisch bleibt weiterhin der Punkt, inwieweit mit Hilfe von Zusatzinformation beim empfangenden Institut eine Reidentifikation von Personen unter Zuhilfenahme zusätzlicher Daten möglich ist. In diesem Fall muß das Institut gegenüber dem Auftraggeber juristisch sicher nachweisen, daß es selbst ein abgeschottetes System ist (Steinmüller, 1980). Ist es selbst nämlich nicht abgeschottet, so werden dadurch schutzwürdige Interessen der Betroffenen berührt und die Verarbeitung dieser Daten ist nicht zulässig.

Solche verfahrenstechnischen Vorschläge sind insofern für die Gesundheitsstatistik wichtig, als sie konstruktive Lösungsvorschläge auch für solche Situationen beinhalten, in denen die Einholung der Einwilligung nicht oder nur schwerlich durchführbar ist. Es ist zu hoffen, daß es im Laufe der Beschäftigung mit der Problematik zur weiteren Konkretisierung der Datenerfordernisse für Statistik und Forschung einerseits und zu Vorschlägen für durchführbare Lösungen im Rahmen der geltenden Gesetze des Datenschutzes andererseits kommt.

In der vorhergehenden Diskussion wurden jene Aspekte des Zugangs zu personenbezogenen Daten angesprochen, die für Forschung und Gesundheitsstatistik besonders wichtig sind und für die im Rahmen der geltenden oder neu zu formulierenden Datenschutzregeln Lösungen gefunden werden müssen.

Andere Probleme gibt es nun bei solchen Daten, auf die die Datenschutzgesetze nur mittelbar anwendbar sind, für die aber u.U. andere Gesetze zutreffen. Das sind vor allem anonymisierte Daten, die in Behörden, Ämtern und Instituten öffentlicher oder privatrechtlicher Natur lagern und die zu ihrer vollen Ausnutzung weiterer Analysen oder weiterer Bearbeitung bedürfen. Solche Daten gibt es bei den statistischen Ämtern, bei den Kassen der gesetzlichen Krankenversicherung, den Rentenversicherungsträgern, den Bundesministerien, etc. Diese Daten stellen eine sehr wichtige Ressource für sekundärstatische Analysen dar (Schach, 1981b). Auch für solche Daten gibt es Datenzugangsprobleme, die vor allem dadurch bedingt sind, daß die Befürchtung besteht, solche Datensätze könnten reidentifiziert werden. Dieses ist nicht grundsätzlich auszuschließen, selbst wenn beim Datenhalter besondere Vorkehrungen getroffen werden, diesem Mißbrauch vorzubeugen. Die Möglichkeiten der Reidentifikation hängen von verschiedenen Komponenten ab. So können der Umfang der Stichprobe, die Größe der Grundgesamtheit, demographische oder geographische Zusatzinformationen, Einmaligkeit/Seltenheit bestimmter Ereignisse, Zugangsmöglichkeiten zu einer relevanten Grundgesamtheit, Aktualität der Daten und andere mehr dafür ausschlaggebend sein (Rapaport, 1980). Die Halter solcher Daten, darum bemüht, das Vetrauen ihres Klientels nicht zu verspielen, verhalten sich in dieser Situation unterschiedlich. Ihre Verfahrenspraxis schwankt dabei international zwischen einer restriktiven Auslegung verbunden mit entsprechend begrenzten Zugangsmöglichkeiten für Dritte bis hin zu einer eher liberalen Handhabung mit aktiver Unterstützung Dritter beim Datenzugang. Die erste Gruppe von Ämtern und Behörden lehnt die Herausgabe anonymisierter Daten ab und stellt dem Nutzer nur Tabellen auf Wunsch zur Verfügung. Zu dieser Gruppe gehört bis heute auch das Statistische Bundesamt der Bundesrepublik mit der Sonderregelung, daß seit 1979 durch das Datenbanksystem STATIS-BUND (Statistisches Bundesamt, 1980) einem breiteren Benutzerkreis aggregierte Daten im Direktzugriff zur Verfügung gestellt werden. Im Herbst 1980 enthielt das System auf dem Gebiet der Gesundheitstatistik lediglich Angaben über Personal und Einrichtungen des Gesundheitswesens. Andere Länder stellen anderen Stellen der Verwaltung oder Forschungsinstitutionen anonymisierte Daten zur Verfügung, nachdem die Datenerwerber den Datenlieferanten eine verantwortungsvolle Nutzung der Daten zusichern. Dieses geschieht z.B. in Schweden nach sorgsamer Abwägung der Wichtigkeit der Studienziele, Einschätzung des Bewerbers und der Schutzwürdigkeit der Daten. Wieder andere statistische Ämter, wie z.B. das National Center for Health Statistics der U.S.A., die U.S. Social Security Administration und das U.S. National Bureau of the Census erstellen anonymisierte Mikrodatenbänder für die Öffentlichkeit, nachdem die Originaldaten verändert, selektiert und verzerrt wurden, um damit eine Reidentifizierung von natürlichen Personen zu erschweren (Cox, 1980), aber doch so, daß sie für Forschungszwecke verwendbar bleiben.

Diese Bemerkungen zeigen, daß es Zugangsprobleme nicht nur für personenbezogene Daten sondern auch für anonymisierte Daten gibt. Sie betreffen den Datenverkehr innerhalb öffentlicher Stellen ebenso wie den Datenaustauch zwischen dem öffentlichen und dem privaten Bereich. Lösungen für die Probleme scheinen sich erst langsam herauszukristallisieren. Sie können aber sicher durch das Verständnis der Öffentlichkeit für die Belange und Ziele des Gesundheitsinformationssystems gefördert und durch verantwortungsvollen Umgang mit jeder Art von Daten durch die Nutzer (z.B. unter Einhaltung gewisser codes of ethics) eine Ausgestaltung erfahren, die den Erfordernissen des Persönlichkeitsschutzes voll Rechnung trägt und die die Nutzungsmöglichkeiten der Daten nicht über Gebühr einschränkt.

A.III. Das Gesundheitsinformationssystem

A.III.1. Allgemeine Zielsetzungen

Während, wie oben dargelegt, der Zweck einer Information darin besteht, zum Verständnis beizutragen, soll das Informationssystem dazu dienen, Informationsgewinnung, -speicherung, -aufbereitung, -darstellung zu organisieren (White, 1979). Dabei obliegt dem System die Verantwortung für alle Aspekte der Informationsverarbeitung von der Entwicklung von Konzepten bis hin zur Interpretation, Veröffentlichung und Verbreitung der Ergebnisse. Zu den Arbeitsbereichen im einzelnen gehört die Bearbeitung von Fragestellungen, der Entwurf von Konzepten und Methoden, die Datengewinnung - und verarbeitung, die Darstellung. Alle diese Funktionen werden für die vom Gesundheitssystem vorgegebenen Fragestellungen vorgenommen und im Rahmen des herrschenden soziopolitischen Systems und unter Beachtung von Gesetzesvorgaben wahrgenommen.

Da sich die inhaltlichen Fragestellungen, denen sich das Informationsystem zuwendet, von außen bestimmt werden, bezieht sich die Verantwortlichkeit des Informationssystems darauf, Informationen für eben diese Inhalte bereitzustellen. Um der oben gestellten Forderung nach Informationsgewinnung gerecht werden zu können, kann das System daher nicht umfassend, sondern es muß spezifisch sein. Seine Daten können daher auch nicht allgemein verwendbar sein, sie sollten vielmehr mit benennbaren Zielsetzungen des Gesundheitswesens in Beziehung stehen.

Voraussetzung für eine solche zielgerechte Informationsgewinnung ist die Kenntnis der Ziele des Gesundheitswesens und die Kennzeichnung der Hierarchie von Haupt-und Nebenzielen. Eine solche Beschreibung liegt aber, wenn überhaupt, nur in sehr allgemeiner Form vor. Ausgehend von Vorgaben könnte das Informationssystem dann seinem Auftrag entsprechend Indikatoren zur Beurteilung der Zielerreichung und zur Beschreibung des Funktionierens des Gesundheitssystems entwickeln. Dieses ist eine in inhaltlicher als auch methodischer Hinsicht anspruchsvolle Aufgabe, wenn man den Stand der Indikatorenentwicklung und die derzeitige Datenlage betrachtet. In einer kürzlich erschienenen Arbeit schlagen Helberger und Sörgel (1980) praktisch anwendbare Indikatoren für die Beurteilung des Grads der Zielerreichung der Gesundheitspolitik vor. Sie beschränken sich dabei zunächst auf die Darstellung möglicher Einzelindikatoren. Weiterführende Arbeiten müßten sich darum bemühen, quantitative Größenordnungen für zukünftige Ziele festzulegen, vorzuschlagen, welche Indikatoren für die Beurteilung welcher Ziele geeignet sind und wie weit diese Indikatoren schon existieren.

Zum System fügen sich die Informationseinheiten zusammen, wenn sie aktiv mit-einander verknüpft oder verknüpfbar sind und wenn sie in einem gewissen Sinn im Zusammenhang operieren (Baker, 1970). Daher liegt das Hauptinteresse beim Studium von Beziehungen der Teilsysteme (Baker, 1970). Für das Informationssystem ist es daher wichtig, die Teilbereiche zu kennzeichnen und sich über ihr Zusammenwirken Gedanken zu machen. Im Informationssystem sollten also die verschiedenen Teilbereiche in angebbarer Weise miteinander in Beziehung stehen. Diese offenbar einleuchtende Forderung erfüllen die wenigsten vorhandenen Syste-me, da ihre Entwicklung nicht organisch vor sich ging. Will man sie nachträglich realisieren, so ist mit beträchtlichen Schwierigkeiten zu rechnen.

Wenn Verknüpfbarkeit von Daten gefordert wird, so kann damit zweierlei gemeint sein, nämlich erstens eine horizontale und zweitens eine vertikale Verknüpfbarkeit. Unter horizontaler Verknüpfbarkeit soll hier mit Brennecke (1981b) eine Verknüpfbarkeit von Daten unterschiedlicher Herkunft auf der gleichen Aggregationsstufe verstanden werden. Eine solche Aggregationsstufe kann eine Person, eine Einrichtung im Gesundheitswesen, eine Gemeinde oder eine geographische Untereinheit davon oder aber eine AOK sein, um nur einige Beispiele zu nennen. Bei der horizontalen Verknüpfung werden Daten aus unterschiedlichen Quellen auf der gleichen Aggregationsstufe zusammengeführt, wie z.B. Krankheitsraten für Gemeinden und Daten der Luftverschmutzung für eben diese Gemeinden. Mit so konstruierten Daten kann überprüft werden, ob z.B. die Raten von Asthmakranken pro 1000 Einwohner in Gebieten höherer Luftverschmutzung höher sind als in Gebieten niedrigerer Belastung. Bei der horizontalen Verknüpfung geht es meistens um die Zusammenfügung von Sekundärdaten aus verschiedenen Quellen. Bei einer solchen

Arbeit stößt man dann auf die typischen Probleme die bei der Nutzung solcher Daten
auftreten (Schach, 1981 a), wie mangelnde Vereinheitlichung und ungenügendes Detail.
Eine vom Gesundheitsinformationssystem zu schaffende Voraussetzung zur Ermöglichung
solcher Verknüpfungen wäre daher, daß alle veröffentlichten Statistiken gleiche regionale Untergliederungen aufweisen, daß die Klassifikationen von soziodemographischen
und bevölkerungsstatistischen Merkmalen gleiche Klassendefinitionen vorsehen (also
z.B. gleiche Altersgruppen), daß Raten sich, wenn möglich, auf die Gesamtbevölkerung
beziehen (und nicht auf die Zivilbevölkerung ohne Anstaltsinsassen und ohne Personen in
den Streitkräften), etc. Auf die hier zu stellenden Anforderungen wird unten weiter
eingegangen. Ein gutes Beispiel für die Möglichkeiten der horizontalen Verknüpfung von
Daten aus der Krankenversicherung, dem Steuerwesen und einer Befragung zum Gesundheitszustand bildet die schweizerische Erhebung SOMIPOPS (Gutzwiller, Leu, Schulz et
al, 1985).

Bei der vertikalen Verknüpfbarkeit geht es darum, Daten aus unterschiedlichen Quellen
auf eine definierte Bevölkerung zu beziehen, wobei sichergestellt sein muß, daß z.B.
bei Raten die Bevölkerungsgruppen im Zähler Teilgruppen der im Nenner sind. So kann man
z.B. die Krankenhausentlassungen einer Region zu der Bevölkerung dieser Region in
Beziehung setzen, wenn man weiß, daß die Entlassenen dieser Bevölkerung entstammen.
Solche Raten im regionalen Vergleich geben Aufschluß über die Stärke der Schwankungen
der Krankenhausentlassungen pro 1000 Einwohner. Werden solche Raten über die Zeit
gebildet, so geben sie Auskunft über die zeitlichen Trends dieser Größen.

Da die oben geäußerte Forderung der gleichen Bezugsbevölkerung für Zähler und Nenner
nur für wenige Datenkörper zutrifft, werden zur Beantwortung von Teilfragen im Gesundheitswesen immer wieder neue Datenerhebungsaktivitäten begonnen, die nicht notwendig
wären, wenn auf die Verknüpfungsmöglichkeiten mehr geachtet würde.

Die Analysemöglichkeiten, die durch Vorkehrungen für vertikale Verknüpfungsmöglichkeiten gegeben sind, lassen sich beispielhaft an der Studie bei niedergelassenen Ärzten in
der Bundesrepublik Deutschland (EVaS) (Schach, 1985 und Kerek-Bodden, Schach, Schach,
et al, 1984) zeigen. Das von Statistikern der Vereinten Nationen entwickelte Household
Survey Capability Program bietet sogar die Möglichkeit der horizontalen und der vertikalen Verknüpfung (Carlson, 1985).

Wählen wir ein konkretes Beispiel aus dem Teilbereich 'Beschreibung des Gesundheitszustands von Bevölkerungen'. Entsprechend der oben genannten Forderung müßten alle Komponenten, die sich mit diesem Teilbereich beschäftigen, untereinander zu verbinden
sein. Das würde bedeuten, daß Daten aus der Statistik von Krankheiten und Unfällen, der
ambulanten Versorgung, aus der Krankenhausstatistik, aus der Statistik der Berufskrankheiten und aus der Rentenversicherung sich zu einem umfassenden Bild über den
Gesundheitszustand einer Bevölkerung zusammenfügen ließen, wie es etwa der Abbildung
A.2 zu entnehmen ist.

Dabei sind die Flächen selbst proportional zu den entsprechenden Raten in der Bevölkerung. Die Differenzen zwischen den Raten und der Gesamtheit geben Aufschluß über Unterschiede zwischen Versorgten und Nichtversorgten. Die Grafik stellt nur einen ersten
Schritt in Richtung auf die Verknüpfung der Teilbereiche dar und ist sicher verbesserungsbedürftig in vielerlei Hinsicht. Jedoch bietet sie erste Ansätze zur Beschreibung
und zum Vergleich von Gegebenheiten im Gesundheitssystem auf der Basis von einfachem
statistischem Material. Für die Bundesrepublik ist eine solche Grafik mit den oben
bezeichneten Teilaspekten z.Z. nicht zu erstellen, weil einige Datenteile fehlen. Zwar
gibt es für alle Teilstatistiken irgendwelche Hinweise, jedoch beziehen sich die entsprechenden Raten nicht auf die Gesamtbevölkerung oder sie sind aus anderen Gründen
ungeeignet für diese Darstellung.

Abbildung A.2. Gesundheitstatistische Größen im Zusammenhang betrachtet (Beispiel für vertikale Verknüpfung)

1000 Personen der Bevölkerung
pro Jahr

Kranke

Personen, die einen Arzt
aufsuchen

Personen, die Medikamente
nehmen

Personen, die stationär
behandelt werden

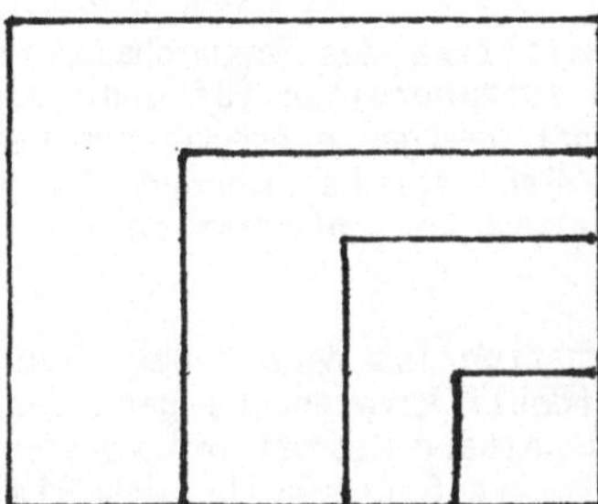

Es versteht sich von selbst, daß die zu betrachtende Bevölkerungsgruppe von der Gesamtbevölkerung abweichen kann. Dann müßten sich aber auch alle Teilgruppen aus dieser
letzteren Gruppe rekrutieren. Bestünde die Gruppe aus den Versicherten einer AOK, so
bezögen sich Kranke, Personen, die Medikamente nehmen, Personen, die stationär behandelt werden auf die Versicherten der AOK. Auch für die Kassen der Gesetzlichen Krankenversicherung lassen sich heute solche einfachen statistischen Größen nicht angeben.

Nun ist das Gesundheitsinformationssystem in gewisser Weise bezüglich der eigenen
Spielregeln und Methoden in sich geschlossen, bezüglich der zu bearbeitenden Inhalte
aber nicht.

Über die interne Organisation des Systems hinaus interessiert daher auch, wie es mit
Anregungen von außen umgeht. Uns beschäftigen in diesem Zusammenhang die offenen Informationssysteme. Das sind solche Systeme, durch die es einen ständigen Informationsfluß
von ihrem Umfeld her gibt und die laufend an ihre Umgebung Ergebnisse abgeben (Baker,
1970). Sie müssen sich gegen Auflösung wehren, indem sie komplexe Anregungen aufnehmen
und in weniger komplizierte Ergebnisse oder Vorgänge umwandeln oder reorganisieren.
Dazu sind mindestens drei Subsysteme notwendig, nämlich das Input-, das Umwandlungs-
und das Outputsystem. Auch im Informationssystem kann man diese drei Bereiche unterscheiden, und es ist offensichtlich, daß die Transformation nur dann erfolgreich vorgenommen werden kann, wenn die genannten drei Teilbereiche ihre Aufgaben gegeneinander
abgrenzen und wenn sie sich aufeinander abstimmen.

Analog auf das Gesundheitsinformationssystem angewendet, bedeutet das, daß Anregungen
oder Anforderungen von außen (von Politikern, Personen in Planung, Verwaltung und Forschung) herangetragen werden. Diese werden vom System aufgegriffen, abgewandelt, umge
setzt und das Ergebnis dieser Transformation wird implementiert. Die sich dann ergebenden Resultate stellen nach entsprechender Aufbereitung den Output aus dem System dar.
Man überlege sich dieses einmal am Beispiel der Erfassung des Gesundheitszustands der
Bevölkerung. Anhand eines solchen Beispiels wird klar, welche Anforderungen an die
Flexibilität eines Systems zu stellen sind, wenn es die ständig sich wandelnden Bedürfnisse in der Tat aufgreifen und verarbeiten will. Bezüglich des Gesundheitszustands
müßte es nämlich nicht nur dessen Komponenten messen (wie Mortalität und Morbidität),
sondern auch Risikogruppen beschreiben, Risikofaktoren kennzeichnen und Ansätze für
die Prävention liefern können. Versteht man die Aufgaben des Systems in so umfassender
Weise, dann muß es selektiv und spezifisch sein. Tatsächlich ist es aber eher allgemein
und unspezifisch und wird daher auch mit Recht kritisiert.

Die inhaltlichen Aufgaben des Systems erstrecken sich aber weit über die Erfassung des
Gesundheitszustands hinaus, obwohl die Beschreibung des Gesundheitszustands von Bevöl
kerungen eine der wichtigsten Teilaufgaben darstellt (White, 1979). Dabei liegt die

Betonung auf Gesundheitszustand von Bevölkerungen, was bedeutet, daß in dieser Hinsicht die rein medizinische Information nur einen Teil darstellt (White, 1979).

In methodischer Hinsicht muß sich das Gesundheitsinformationssystem darum bemühen, entsprechend den inhaltlichen Konzepten, Daten bereitzustellen, die Beziehung dieser Daten zu Charakteristika des Gesundheitssystems zu verdeutlichen, die Daten in verständlicher Form aufzubereiten (Bildung von Indices) und so darzustellen (Grafiken), daß auch dem formal weniger eingedachten Leser Anhaltspunkte zur Beurteilung des Sachverhaltes an die Hand gegeben werden. Es geht also vor allem um die Verdichtung von Einzeldaten zu relevanter Information.

Gesundheitsinformation ist darauf gerichtet, individuelle und Gesundheitsprobleme von Gesamtheiten zu identifizieren. Es geht darum, deren Prävalenz, relativen Schweregrad, individuelle und soziale Kosten und Versorgungsnotwendigkeiten festzustellen. Weiterhin sind die relative Sicherheit, das Risiko, die Kosten, die Wirksamkeit von verschiedenen therapeutischen und Interventionsmaßnahmen zu beschreiben. Dazu kommt die Evaluation von relativem Nutzen, der Kosten, der Effektivität von Verfahren auf dem Gebiet der Prävention, der Therapie zur Kontrolle oder Linderung von Gesundheitsproblemen und zur Förderung und Wiederherstellung eines derzeit akzeptierten Niveaus von Gesundheit und Wohlbefinden in der Bevölkerung (White, 1979). Gesundheitsinformation im Gegensatz zu medizinischer Information beschäftigt sich daher mit dem Gesundheitszustand von Bevölkerungen (White, 1979).

Diese Definition stellt hohe Anforderungen an Inhalt und Form der Gesundheitsinformation. Überprüft man vorhandene Gesundheitsstatistiken unter diesen Gesichtspunkten, dann kommt man zu dem Ergebnis, daß in den meisten Ländern Information in diesem Sinn nur rudimentär vorfügbar ist. So sind die Inhalte der Gesundheitsstatistik nur ungenaue Beschreibungen dessen, was man wissen möchte. Wir wissen z.B., daß Angaben zu den Todesursachen auf Leichenschauscheinen fehlerhaft sind, wenn sie mit Sektionsbefunden verglichen werden. Zudem wird durch die Kodierung nur einer Angabe von den zum Zeitpunkt des Todes vorliegenden Leiden der Multimorbidität in der Bevölkerung nicht Rechnung getragen. Andererseits sind die existierenden Angaben zu den Todesursachen, trotz ihrer offensichtlichen Beschränkungen, wichtige Quellen für Entscheidungsträger und Forscher (Frentzel-Beyme, Keil, Pflanz, et al., 1981), die auf dem Gebiet des Gesundheitswesens arbeiten.

Da nur ein geringer Anteil der im Gesundheitswesen verwandten Therapieverfahren in kontrollierten Studien überprüft wurde und die Erfassung des Einflusses von Gesundheitsversorgungssystemen auf den Gesundheitszustand von Bevölkerungen in den Kinderschuhen steckt, empfiehlt White (1979), daß diese Sachverhalte sich im Design des Gesundheitsinformationssystems widerspiegeln sollten. Er warnt in diesem Zusammenhang vor übertriebener Genauigkeit und befürwortet statt dessen kritisches Denken, das zu relevanten, wenn auch möglicherweise leicht unscharfen Statistiken führen kann.

Noch eine weitere allgemeine Zielsetzung des Gesundheitsinformationssystems soll hier nicht unerwähnt bleiben. Das ist die Einbettung des Gesundheitsinformationssystems in das gesamte Informationswesen eines Landes. Diese Systeme sollten miteinander abgestimmt sein und je besser das realisiert ist, desto erfolgreicher funktioniert der Datenaustausch zwischen den Systemen. So könnten in abgestimmten Informationssystemen Daten unterschiedlicher inhaltlicher Bereiche miteinander verknüpft werden, wie z.B. Kraftfahrzeugdichte und Unfallverletzungen und -todesfälle. Daß hierbei horizontale Verknüpfungen, z.B. Volumen verkaufter Zigaretten und mit dem Rauchen in Zusammenhang stehende Krankheitsfälle, ebenso sinnvoll sein können wie vertikale Verknüpfungen (z.B. Kranke für Krankheiten des Kreislaufsystems und Berufsgruppen mit schwerer körperlicher Arbeit und dieser Krankheit) ist offensichtlich.

A.III.2. Spezielle Zielsetzungen

Führen wir nun das bisher zum Informationssystem Gesagte zusammen, dann lassen sich die Aufgaben eines Gesundheitsinforationssystems formulieren. Es soll anhand der Fragestellungen von außen Konzepte zur Operationalisierung der Gesundheitsinformation entwerfen, diese in Indikatoren umsetzen, Daten bezüglich dieser Indikatoren erheben, Daten aus den verschiedenen Bereichen zusammenführen, die entsprechenden Analysen vor nehmen und für die Interpretation der Ergebnisse angemessene Ausdrucksformen finden. Dabei orientiert sich das Informationssystem an den inhaltlichen Anforderungen an die Gesundheitsinformation. Es muß aber nicht nur bezüglich der Inhalte offen sein sondern auch bezüglich der Methoden, da neue methodische Erkenntnisse aus anderen inhaltlichen Gebieten von ihm ständig integriert werden müssen.

Bei allen diesen Aktivitäten geht es letztlich darum, Veränderungen des Gesundheitszu stands von Bevölkerungen zu registrieren, vorherzusagen, zu erklären. Dabei muß zwischen systematischen und zufälligen Veränderungen unterschieden werden. Hinzu kommt, daß es von Interesse ist zu wissen, welche Faktoren die Veränderungen hervorrufen, ob diese Faktoren beeinflußbar sind und gegebenfalls wie. Von größtem Interesse in diesem Zusammenhang ist, welche Rolle dabei dem Gesundheitssystem zukommt.

Eine Expertengruppe nannte eine Reihe spezifischer inhaltlicher Anforderungen an ein Gesundheitsinformationssystem. Folgende spezielle Themen wurden aufgeführt:

    - Gesundheitsindices,
    - Umwelt und soziale Veränderungen und deren Einfluß auf die Gesundheit,
    - Voraussagen für zukünftig notwendige Gesundheitsversorgungsressourcen,
    - Hilfe bei der Prioritätenfindung für die Verteilung der Ressourcen,
    - laufendes Monitoring und Verwalten der Ressourcen (World Health
Organisation, 1974).
Betrachtet man diese Themenbereiche als Anstöße für die Entwicklung spezifischer Gesundheitsstatistiken, dann zeigt sich, daß nun umfassendere Ansätze verlangt werden als sie traditionell üblich sind. Es gilt nämlich nicht nur, den Gesundheitszustand durch wenige, kaum verbundene Indikatoren zu messen, sondern es gehört z.B. zu den Aufgaben des Gesundheitsinformationssystems, solche Indikatoren zu finden, die vermutlich auf Umwelt - und soziale Veränderungen reagieren. Will das System relevantes Material für die Ressourcenallokation liefern, so muß es Kriterien zur Beurteilung von Trends liefern und aufzeigen, wie sich z.B. veränderte Bedarfsstrukturen in veränderte Ressourcenangebote umsetzen lassen.

Aus dem Katalog der oben genannten Anforderungen an das Gesundheitsinformationssystem geht hervor, daß die verlangten Daten inhaltlich spezifisch oder auch allgemein sein können, daß sie methodisch in vierlei Weise aufbereitbar sein müssen und daß die Nutzer sehr unterschiedliche Interessen haben können. Allen diesen Zielen mit gesonderten Datenerhebungsprogrammen gerecht werden zu wollen, ist schier unmöglich. Daher muß die besondere Aufgabe nun darin bestehen, Prinzipien, Standards und Wege aufzuzeigen, die eine vielfältige Nutzung vorhandener und zu erhebender Daten im Rahmen herrschender Datenschutzregeln und sonstiger Rahmenbedingungen gestatten.

A.III.2.1. Allgemeine Prinzipien für die Datenerhebung

Da es nicht möglich sein wird, zur Beantwortung der Informationserfordernisse für die oben genannten umfaßenden Themenkreise jeweils Daten mit speziellem Zuschnitt zu erheben, wird man in vielen Fällen auf vorhandenes Material zurückgreifen müssen. Die Nutzung solchen Materials kann zahlreiche Vorteile bieten, unter denen die zeitlichen und ökonomischen Ersparnisse nicht gering einzuschätzen sind. Bei der Verwendung solcher Daten treten aber auch eine Reihe von Nachteilen auf (Schach, 1981a), die wohl z.T. behebbar wären, hielte sich die Gesundheitsstatistik an gewisse bewährte Prinzipien der Datenerhebung. Diese Prinzipien lassen sich kurz so beschreiben. Gesundheitsstatistiken sollten (White, 1979):

auf Personen beziehbar sein,

Das bedeutet, daß die Gesundheitsstatistik sich darum bemühen sollte, Tatbestände im Gesundheitswesen so aufzuzeichnen, daß die diese Tatbestände verursachenden Personengesamtheiten erkennbar sind, oder daß Personengruppen, mit denen die Tatbestände verbunden sind, verfügbar gemacht werden, so daß Beziehungen zwischen beiden Größen hergestellt werden können. So ist es z. B. kaum von Interesse für ein Land, die Gesamtheit der Krankenhausentlasssungen zu kennen, wenn nicht in Erfahrung zu bringen ist, wieviele Personen diese Krankenhausentlassungen verursachen. Ebenso ist für das Gesundheitswesen nicht nur das Volumen der eingenommenen Medikamente in einem Land von Interesse sondern vor allem auch die Anteile von Personen, die Medikamente einnehmen und von Personen, die es nicht tun.

- für beschreibbare Bevölkerungen erstellt sein,

Diese Forderung ist vielleicht die wichtigste an die gesamte Gesundheitsstatistik. Stünden nämlich sowohl Volumenangaben (z.B. Medikamentenkonsum) als auch Angaben für Personen (z.B. Anzahl von Krankenhausentlassenen) für fest definierte Bevölkerungsgruppen zur Verfügung, dann wären wir in der Lage, zahlreiche Größen auf diese zu beziehen. Voraussetzung dafür wäre allerdings, daß diese Größen auch durch die entsprechende Bevölkerung entstehen. Man denke z. B an die Bevölkerung der Bundesrepublik Deutschland als Bezugsbevölkerung. Auf diese Bevölkerung könnte man bei entsprechender Beachtung der Prinzipien Krankenhausentlassungen, Krankenhausentlassene, Medikamentenkonsum, Personal und Betten, aber auch Kranke beziehen.

-und auf feste Zeitperioden bezogen sein.

In der Gesundheitsstatistik ist es üblich, zahlreiche Größen in der Form von Jahresangaben auszuweisen. So werden z.B. Geburten und Sterbeziffern, Krankenhausentlassungen, Kranke, etc. für Kalenderjahre erstellt. Diese Vorgehensweise trägt der Tatsache Rechnung, daß eine Vielzahl von Raten jahreszeitlichen, monatlichen oder sogar Tagesschwankungen unterliegen, die sich auf eine Jahresbetrachtung nicht so stark auswirken. Leider werden aber nicht alle Angaben mit Jahresbezug erstellt. Dieses erschwert dann die Vergleiche oder die Versuche der Zusammenführung von Angaben aus verschiedenen Quellen. Als Beispiel für eine Statistik mit Monatsbezug (im Jahr 1978 der Monat Mai) seien die Zusatzerhebungen zum Mikrozensus genannt. Aus solchen Erhebungen hervorgegangene Krankheitshäufigkeiten lassen sich nicht einfach auf ein Jahr umrechnen.

- auf einen Ort oder eine Region beziehbar sein (Schach, 1985),
Diese Forderung besagt, daß Datenerhebungsaktivitäten möglichst in definierten örtlichen Einheiten, besser noch in solchen den Verwaltungseinheiten der amtlichen (Kreise, Gemeinden) Statistik entsprechenden, erfolgen sollten. Diese Eigenschaft erleichtert die Verknüpfung mit solchen Daten.

- problemorientiert sein,
Diese Forderung beinhaltet, daß sich die Statistik um die Beantwortung wohl definierter Fragestellungen bemühen soll. Werden die Fragestellungen über Jahre hinweg beibehalten oder tauchen sie wiederholt auf, dann können zeitliche Trends beschrieben werden.

- spezifisch für bestimmte Versorgergruppen sein,
Diese Forderung trifft nicht, wie die vorher genannten, auf alle Statistiken zu, sondern bezieht sich auf einen Teilbereich, nämlich die Statistik der Ressourcen des Gesundheitswesens oder auf deren Inanspruchnahme. Diese Statistik sollte sich z. B. auf durch Ärzte ausgeführte Leistungen, auf Ärzte bestimmter Fachrichtungen, Ärzte an bestimmten Arbeitsplätzen beziehen. Daraus wiederum ließen sich Schätzungen über die Leistungen ambulant tätiger Ärzte für die Bevölkerung ableiten.

- auf spezifische Verfahren beziehbar sein,
Damit wird die vorher gestellte Forderung spezifiziert, in der Weise nämlich, daß nun Aussagen auch für spezifische Verfahren im Gesundheitswesen möglich sein sollen. Zu denken wäre z.B. daran, nicht nur die Gesamtzahl von Impfungen an Kleinkindern festzuhalten, sondern auch die Art der Impfungen sowie die Komplikationen bei den durchgeführten Impfungen, ferner Merkmale von Personen, bei denen Komplikationen auftreten. Solche Angaben dienen dazu, den Durchdringungsgrad bestimmter Bevölkerungsgruppen mit Impfungen festzustellen um damit Hinweise zu bekommen, ob hinreichender Impfschutz besteht und um, Komplikationsraten zu schätzen.

Diese Prinzipien können sicher nicht in jedem Fall durchgehalten werden. Wären Bereiche unserer Gesundheitsstatistik aber wenigstens teilweise nach solchen Regeln erstellt,

23

dann ließen sie sich auch besser als heute verknüpfen. Dann könnten wir z.B. angeben, wie groß der Prozentsatz der Kranken in unserem Land ist, welcher Anteil sich davon selbst versorgt und welcher Anteil das Gesundheitssystem und seine verschiedenen Komponenten in Anspruch nimmt. Wären wenigstens einige dieser Indikatoren jeweils auf die Bevölkerung einer Region und auf feste Zeitperioden beziehbar, so ließe sich die Abbildung A.2 für die Bundesrepublik aus verschiedenen Quellen zusammenstellen. Sie bietet natürlich nur ein Beispiel zur Erläuterung möglicher Querverbindungen aus solchem Material.

Zu den Prinzipien mehr formaler Art, die die Datenerhebung leiten sollten, kommen noch andere hinzu, die sich mehr auf die inhaltlichen Aspekte beziehen. Beachtet man sie, so werden die resultierenden Daten noch wertvoller für verknüpfende Analysen oder spätere Sekundärauswertungen.

A.III.2.2. Formale Prinzipien für die Datenerhebung

Die mangelnde Vergleichbarkeit vieler vorhandener Datensätze ist nicht nur eine Folge von unterschiedlichen Bezugsgruppen oder -perioden, also unterschiedlichen Ausschnitten aus der Gesamtbevölkerung oder unterschiedlichen Bezugszeitpunkten. Sie ist auch dadurch bedingt, daß verschiedene Datenerheber unterschiedliche Definitionen für vergleichbare Konzepte verwenden und daß deren Datenerhebungs-und Aufbereitungstrategien andere sind als die anderer Gruppen oder daß diese mit der Zeit verändert werden. Das führt zwangsläufig dazu, daß so entstandene Datensätze aus unterschiedlichen Quellen schwerer gemeinsam nutzbar zu machen sind als das bei einer gewissen Einheitlichkeit der Konventionen möglich wäre. Diese Gemeinsamkeiten sollten sich vor allem auf Gebieten der Datenqualität erreichen lassen, wie z.B. (White, 1979) bei :

- der Zuverlässigkeit und der Validität der Daten,
- Datenerhebungsmethodik,
- Minimierung der Gesamtlast für die Bürger, die durch die Erfordernisse der Gesundheitstatistik entsteht,
- Datenschutz und Persönlichkeitsschutz,
- Stichprobenplänen und -techniken,
- Nomenklatur und Definitionen,
- Klassifikations- und Kodierschemata,
- Tabellenprogrammen,
- Varianzen und Abschätzung systematischer Fehler,
- Erhebungskosten,
- Feste Gruppengrenzen für wichige demographische Merkmale.

Strebt man die Vereinheitlichung dieser Bereiche an, so ist bei uns dazu noch umfangreiche Vorarbeit notwendig. Außerdem wird wohl deutlich, daß, wollte man damit bei der amtlichen Statistik beginnen, die Personalkapazitäten dort bei weitem nicht ausreichen, um diese Richtung einzuschlagen.

Betrachten wir einen spezifischen Bereich, nämlich die im Gesundheitswesen verwandten Definitionen wichtiger Merkmale, so leuchtet unmittelbar ein, daß statistisches Material vielfältiger nutzbar wäre, wenn mehrere Statistikbereiche einheitliche Definitionen verwendeten. Betrachten wir ein Beispiel aus der Krankenhausstatistik. Von Interesse als allgemein beschreibender Indikator ist der Anteil der Bevölkerung, der in einem Jahr in einem Krankenhaus behandelt wird. Es interessiert also zunächst nicht die Anzahl der Krankenhausaufenthalte pro 1000 der Bevölkerung, nicht die Anzahl der Aufenthalte aufgegliedert nach Fachabteilungen, etc. Erwünscht ist ein Personenbezug, und nicht die Zahl der sog. Fälle oder Ereignisse bestimmter Art. Während die letzteren Angaben für viele Länder vorhanden sind, kennen nur wenige Länder den ersten Teil, etwa bezogen auf die Gesamtbevölkerung im Jahresdurchschnitt (Kozak and Andersen, 1980).

Dieses Beispiel zeigt, daß oft Detailstatistiken vorhanden sind, aber solche, die von allgemeinem Interesse sind, fehlen. Daß dem so ist, ist das Ergebnis von Zufälligkeiten bei der Entstehung des Berichtswesens, nicht hingegen das Resultat von Überlegungen, wie den oben vorgeschlagenen.

A.III.3. Organisatorische Vorschläge

White, der sich sowohl in den U.S.A. als auch international sehr um die Rolle der Gesundheitsstatistik verdient gemacht hat, schlägt als organisatorische Regelung folgendes vor (White, 1979):

1. Ein nationales Gesundheitsinformationszentrum sollte sich darum bemühen, Standards und Konventionen entsprechend einem Konzept für die Gesundheitsstatistik durchzusetzen und diese bei der Datenerhebung zu implementieren. Bei der Verteilung des Personals sollte beachtet werden, daß statistischer Sachverstand in der nationalen Behörde genauso notwendig ist wie an den Orten, an denen die Daten erhoben werden.

2. Das nationale Gesundheitsinformationszentrum sollte von einem Direktor geleitet werden, der guten Zugang zu den Ministerien der relevanten Ressorts hat. Andererseits muß diesem Direktor in seiner Stellung genügend Freiraum zugestanden werden, so daß das von ihm geleitete Zentrum in die Lage versetzt wird, einen Ruf von Unabhängigkeit zu bekommen. Politisierung der Statistik sollte auf jeden Fall vermieden werden, weil sie dann ihre Rolle als Informationslieferant für verschiedene Nutzer nicht mehr überzeugend spielen kann.

3. In dem nationalen Informationszentrum sollte es drei bis vier Abteilungen geben, nämlich:
eine Abteilung der Bewertung von Maßnahmen im Gesundheitswesen,
eine Abteilung für Forschung auf dem Gebiet des Gesundheitswesens,
eine Gesundheitsstatistikabteilung,
eine Abteilung zuständig für Sozialrechtsfragen

Die Abteilung zur Bewertung von Maßnahmen im Gesundheitswesen (Evaluationsabteilung) hätte die Aufgaben, Evidenz dafür zusammenzutragen, inwieweit Maßnahmen auf dem Gebiet des Gesundheitswesen sicher, risikolos, effektiv und effizient sind und in welcher Beziehung sie zur Verbesserung des Gesundheitszustandes der Bevölkerung stehen. Solches Material für eine Vielzahl von Verfahren zusammenzutragen ist erwartungsgemäß mit großem Aufwand verbunden. Da viele Verfahren aber nicht nur positive Wirkungen auf die Gesundheit der Bevölkerung haben, sondern mit Nebenwirkungen und beträchtlichen Kosten verbunden sind, könnte man mit der Zusammenstellung für sehr häufig verwandte Verfahren beginnen. Whites Vorschlägen zufolge (1979) sollte eine solche Evaluationsabteilung Antworten auf die folgenden Fragen zu geben versuchen:

- Ziele des Verfahrens oder der Leistung,
- Wieviele Personen mit welchen Merkmalen sind berechtigt, das Verfahren in Anspruch zu nehmen,
- Welcher Anteil dieser Personen wird tatsächlich versorgt,
- Welches sind die Merkmale dieser Gruppe,
- Wer bekommt keine Hilfe,
- Wie wird bestimmt, wer tatsächlich nutzen kann und wer nicht,
- Hat dieses Verfahren positive Auswirkungen oder sind merkliche Unterschiede im Gesundheitszustand im Vergleich zu vorher zu verzeichnen? Wenn ja, wie groß ist der Unterschied und bei wem wirkt er sich aus?
- Welches sind die Kosten des Verfahrens?
- Wie steht es mit den Kosten für mögliche Substitute?
- Wer bezahlt die Leistung?
- Was hält die Bevölkerung von dem Verfahren (jene, die versorgt wird; die unversorgt Berechtigten; die Nichtberechtigten)
- Welche Wirkung hat die Nachfrage nach diesem Verfahren auf die Nachfrage oder Wirkung anderer Verfahren oder Leistungen?

Verglichen mit der Schwierigkeit der Aufgabe, für diese Fragen glaubwürdige Antworten zu finden, ist die Ansammlung von Daten oder Literatur in großen Systemen vergleichsweise einfach. Werden Fragen jedoch so gestellt, dann wird deutlich, daß nur durch

einfallsreiche Nutzung vorhandener Daten oder durch gezielte Datenerhebungen relevante
Antworten erwartet werden können.

Für die Beantwortung der oben exemplarisch gestellten Fragen ist ein Team von Fachwis-
senschaftlern erforderlich, das aus Statistikern, Epidemiologen, Ökonomen, Medizi-
nern, Soziologen und Psychologen besteht, die zur Lösung der gestell ten Aufgaben
zusammenarbeiten. Bei ihrer Arbeit geht es nicht so sehr um die vollständige Sichtung
relevanter Literatur sondern um den Versuch, vorhandenes Wissen unter Einsatz fachkundigen Urteils darzustellen, um dadurch für praktische Fragen Antworten zu finden.
Dabei ist anzustreben, daß bei der Beantwortung der Fragen die Kriterien durchschaubar
sind und daß sie nach vorgegebenen Regeln angewandt werden.

Die Abteilung mit Aufgaben der Forschung auf dem Gebiet des Gesundheitsversorgunssys-
tems sollte sich darum kümmern, die Organisation des Gesundheitswesens zu kennen, um
in der Lage zu sein, neue Formen der Organisation, des Zusammenwirkens des Personals
und anderer Teilbereiche des Systems, des Managements und der Finanzierung vorzulegen.
Während die Evaluationsabteilung sich um die Wirkung von Verfahren und Einzelmaßnahmen
bemüht, ist diese Abteilung daran interessiert, sich mit den Auswirkungen von Veränderungen in den Versorgungsmechanismen zu beschäftigen. Es gibt hier offensichtlich auch
Überschneidungen mit der Arbeit der Evaluationsabteilung.

Die Gesundheitsinformationsabteilung ist im Rahmen des hier dargestellten Konzepts für
ein Gesundheitsinformationssystem die wichtigste Abteilung. In vorhandenen Gesundheitssystemen spielt sie jedoch eher eine zweitrangige Rolle. Das ist darauf zurückzuführen, daß sie sich vorwiegend als Verwalter (Aufzeichnen und tabellenmäßige Darstellung) der Bevölkerungsstatistik und einiger zusätzlicher Daten versteht, ohne daß
diese zu Information über den Gesundheitszustand der Bevölkerung und über das Gesundheitssystem zu sammengeführt werden. Andererseits kann eine Gesundheitsinformationsabteilung mit der Aufgabe, ein dynamisches Gesundheitsinformationssystem zu entwickeln,
im Rahmen des Gesundheitswesens eine große Bedeutung erlangen, insbesondere dann, wenn
es ihr gelingt, relevante Information zu wichtigten Fragesstellungen in der geeigneten
Form rechtzeitig darzustellen.

Die Sozialrechtsabteilung hat die Aufgabe, Inhalte der relevanten Gesetze und Verordnungen sowie sonstige Abmachungen und Regelungen auf den aktuellen Stand und in
einfach zugänglicher Form zu halten und die Arbeitsweisen der Gesundheitsstatistik mit
diesen Regeln stimmig zu halten.

Da das Arbeitsgebiet des Gesundheitsinformationssystems weit über die traditionellen
Aufgaben der Gesundheitsstatistik hinausgeht, ist es nur konsequent, einem nationalen
Gesundheitsinformationszentrum auch entsprechend umfangreichere Aufgaben zu übertragen. Dabei entspricht der von White gemachte Vorschlag z.T. den aktuellen Regelungen in
den U.S.A., dies gilt insbesondere bezüglich der Forschung auf dem Gebiet des Gesundheitswesens (National Center for Health Services Research) und der Gesundheitsinformationsabteilung (National Center for Health Statistics). Hinsichtlich der anderen beiden Abteilungen geht er darüber hinaus. Unter diesen ist die Evaluationsabteilung die
wichtigere, denn sie soll, vorhandene Kenntnisse zu Entscheidungsgrundlagen integrieren. Dazu ist das Zusammentragen von Fakten und deren Beurteilung ebenso notwendig wie
die sachgerechte Darstellung der Resultate für Personen im Entscheidungsprozeß. Beachtenswert ist an diesem Vorschlag die Einbeziehung von Evaluation und Forschung durch
die Gründung von organisatorischen Einheiten mit nur jeweils diesen Aufgaben. Man läßt
es also nicht dabei bewenden, zu erklären, die Gesundheitsstatistik nütze den Entschei-
dungsträgern so wie sie ist. Der Vorschlag trägt vielmehr der Tatsache Rechnung, daß
ohne gezielte Sichtung, Auswahl, Beurteilung und Darstellung von Forschungsergebnissen
oder Erfahrungen zu bestimmten Verfahren, eine Umsetzung dieses Wissens im Gesundheitswesen sich langsamer oder vielleicht gar nicht vollzieht. Bei der Vielzahl der
Verfahren, die heute im Gesundheitsversorgungssystem angewandt werden, erscheint diese
Aufgabe gigantisch, sie deshalb nicht zu beginnen wäre trotzdem unklug. In England sind
im Office of Population Censuses and Surveys (1976) die Funtionen Zurverfügungstellung
von Gesundheitsstatistiken, Forschung und deren Unterstützung auf dem Gebiet des Gesundheitswesens und Sichtung und Darstellung des Materials vereint, was zu einer er-
folgreichen Arbeitsweise dieser Einrichtunfg führt.

Solche Regelungen auch in der Bundesrepublik Deutschland anzustreben, erscheint langfristig sinnvoll. Dabei wäre es besonders wichtig, die ersten drei Funktionen, nämlich
die Bewertung von Maßnahmen im Gesundheitswesen, Forschung auf dem Gebiet des Gesundheitswesens und Gesundheitsstatistik institutionell zu verankern oder zu verstärken.

B. Inhalt des Gesundheitsinformationssystems

B.I. Auswahl des Gegenstandes

B.I.1. Haupterhebungskomplexe

Wie schon im vorherigen Kapitel anklang, sind für ein gut funktionierendes Gesundheitsinformationssystem Inhalte und Methodik entsprechend zu gestalten und abzustimmen. Die Inhalte beziehen sich auf die einzelnen Teilbereiche des Gesundheitsinformationssystems, also z.B. auf die Krankenhausstatistik, die Statistik der Versicherungsträger oder auch auf die Morbiditätsstatistik. Dabei ist mit 'Statistik' der notwendige Datenkranz eines Teilbereiches gemeint, der diesen zu erfassen sucht und der dazu geeignet ist, im Sinne der obigen Überlegungen zu Information verdichtet zu werden.

Entsprechend den obigen Ausführungen muß bei den nun folgenden Betrachtungen zwischen heutigen und tatsächlich wünschenswerten Inhalten des Gesundheitsinformationssystems unterschieden werden. Die heute vorhandenen Inhalte sind vor allem das Resultat historischer Entwicklungen und, wie sich zeigt, entsprechen die dadurch bedingten Gesundheitsstatistiken im großen und ganzen nicht mehr den Anforderungen eines modernen Gesundheitswesens.

Ein modernes Gesundheitswesen sollte über den Gesundheits- und Krankheitszustand der von ihm zu versorgenden Bevölkerung Kenntnis haben, um die spezifischen Bedürfnisse der eigenen Bevölkerung zu kennen und um den Einsatz der ihm zur Verfügung stehenden Ressourcen optimal gestalten zu können. Auch wenn davon auszugehen ist, daß eine Optimalität des Einsatzes aller Ressourcen des Gesundheitswesens hinsichtlich des Gesundheitszustands der Bevölkerung kaum zu erreichen ist, so leuchtet unmittelbar ein, daß die Kenntnis über den Gesundheitszustand der Bevölkerung als allgemeiner Gradmesser im Gesundheitswesen unerläßlich ist.

Der Gesundheitszustand ist der wichtigste Gradmesser für die Wirksamkeit des Gesundheitswesens. Wäre jener nämlich unter Einsatz von weniger Personal und Kapital mehr oder weniger dem Zustand mit mehr dieser Ressourcen gleich, so müßte man daraus schließen, daß bei weniger Ressourcen eine günstigere Kombination gewählt wurde. Nun ist wohl davon auszugehen, daß Teile des Gesundheitswesens durchaus nachweisbare Wirkungen auf den Gesundheitszustand von Personen haben. Diese Wirkungen können sich zu positiven Wirkungen auf den Gesundheitszustand von Bevölkerungen kumukieren, wenn sie groß genug sind. Wie groß diese Wirkungen allerdings sind, hängt von zahlreichen Faktoren ab, vor denen die Gesundheitsstatistik zahlreiche zur Verfügung stellen sollte. Das sollten dann jene Faktoren sein, die für diese Problemstellung relevant sind und die es dem Gesundheitspolitiker ermöglichen zu beurteilen, ob das System dem Ziel der Verbesserung des Gesundheitszustandes der Bevölkerung dient. Im Rahmen der Überlegungen zu einem Gesundheitsinformationssystem ist der Gesundheitszustand also Ausgangspunkt und Endpunkt zugleich. Der Endpunkt ist wiederum Anfangspunkt für spätere Maßnahmen.

Um die vom Gesundheitsinformationssystem angestrebte Gesamtschau des Gesundheitswesens zu ermöglichen, sollten intergrierbare Daten auf folgenden Gebieten existieren (National Center for Health Statistics, 1973):

Bevölkerung
Bevor Gesundheitszustandsmessungen vorgenommen werden können, muß eine gute Beschreibung über Zusammensetzung (Alter, Geschlecht, Familienstruktur, Berufsstruktur, etc.) der Bevölkerung im Zeitverlauf vorliegen. Diese Daten bilden auch die Nenner für Rater in weiteren Betrachtungen. Wie diese Beschreibung methodisch auszugestalten ist, darauf wird weiter unten eingegangen.

Krankheits- und Gesundheitszustand
Aus der oben beschriebenen Bevölkerung sterben laufend Personen und andere Personer sind nicht in der Lage, ihre Aufgaben in der Gesellschaft voll wahrzunehmen. Wir sollten daher Umfang und Struktur der zum Tode führenden Krankheiten kennen, um besonders gefährdete Bevölkerungsgruppen beschreiben und notwendige Maßnahmen für sie einleiten zu können. Außer den zum Tode führenden Krankheiten haben heute die Langzeiter

krankungen eine große Bedeutung im Krankheitsspektrum der Bundesrepublik Deutschland. Auch sie müssen in Art und Umfang für eine Bevölkerung beschrieben werden. Neben soziodemographischen Strukturmerkmalen kommen für diese Beschreibungen auch solche Variablen in Frage, die sich auf Grund epidemiologischer Studien als Risikofaktoren für häufige oder schwerwiegende Krankheiten ergeben haben. Hier sei als Beispiel das Zigarettenrauchen genannt. Nach Durchführung von Maßnahmen zur Reduktion der Risikofaktoren kann dann anhand der Beobachtung des Gesundheitszustandes überprüft werden, ob sich dort die gewünschten Veränderungen ergeben. Für solche Beobachtung kann es erforderlich sein, auch den Gesundheitszustand von Bevölkerungsuntergruppen zu verfolgen.

Auf mögliche Methodiken, den Gesundheits- und Krankheitszustand zu messen, wird unten näher eingegangen. Ganz fehlt zur Zeit noch die empirische Erhebung von Daten zur positiven Gesundheit und zum lebenswerten Leben. Ansätze gibt es in den Vorschlägen der Weltgesundheitsorganisation zum Gesundheit-für-alle Konzept (s. Skrinjar in diesem Band).

Personal im Gesundheitswesen

Geht man von der Annahme aus, daß das Gesundheitswesen einen positiven Einfluß auf den Gesundheitszustand von Personen hat, dann ist zunächst von Interesse zu wissen, wie Personal und Einrichtungen im betrachteten System beschaffen und kombiniert sind. Neben Umfang und Struktur der verschiedenen Berufstätigen im Gesundheitswesen ist es wichtig zu wissen, wieviel Prozent ihrer Zeit diese im Patientenkontakt verbringen. Außerdem wird das Angebot an persönlichen Leistungen im Gesundheitswesen durch die Arbeitsbedingenen in anderen Wirtschaftszweigen (Gehälter, Arbeitszeiten), durch die mengenmäßigen Relationen der einzelnen Berufsgruppen untereinander im Gesundheitswesen (z.B. Schwestern zu Ärzten), durch Organisationsformen des Angebots (Solo- oder Gemeinschaftspraxen, Praxen mit einer Mischung von Fachrichtungen oder Praxen mit Ärzten nur einer Fachrich tung, Praxiskliniken) beeinflußt. Es käme also hinsichtlich der Realisierung eines relativ hohen Gesundheitsniveaus darauf an, solche Angebotsformen zu finden, die diesbezüglich vorteilhaft erscheinen. Während es Aufgabe der Forschung zum Gesundheitsversorgungssystem ist, solche Angebotsformen bewerten zu helfen, ist es Aufgabe des Gesundheitsinformationssystems, das Vorkommen (Raten) der als besonders vorteilhaft oder vielleicht als besonders nachteilig herausgefundenen Angebotsformen in der Zeit zu beobachten.

Einrichtungen des Gesundheitswesens

Ebenso wie beim Personal sind bezüglich der Einrichtungen Umfang und Struktur von Interesse. Darüber hinaus sollte deren regionale Verteilung bekannt sein. Ebenso wichtig ist die Kenntnis der Relation von Betten zu apparativen Einrichtungen, die Relation von Betten für akute zu Betten für chronisch Kranke. Auch hier gilt, daß in der Regel nur solche Indikatoren in das Dauerprogramm des Gesundheitinformationssytems aufgenommen werden sollten, die dazu geeignet sind, Kriterien zum Grad der Zielerreichung des Gesundheitswesens zu liefern. Nach heutigen Kenntnissen sind dieses Indikatoren zu Volumen, Struktur und Organisation der Einrichtungen des Gesundheitswesens.

Inanspruchnahme von Einrichtungen und Leistungen

Es ist wünschenswert, daß das Gesundheitsinformationssystem die Beschreibung der Inanspruchnahme der Einrichtungen und des Personals übernimmt, denn sie bildet das Bindeglied zwischen den Bedürfnissen der Bevölkerung und dem Ressourcenan gebot. Dabei ist es wichtig zu erfahren, ob sich die Nutzung der Einrichtungen und des Personals entsprechend den Zielvorstellungen des Gesundheitswesens vollzieht. Neben den Merkmalen von Nutzern und Nichtnutzern benötigt man Angaben über die Inanspruchnahme in regionaler Unterteilung, Nutzung für soziale Schichten und Berufsgruppen, Nutzung von unterschiedlichem Personal und verschiedenen Einrichtungen, Angaben über patienteninitiierte und versorgerinitiierte Nutzung, Zufriedenheit mit den Leistungen, Wille zur Befolgung der Anweisungen durch die Nutzer.

Im Gegensatz zur physischen Verteilung von Personal und Einrichtungen im Gesundheitswesen geben solche Angaben Auskunft darüber, wie die zur Verfügung stehenden Einrichtungen genutzt werden und Hinweise darauf, wo das Angebot zielgerechter gestaltet werden könnte.

Kosten und Finanzierung des Gesundheitswesens

Während wir bisher Ergebniskriterien (Bevölkerung und Gesundheitszustand) und Erhebungskomplexe zum Angebot von und zur Nachfrage für Leistungen des Gesundheitswesens ansprachen, ist es wichtig zu wissen, was das System kostet. Dabei ist zunächst an die monetären Kosten aller Beteiligten gedacht, jedoch können auch andere, nichtmonetäre Kosten, in die Betrachtung einbezogen werden. Dabei handelt es sich um Wartezeiten aller Art, Unbequemlichkeiten, Ersatzlösungen gegenüber der besten Behandlung, u.s.f.

Die in diesem Bereich entstehenden Daten können dann zur Beurteilung der Effizienz des Gesundheitswesens oder von dessen Teilbereichen herangezogen werden. Gelänge z.B. eine Aufteilung der Behandlungskosten für eine Krankheit nach ambulanter und stationärer Versorgung und ließe sich der Gesundheitszustand der Kranken vor und nach Entlassung aus den unterschiedlichen Versorgungsformen beschreiben, dann könnten mit Hilfe der Kostenangaben Effizienzvergleiche der Versorgungsformen angestellt werden.

Zusätzlich zum Kostengesichtspunkt ist hier auch die Finanzierung (s. auch Henke in diesem Band) des Gesundheitswesens zu betrachten. Dabei geht es um die Fragen: wie werden die Lasten auf die Bevölkerung einer Zeitperiode, wie über das Leben des Individuums verteilt werden. Welche Finanzierungsformen sind fiskalisch, welche unter sozialen Gesichtspunkten zu bevorzugen und gibt es eine Höchstgrenze der Belastbarkeit. Daß eine solche Analyse auch im Zusammenhang mit der gesamtwirtschaftlichen Entwicklung erfolgen sollte, zeigen Henke und Adam (1983).

Die hier genannten sechs Komponenten des Gesundheitsinformationssystems stehen bisher noch ziemlich unzusammenhängend nebeneinander. Ihre inhaltliche Ausgestaltung im einzelnen, sowie ihre Verknüpfung muß unter dem Gesichtspunkt der Notwendigkeiten einer zielgerechten Gesundheitspolitik geschehen.

B.I.2. Verknüpfung der Erhebungskomplexe im Gesundheitsinformationssystem

Geht man davon aus, daß das Gesundheitssystem zum Ziel hat, Krankheiten der Bevölkerung zu heilen, zu lindern, bei der Rehabilitation mitzuhelfen und zur Krankheitsprävention beizutragen, dann wird Information nötig, die über den Grad der Zielerreichung Auskunft gibt. Wegen der Kompliziertheit des Systems sind aber auch solche Daten notwendig, die das Funktionieren des Systems beschreiben. Es sind also Datenerfordernisse in zweierlei Hinsicht gegeben (National Center for Health Statistics, 1980). Es muß Indikatoren geben, die:

     1. die Beurteilung von Erfolgen und Mißerfolgen der Gesundheitspolitik bezüglich ihrer Auswirkungen auf den Gesundheitszustand der Bevölkerung erlauben (public accountability),

     2. zur Verwaltung, dem ordnungsgemäßen Ablauf und zur Bewertung innerhalb des Gesundheitswesens geeignet sind (program management).

Beide Aufgaben unterscheiden sich hinreichend stark, so daß sie spezifischer Indikatoren bedürfen. Andererseits gibt es eine Reihe von Statistiken, die für beide Funktionen relevant sind. Zusammengefügt werden die Indikatorengruppen innerhalb jeder Kategorie durch eine Betrachtungsweise, wie sie etwa in der Abbildung B.1. skizziert ist.

Abbildung B. 1. Prinzipien zur Entwicklung eines Gesundheitsinformationssystems

Aufgaben

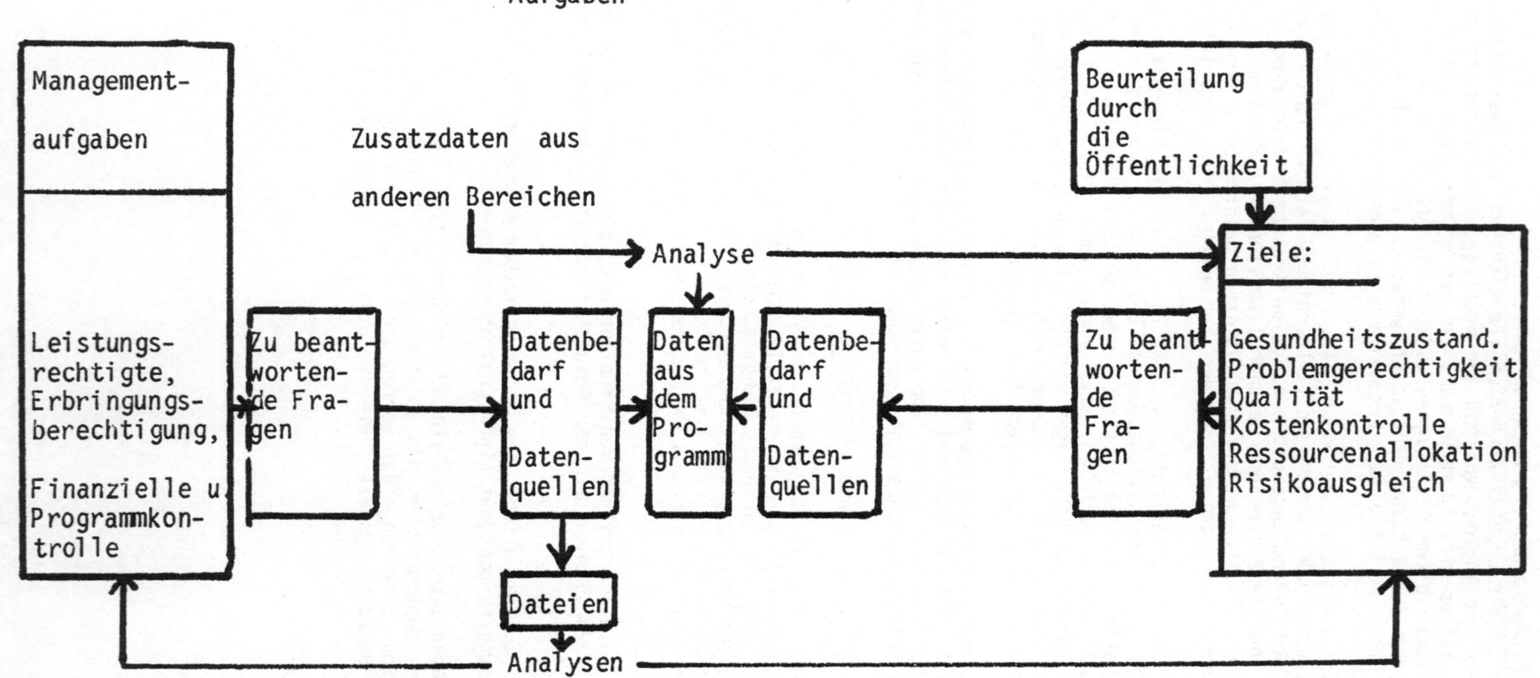

Vereinfacht beschrieben, steht am Anfang der Gesundheitszustand einer bestimmten Bevölkerung oder Bevölkerungsuntergruppe, diese nimmt Leistungen des Gesundheitswesens in Anspruch und als Folge davon ändert sich deren Gesundheitszustand und dieser gibt Anlaß zu erneuter Inanspruchnahme, etc. Da die Aufgabe des Gesundheitswesens u.a. darin liegt, zur Heilung und Linderung von Krankheiten und zur besseren Bewältigung von Leiden beizutragen, sollten die Zurverfügungstellung der Leistungen und deren Inanspruchnahme auch in merklichen Veränderungen des Gesundheitszustands der Bevölkerung resultieren. Diese theoretisch plausible Beziehung zu belegen, fällt aus verschiedenen Gründen schwer. Das ist in der Schwierigkeit begründet, zentrale Teilaspekte des Zusammenhangs inhaltlich zu benennen und darin, daß die Messung dieser Teilaspekte und ihrer Beziehungen untereinander kompliziert ist. Die Probleme rühren aber auch daher, daß nur eine Minderheit der im Gesundheitswesen verwandten Verfahren und Mittel auf Grund von Effektivitäts - und Effizienzüberlegungen eingesetzt werden. Außerdem werden effektive Maßnahmen nicht immer wirkungsvoll eingesetzt, so daß durch organisatorische Lücken im Gesundheitswesen dessen Wirksamkeit gemindert wird. Wären die Mehrheit der Verfahren effektiv und effizient und dazu wirkungsvoll eingesetzt, dann könnte immer noch nicht mit einer einfachen und straffen Beziehung zwischen gesundheitlichem Zustand der Bevölkerung und Leistungsangebot gerechnet werden, denn weder sind bei jedem Leistungsempfänger die Reaktionen auf die angewandten Verfahren gleichartig noch kann jeder Leistungserbringer Leistungen immer in unverändert gleicher Weise erbringen. Die zu betrachtenden Beziehungen sind also nicht deterministisch, ganz zu schweigen davon, daß sie durch einfache Modelle ausreichend abgebildet werden können. Hinzu kommt, daß Analysen, zumindest der Mortalität, zeigen, daß die Möglichkeiten, die Lebenserwartung durch die Reduktion der Mortalität zu verändern in der Zeit immer geringer werden. Dieses als Elastizität der Lebenserwartung in bezug auf Veränderungen der Mortalität bezeichnete Maß besagt, daß selbst einschneidende Veränderungen der Mortalität, etwa um 10%, in Mitteleuropa nur Lebensverlängerungen von 1-2% der Lebenserwartung erwarten lassen (Schach, 1985). Ebenso wirkt das sozio-politische System, von dem das Gesundheitssystem nur einen Teil darstellt, auf die zu betrachtenden Beziehungen und Tatbestände ein.

Die unter Management- und jene unter Erfolgsbeurteilungsgesichtspunkten notwendigen Statistiken sind nun zu entwickeln. Dabei kann man bezüglich des ersten Gesichtspunktes auf realisierte Informationssystemteile zurückgegriffen werden. Bezüglich der Beurteilungskriterien für ein Gesundheitssystem sind in existierenden Gesundheitsstatistiksystemen unseres Wissens nach Teile des hier vorgeschlagenen Gesamtsystems realisiert. Ein unter diesen Gesichtspunkten überzeugend gestaltetes Gesundheitsinformationssystem ist uns nicht bekannt geworden.

Ebenso wie kleinere Versorgungseinheiten sich selbst über ihre Tätigkeit Rechenschaft ablegen müssen, ist es für das Gesundheitswesen als Ganzes erforderlich, relevante Daten über die Anspruchsbevölkerung, die Versorger und Einrichtungen, über Finanzierung und Kosten zu erheben und zu nutzen. Unter Managementgesichtspunkten sind im Rahmen des oben skizzierten Modells daher Daten zu folgenden Aspekten zu erheben:

Daten über die Anspruchsbevölkerung
Jedes Gesundheitsversorgungssystem muß in der Lage sein, seine Anspruchsbevölkerung nach Umfang, soziodemographischer, Krankheits- und Berufsstruktur sowie nach regionaler Untergliederung zu beschreiben. Das ist notwendig, weil nur auf der Basis von diesen Grundmerkmalen Raten und Strukturen zwischen Gesundheitssystemen vergleichbar sind. Die Anspruchsbevölkerung bildet den Bezugsrahmen für sämtliche Betrachtungen innerhalb des Systems. Sie bildet den Nenner für Geburten-, Sterbe-, Inanspruchnahmeraten. Sie ist für die Ausgaben verantwortlich, trägt aber auch den Großteil der Finanzierungslasten.

Die Kenntnis solcher Merkmale der Anspruchsbevölkerung ist auch deshalb wichtig, weil sie es gestattet, die Veränderungen der Struktur der Anspruchsbevölkerung eines Landes in der Zeit zu verfolgen. Sie erlauben aber ebenso die Verfolgung der zeitlichen Entwicklung von Raten der aktiv zu den nicht mehr aktiv im Arbeitsprozeß stehenden Personen und damit Aufschlüsse über die finanzielle Belastbarkeit der Bevölkerung für die Finanzierung des Gesundheitswesens zu bestimmten Zeitpunkten.

Daten über Personal und Einrichtungen.
Neben den oben aufgezeigten Strukturen, Orgsanisationsformen und Verknüpfungen beider
Ressourcenteile ist hier von Interesse, welches Personal versorgungsberechtigt ist und
welches nicht, welche Leistungen wer erbringen darf, wie die Versorger honoriert werden, wieviel Zeit sie im Patientenkontakt verbringen. Diese Information bildet z.B. die
Grundlage zur Beschreibung günstiger Personalkombinationen, da zu erwarten ist, daß
innerhalb einer großen Bevölkerung sich regional unterschiedliche Kombinationen her-
ausbilden. Solche Information kann auch die Basis zur Weiterentwicklung bestimmter
Teilbereiche des Gesundheitswesens bilden bis hin zur Einrichtung von Modellversuchen
zur Entwicklung neuer Angebotsstrukturen.

Daten zur finanziellen Lage des Systems
Neben den vorher beschriebenen Statistiken, wird für diesen Bereich Information darüber benötigt, welche Kosten bei der Nutzung des Systems entstehen, wer diese Kosten
trägt, welches die Finanzierungsmechanismen sind, wie sich die Kosten auf die Nutzer
verteilen, wie sich die Kosten auf Leistungen, Hilfsmittel und Nutzung von Einrichtungen verteilen. Mit Hilfe solcher Daten wird es möglich, die Kosten auf Kostenarten und
-träger aufzuteilen, Kostenverursacher und Kostenträger unter den Versicherten gegen-
überzustellen, die Kosten der Versorgungsformen zu untersuchen. Neben der Funktion der
Kostenverteilung ergeben sich aus solchen Analysen Hinweise auf effektive und effi-
ziente Versorgungsformen und auf unzweckmäßige Verfahren.

Unter dem Gesichtspunkt der Beurteilungsmöglichkeiten durch die Öffentlichkeit sind
Statistiken notwendig, die darauf abzielen zu zeigen, ob das Gesundheitssystem seine
Ziele erreicht und wem, wofür und in welcher Weise das Gesundheitswesen nützt. Da die
Nutzer verschiedensten Gruppen angehören, von denen die meisten die technischen As-
pekte des Gesundheitswesens nicht voll überblicken, muß hier ein besonderes Augenmerk
auf die verständliche Darstellung der Ergebnisse gerichtet werden. In den letzten
Jahren werden in immer mehr Ländern aus diesem Grund interpretierende Berichte über die
Gesundheit der Bevölkerung veröffentlicht.

Während Daten für Managemententscheidungen beinahe ausschließlich aus dem Versorgungssystem selbst stammen, müssen solche zur Beurteilung durch die Öffentlichkeit aus zahlreichen Quellen insbesondere auch von außerhalb des Gesundheitswesens zusammengetragen
werden, denn es gilt auch dessen Stellung im Gesamtsystem zu beurteilen. Im einzelnen
könnte z. B. geprüft werden, inwieweit folgende Ziele durch das Gesundheitswesen erreicht werden(National Center for Health Statistics, 1980).

Gerechtigkeit
Darunter kann in diesem Zusammenhang verstanden werden, daß die Zugangsmöglichkeiten
zu Leistungen des Systems möglichst für alle Anspruchsberechtigten ausreichend sind.
Insbesondere ist wohl damit gemeint, daß Zugangsbarrieren für untere Einkommens- und
Sozialschichten nicht existieren sollten. Um zu untersuchen, inwieweit dieses Ziel
realisiert ist, wird geprüft, wie sich die Inanspruchnahme von Leistungen auf die
verschiedenen Einkommensgruppen und sozialen Schichten verteilt. Dieses muß unter Beachtung von Alters-, Geschlechts-und Krankheitsverhältnissen in den verschiedenen
Gruppen untersucht werden. Werden Ergebnisse solcher Untersuchungen miteinander verglichen und den Krankheitsraten der angesprochenen Gruppen gegenübergestellt, dann lassen sich daraus Hinweise auf unterversorgte Bevölkerungsgruppen (solche, die hohe
Krankheits- und niedrige Inanspruchnahmeraten aufweisen) entnehmen. Ebenso können solche Untersuchungen eventuell auf überversorgte Gruppen hindeuten (solche mit niedrigen
Krankheits- und hohen Inanspruchsnahmeraten für gleiche Krankheiten).

Neben einer Betrachtung unter Gesichtspunkten der sozialen Gerechtigkeit sind hier
auch andere Kriterien der Gerechtigkeit relevant, nämlich Gerechtigkeit zwischen den
Generationen, zwischen den Geschlechtern, Gerechtigkeit bezüglich Personen in unterschiedlichen Risiko- oder Krankheitsgruppen. Alle diese und viele andere Betrachtungen
werfen Entscheidungen bezüglich der Verteilung von Ressourcen auf. Diese Auswirkungen
zu untersuchen, ist eine wichtige Aufgabe von Forschungsanstrengungen im Rahmen des
Gesundheitssystems. Bisher existieren entsprechende Untersuchungen in der Bundesrepublik kaum, obwohl sie zur Beurteilung der Zielerreichung des Systems unerläßlich wären
(Grünauer, Jahn, Lenke, et al, 1979). Daß die Bearbeitung der Thematik z.B. unter dem

Gesichtspunkt der Ungleichheit bei der Inanspruchnahme von Leistungen wichtige praktische Konsequenzen für das Gesundheitswesen hat, zeigt ein Bericht aus den skandinavischen Ländern (Smedby, 1984).

Qualität

Hier ist gemeint, daß die im Versorgungsprozeß eingesetzten Verfahren und Methoden
unter den Gegebenheiten finanzieller Art optimal sind. Sie sollten also die größte
Wirkung bei möglichst geringen Nebenwirkungen erzielen können und unter allen diesen
die Kostengünstigsten sein. Das würde allerdings voraussetzen, daß nur bereits als
effektiv eingestufte Verfahren und Methoden im Gesundheitsversorgungssystem zur Anwendung kämen. Allerdings ist Effektivität kein absolutes Maß, sondern effektiv sind
solche Verfahren, die unter den gegebenen Bedingungen für den Patienten als optimal
gelten können. Durch diese Einschränkung wird aber die Überprüfung und allgemeine
Durchsetzung hoher Qualitätsstandards erschwert.

So obliegt es also diesem Bereich, besonders dort Information zusammenzutragen, wo die
Wirksamkeit der Verfahren und ihre Anwendung unumstritten sind. Wählen wir als Beispiel
Impfungen eines bestimmten Typs bei Kindern. Zur Beurteilung der Qualität der Versor-
gung wäre es dann notwendig zu prüfen, inwieweit ein effektives Verfahren zur Verfügung
steht und inwieweit dieses zweckmäßig und kostengünstig eingesetzt wird. Bezogen auf
Polioimpfungen wäre dann für eine Bevölkerung von Interesse:

- wieviel % der Kinder eines bestimmten Alters geimpft wurden,
- welche sozio-demographischen Eigenschaften die nichtgeimpften Kinder
  haben,
- welche Nebenwirkungen der Impfungen auftraten und wie häufig sie
  vorkamen (Raten von negativen Begleiterscheinungen bei Impfungen),
- Anzahl der Poliofälle pro 1000 Kinder bestimmten Alters (soziodemographische Eigenschaften der Kinder, eventuelle geographische Häufung),
- Kosten der Impfung pro 1000 Kinder im Vergleich zu Kosten der Poliorate
  pro 1000 Kinder.

Solche Information kann dann zur Entscheidung über Weiterführung oder Abbruch eines
Impfprogramms dienen oder dazu verhelfen, besonders gefährdete Gruppen intensiver zu
betreuen.

Eine entsprechende Untersuchung wurde, unter Verwendung von vorhandenem Material, von
Härö über Programme zur Bekämpfung der Tuberkulose in Finnland durchgeführt (Härö,
1976). Er kommt dabei zu dem Schluß, daß die Programme im ganzen wirksam und erfolgreich waren, daß man nun aber daran denken solle, Ressourcen von der Tuberkulosebekämp-
fung in andere Bereiche zu verlagern (Härö, 1976), da der Mitteleinsatz für das Programm im Vergleich zur Gefährdung der Bevölkerung durch Tuberkulose zu groß sei.

Es wäre wünschenswert, wenn dieser Bereich zunehmend in das öffentliche Bewußtsein
rückte, und die Öffentlichkeit die Durchsetzung guter medizinischer Versorgung als
wichtige Aufgabe des Gesundheitssystems betrachtete und nach Information über die Qualität der Versorgung verlangte.

Kostenkontrolle

Die Wirtschaftspolitik hat die Verpflichtung, auf eine ausgewogene Entwicklung der
Wirtschaft, also auch des Diestleistungssektors, hinzuwirken. Im Gesundheitswesen besteht jedoch eine besondere Gefahr für Kostensteigerungen. Diese ist durch die Gegebenheiten von Angebot und Nachfrage in diesem Wirtschaftszweig zu erklären. Es stehen
nämlich, wie beinahe überall, einer beinahe unendlich großen Nachfrage nur ein begrenz-
tes Angebot an Personal und Kapital gegenüber. Da kurzfristig letztere nicht zu erhöhen
sind, ist bei plötzlicher Erhöhung der Nachfrage mit Kostensteigerungen zu rechnen.
Solche Kostensteigerungen sind in vielen Ländern als Konsequenz von Vergütungsme-
chanismen und sich ausweitender Nachfrage zu beobachten. Im Gegensatz zu anderen
Dienstleistungen wird auf dem Gebiet des Gesundheitswesens nicht das gewünschte Gut
Gesundheit nachgefragt, sondern Leistungen von bevollmächtigten Leistungserbringern,
die in mehr oder weniger engem Zusammenhang zu diesem Gut stehen. Da es dem Konsumenten
aus Unkenntnis verwehrt ist, Angemessenheit, Qualität, Effektivität und Kostengünstig-

keit der Leistung zu beurteilen, ist er dabei auf den Rat des Leistungserbringers angewiesen. Dieser wird damit zum einflußreichen Nachfrager nach seinen eigenen Leistungen und gerät so in Konflikte zwischen der Erbringung einer qualitativ guten medizinischen Versorgung und der Erbringung von Leistungen unter Gesichtspunkten seines eigenen Einkommens.

Wenn, wie immer wieder gezeigt worden ist, die Versogungsmuster in Systemen mit Einzelleistungsvergütung anders als in solchen mit festen Gehältern für Ärzte sind (s. z.B. Glaser, 1970), dann besteht für jedes Gesundheitsversorgungssystem die Verpflichtung zu untersuchen, welche Bedingungen dort herrschen, wie ungewollte Entwicklungen abzubauen und positive Ansätze zu fördern sind. In dem hier betrachteten Zusammenhang ist von Interesse, welche Aspekte des Systems zu Kostensteigerungen besonders stark beitragen und welche eher kostendämpfend wirken. Eine Verfolgung dieser Teilbereiche mit Hilfe relevanter Daten ist für alle jene wichtig, die finanzielle Verantwortlichkeiten für das System tragen. Es ist aber auch von Interesse zu untersuchen, welche anderen Wirkungen Kostendämpfungsmaßnahmen im Gesundheitswesen haben (z.B. Umverteilungswirkungen).

Ressourcenallokation
Unter dem Gesichtspunkt der Beurteilungsmöglichkeiten durch die Öffentlichkeit geht es bezüglich der Ressourcen darum zu untersuchen, ob Personal und Kapital dort eingesetzt werden, wo sie am meisten Nutzen bringen. Obwohl es schwierig ist, kurzfristig Veränderungen des Einsatzes vorzunehmen, ist es nicht unmöglich, mittel- oder langfristig Personal oder auch Kapital an anderer Stelle oder in veränderter Funktion einzusetzen. Dieser Einsatz muß unter Berücksichtigung von Einzelzielen des Systems beurteilt werden. Da die Einzelziele jedoch einen unterschiedlichen Einsatz z.B. des gleichen Personals erfordern können, ist eine Voraussetzung für eine solche Beurteilung eine Rangfolge der Einzelziele nach ihrer eingeschätzten Wichtigkeit. Diese Rangfolge ist das Ergebnis eines politischen Prozeßes. Sie sollte auf breiter Basis diskutiert werden.

Sind in einem Gesundheitswesen die gesundheitlichen Probleme der Kinder mit Vorrang zu bewältigen, so erfordert diese Entscheidung einen andersartigen Ressourceneinsatz als wenn der Versorgung der älteren Bevölkerung der Vorrang gegeben wird. Wieder anders geartet sind die Anforderungen für die Gesunderhaltung der im Arbeitsprozeß Stehenden. Existierende Gesundheitssysteme werden sich kaum einer dieser Teilaufgaben ganz entziehen, explizit oder implizit werden jedoch immer wieder Entscheidungen gefällt, die bestimmten Untergruppen den Vorrang geben und so negative Folgen für andere Gruppen haben.

Offensichtlich sind bei weitem nicht alle Entscheidungen bezüglich der Ressourcenallokation planbar. Daher kann die Datensammlung auf diesem Gebiet auch nicht darauf abzielen, dieses zu ermöglichen als vielmehr darauf hinarbeiten, implizit gesetzte Prioritäten sichtbar zu machen und die Auswirkungen auf alternative Ziele zu verdeutlichen.

Gesundheitszustand
Jedes Bemühen des Gesundheitssystems ist umsonst, schlägt es sich nicht in irgendeiner Form in einem verbesserten oder zumindest sich nicht verschlechternden Gesundheitszustand der Bevölkerung nieder. Die Überprüfung der Beziehung zwischen Bemühungen des Gesundheitssystems und den Auswirkungen auf den Gesundheitszustand der Bevölkerung gehört daher auch zu den verantwortungsvollsten Aufgaben des Gesundheitsinformationssystems. Urteilt man auf der Basis existierender Gesundheitsstatistiken, so scheinen die meisten Informationssysteme die Tragweite dieser Aufgabe nicht erkannt zu haben (s. z.B. Laaser in diesem Band). Diese Aufgabe ist nicht einfach, jedoch liegen Konzepte, technisches Wissen und umfangreiche Erfahrungen vor, so daß nun ihre Bearbeitung zielstrebig vorangetrieben werden kann.

Absicherung vor finanziellen Risiken
In Gesundheitssystemen ohne staatliche Krankenversicherung besteht eine der großen Gefahren für das Individuum darin, durch Krankheit oder Behinderung finanziell so geschwächt zu werden, daß es seinen Pflichten gegenüber der Familie und dem Gemeinwesen nicht mehr nachkommen kann. Da Krankheit und finanzielle Schwäche sich oft gegenseitig bedingen, werden die Unterschichten in solchen Systemen von den Konsequenzen der Krank-

heiten besonders hart betroffen. Gerade für sie entstanden daher auch die ersten Versicherungssysteme zur Absicherung gegen große finanzielle Risiken im Zusammenhang mit Krankheit.

Eine Aufgabe des Gesundheitsinformationssystems in solchen Systemen bestünde dann z.B. darin, zu verfolgen, inwieweit das Ziel der Absicherung gegen katastrophale Risiken erreicht wird, ob die Anspruchsberechtigten dem Ziel entsprechend abgegrenzt, die Risiken entsprechend spezifiziert, ob die Hilfeleistung adäquat und die Finanzierung gesichert sind. In Gesundheitssystem mit einer ziemlich lückenlosen Absicherung gegen finanzielle Risiken auf Grund von Krankheit und Behinderung besteht die Notwendigkeit für das Gesundheitsinformationssystem darüber Auskunft zu geben, in wieweit dieses gesteckte Ziel auch tatsächlich erreicht wird. Sie müßte z.B. aufzeigen, in welchem Umfang Individuen oder Familien finanzielle Risiken für ihre Gesundheit selbst tragen (Versicherungsprämien, Einkommensverluste, Einbußen von Arbeitsplätzen) und wie diese finanziellen Risiken über die Bevölkerung verteilt sind.

Zufriedenheit mit dem Gesundheitssystem
Dieser Gesichtspunkt deckt einige wichtige Teilbereiche ab, die z. T. in den oben genannten Punkten spezifisch angesprochen wurden. Jedoch verbleiben über die dort genannten hinaus viele andere, die in dieser Gruppe besonders erwähnt werden sollen. In Gesundheits- und Sozialsystemen, denen es gelungen ist, die finanziellen Risiken von Krankheit auf ein Minimum zu reduzieren, ist es wichtig, daß die Grundeinstellung zum Gesundheitswesen eine des Vertrauens und der Verantwortung ist. Dieses sind Voraussetzungen dafür, daß das Leistungsangebot des Systems benutzt wird, wenn es nötig ist. Faktoren, die diese Zufriedenheit mit dem Angebot bestimmen, liegen in der Angebotsseite ebenso wie in der Fähigkeit des Systems, spezielle Benutzerbedürfnisse zu berücksichtigen. Auf der Angebotsseite gehören dazu z.B. Praxis- und Apothekenöffnungszeiten, Sprechzeiten in Krankenhäusern. Zu berücksichtigende Benutzerbedürfnisse sind Berufstätigkeit, Familiensituation (z.B. Kleinkinder), Motorisierungsgrad, Alter der Patienten, Wohnort, Wohnsituation, Hilfsbedürftigkeit oder Behinderungsgrad, aber auch Vorerfahrungen mit dem System. Das Gesundheitsinformationssystem muß mögliche benachteiligende Faktoren dieser Art zu verfolgen suchen, um auf Fehlentwicklungen frühzeitig aufmerksam zu werden.

Die in diesem Abschnitt angesprochenen inhaltlichen Bereiche, die ja Ziele des Gesundheitswesens darstellen, müssen um eine Beurteilung der Zielerreichung zu ermöglichen, in meßbare Konzepte umgesetzt werden. Dabei kommt es darauf an, für jeden Teilbereich ein realistisches Modell zu entwerfen, das den inhaltlichen Bereich zu seinen wichtigsten Verursachungsfaktoren in Beziehung setzt. Voraussetzung dafür wiederum sind Grundkenntnisse über die wichtigsten spezifischen Zusammenhänge. Aus der Literatur sind diese Grundkenntnisse heute für viele Beziehungen zu entnehmen, so daß mit der Formulierung der Modelle und ihrer Operationalisierung begonnen werden kann.

Im einzelnen soll nun auf die oben genannten inhaltlichen Bereiche eingegangen werden. Dabei wird versucht, mit Hilfe der oben gegebenen formalen Kriterien, Schwerpunktbereiche zu den Themenkreisen aufzuführen. Diese Nennungen dienen der Darstellung der Vielfalt der Indikatoren und beabsichtigen nicht, die inhaltlichen Bereiche erschöpfend darzustellen. Bei ihrer Beschreibung wird auf vorhandene Ansätze in den westlichen Industrieländern zurückgegriffen.

B. II. Inhalte eines Gesundheitsinformationssystems

B.II.1. Beschreibung der Eigenheiten von Gesundheitsproblemen und -bedürfnissen eines Landes

Dieser Bereich läßt sich in viele gleichgewichtige Teilbereiche aufspalten, die sich in inhaltlichen Zielsetzungen, hinsichtlich der Datenquellen oder hinsichtlich der Erhebungs- und Analysemethodiken unterscheiden. Zwecks Beschreibung der Eigenheiten der Gesundheitsprobleme eines Landes ist es sinnvoll, sich an die 5 d's (im Englischen: death, disease, disabity, discomfort and dissatisfaction) von White zu erinnern, nämlich:

Tod
Krankheit
Funktionsuntüchtigkeit
Unwohlsein
Unzufriedenheit

Diese 5 Stichwörter weisen nämlich über die möglichen Konzepte zu den Gesundheitsproblemen eine größere Tiefe auf als die häufig verwandten Begriffe Mortalität und Morbidität. Sie zeigen andererseits nur Teilbereiche des Kontinuums vom Tod über Krankheiten
bis hin zur Unzufriedenheit auf, die zunehmend schwerer zu messen sind. Diese Teilaspekte geben nur grobe Anhaltspunkte zu dem was eigentlich gewollt wird, nämlich den
Gesundheitszustand von Bevölkerungen zu beschreiben. Diese Beschreibung des Gesundheitszustands kann nun nicht Zweck an sich sein, sondern sie muß sich vorrangig den
Zielen des Gesundheitswesens unterordnen, denen das Gesundheitsinformationssystem ja
dienen soll. Da es zu den Hauptzielen des Gesundheitswesens gehört, die Gesundheit der
Bevölkerung zu fördern, wiederherzustellen, Krankheit zu lindern und Hilfestellung bei
der Bewältigung von Krankheit und Leiden zu geben, sollten Indikatoren für den Gesundheitszustand unter diesen Gesichtspunkten entwickelt werden. Das bedeutet, daß Indikatoren nicht nur unveränderbare Zustände, wie Todesfälle, beschreiben sollten sondern
auch dazu geeignet sein müssen, Daten zu den genannten Bereichen zu liefern, nämlich
für Ansätze zur Förderung der Gesundheit, Linderung von Leiden, Hilfestellung bei der
Krankheitsbewältigung zulassen. Dieser Anspruch an die Daten führt über den rein medizinischen Bereich hinaus und betrachtet Gesundheit und deren Einschränkung im sozialen
Zusammenhang. Zu der Feststellung eines Krankheitszustandes oder von Krankheitsvorfor-
men kommt daher die Darstellung dieser Zustände nach demographischen und sozialen
Merkmalen der Bevölkerung. Krankheitsraten nach diesen Merkmalen erlauben dann eine
Beurteilung der Frage, ob die Raten gleich hoch in allen Bevölkerungsschichten sind
oder ob bestimmte Gruppen besonders stark von den betrachteten Krankheiten betroffen
sind. Daraus ergäben sich Ansätze zum Handeln. Die von White genannten 5 d's sind
Stichwörter oder Stationen zur Messung des Gesundheitszustandes von Bevölkerungen. Sie
allein definieren kaum die Aufgabe. Sie sind vielmehr Merkposten zu den wichtigsten
Aspekten. Die Gesundheitsstatistik muß sich daher bemühen, Indikatoren für diese 5
Bereiche zu finden, die:

> die Kerninformation des Teilbereiches einzufangen vermögen,
> das Kontinuum von Gesundheit zu Krankheit erschöpfend beschreiben,
> nicht überlappen,
> dazu geeignet sind als Maße für die Beurteilung der Gesundheit der
> Bevölkerung genutzt zu werden,
> Ansätze zum Handeln geben können und
> einzeln oder zusammengefaßt als Kriterien zur Beurteilung der Effektivität
> des Gesundheitswesens herangezogen werden können.

Aus dem Gesagten geht hervor, daß wenn Indikatoren für ein Land diese Eigenschaften
haben sollen, sie auch auf dieses Land zugeschnitten sein müssen. Das ist deshalb der
Fall, weil nur Indikatoren mit diesem Zuschnitt Ansätze zum Handeln liefern und Ansätze
zur Beurteilung der Effektivität bereitstellen können. Daher ist es z.B. entscheidend,
in welchem Entwicklungsstand sich das Land befindet, für das Indikatoren zu entwickeln
sind (Murnagham 1981). Für alle Länder gleiche Indikatoren sind aus diesem Grund nur
begrenzt notwendig. Jedoch sollten die Indikatoren vergleichbar sein, damit international vergleichende Analysen durchgeführt werden können und der gesundheitsstatistische Standort überhaupt bestimmt werden kann (Schach, 1985). Die meisten Industrieländer haben Daten zum ersten der 5 d's, nämlich zu den Todesfällen. Gesundheitsstatistik
und die Aufzeichnung der Todesfälle reicht für manche Länder in das letzte Jahrhundert
zurück. Die Daten zur Mortaltitätsstatistik stammen aus dem medizinischen Teil der
Todesbescheinigung, die unmittelbare Todesursache und weitere Krankheiten zum Zeitpunkt des Todes enthält.

In der Bundesrepublik werden diese Angaben (jeweils nur eine Todesursache, nämlich das
Grundleiden) seit dem 1.1.1979 nach der Internationalen Klassifikation der Krankheiten
in der 9. Version (Bundesministerium für Jugend, Familie und Gesundheit, 1980) ver-
schlüsselt. Diese Verschlüsselung geschieht durch die Statistischen Landesämter. Die
so verschlüsselten Angaben bilden die Grundlage der vom Statistischen Bundesamt jähr-

lich veröffentlichten Tabellen: Todesfälle nach Krankheitsursachen. Außer diesen Angaben enthalten die Todesbescheinigungen demographische Daten zur Person des Toten,
Wohnort, Ort des Todes, Zeitpunkt des Todes, Todesart, zuletzt behandelnder Arzt und
Angaben der Person, die den Tod feststellte. Im vertraulichen Teil befinden sich
Angaben zur Todesursache (Krankheiten, die unmittelbar zum Tode führten und das Grundleiden), Sektionsbefunde, Angaben über andere wichtige Krankheiten und weitere Zusatz-
angaben für bestimmte Personengruppen (Bundesministerium für Jugend, Familie und Gesundheit, 1980). Nicht nur die Todesursachen allein, sondern diese im Zusammenhang mit
der genannten Zusatzinformation machen die Totenscheine zu wichtigen Quellen für die
Gesundheitsstatistik. Das ist deshalb der Fall, weil die daraus resultierenden Daten es
gestatten

- die Struktur der zum Tode führenen Krankheiten einer Bevölkerung zu beschreiben. Das bedeutet, daß Krankheiten mit vielen Todesfällen von jenen mit wenigen
unterschieden werden können.

- die Veränderungen dieser Strukturen in der Zeit zu studieren. Das heißt, daß
anhand von Mortalitätsdaten verfolgt werden kann, welche der Todesursachen im Laufe der
Zeit an Bedeutung zunehmen. Dieses kann sich in einer Erhöhung des Anteils der Todes-
fälle für eine bestimmte Krankheit äußern oder in einer Erhöhung der Mortalitätsrate
(Todesfälle für eine bestimmte Krankheit pro 1000 Bevölkerung) für eine bestimmte
Krankheit zeigen.

- Todesraten nach Alter, Geschlecht, Nationalität zu vergleichen, um Unterschiede festzustellen. Solche Betrachtungen führen zur Beschreibung der Mortalitätsstruktur nach Alter und Geschlecht. Bei Betrachtungen im Zeitverlauf zeigen sie, ob
sich die Sterberate für bestimmte Bevölkerungsgruppen (z.B. Frauen zwischen 30 und 35
Jahren) geändert haben. Sterberaten sind auch für Angehörige unterschiedlicher Natio-
nalitäten oder Rassen unterschiedlich. Dieses Wissen ist für die Beschreibung von
Risikogruppen wichtig.

- Todesraten nach (zuletzt ausgeübten) Berufen zu unterscheiden, um zu untersuchen, ob die Todesursachen über die Berufe gleich verteilt sind. Auch die Darstellungen der Todesursachen nach Berufen können unmittelbar zur Formulierung von Hypothesen über berufsbedingte Sterbeursachen führen, wenn davon ausgegangen werden kann, daß
der letzte Beruf für längere Zeit ausgeübt wurde. Auch diese Sachverhalte können dann
in darauf aufbauenden epidemiologischen Studien auf ihre Stichhaltigkeit überprüft
werden.

Sterbedaten werden für diese und für viele andere Zwecke verwendet. Da die routinemäßi-
gen Darstellungen der Sterbestatistik aber wesentlich anspruchsloser als die dargestellten Möglichkeiten sind, ist es der Gesundheitsstatisik zugefallen, die Totenscheindaten zu sammeln, zu archivieren, zu dokumentieren, zu pflegen und bei ihrer
Nutzung behilflich zu sein. Diese verantwortungsvolle Treuhändertätigkeit wird von
den statistischen Ämtern verschiedener Länder im Rahmen der vorhandenen Datenschutzre-
gelungen ausgeübt. Dabei variiert das Verständnis der Verantwortlichkeit zwischen
starker Einschränkung des Zugangs zu diesen Daten bis hin zur aktiven Hilfestellung bei
ihrer Nutzung.

- Mortalitätsraten für verschiedene Nationen zu vergleichen, um daraus Hinweise auf Unterschiede in der Mortalitätsstruktur der verglichenen Länder zu bekommen.
Unterschiede in den Mortalitätsraten führen zum Nachdenken über deren Gründe und eventuell zu Hinweisen auf Krankheitsrisiken. Dank der Bemühungen der WHO zur Standardisierung von Nomenklatur und Kodieranweisungen für Todesursachen ist es jetzt möglich,
Mortalitätsdaten für beinahe alle Länder zu vergleichen (Bundesministerium für Jugend,
Familie und Gesundheit, 1980).

Durch Verknüpfung der Mortälitätsdaten mit anderen Datenkörpern können wir Einblicke
über Zusammenhänge zwischen Mortalitätsentwicklungen und Entwicklungen im Berufs-und
Arbeitsleben, im Freizeit- und Konsumverhalten und in der physischen Umwelt erhalten.
Für solche Betrachtungen sind die Mortalitätsdaten besonders wertvoll, da sie jährlich
bereits für lange Zeiträume und für viele Nationen standardisiert zur Verfügung stehen.

Als Beispiel sei die Verknüpfung von Mortalitätsdaten und Daten der Umweltbelastung genannt. Solche Zusammenführungen werden vorgenommen, um zu prüfen, ob mit ansteigender Umweltbelastung durch bestimmte Stoffe die Mortalitätsraten in den entsprechenden Regionen steigen. Allerdings zeigen einige Beispiele aus dem Bereich der Analysen der Umweltsbelastung, daß Mortalitätsdaten sehr detailliert vorliegen müssen, um für Zusammenhangsanalysen auf diesem Gebiet nützlich zu sein. Um mögliche Zusammenhänge von Luftverschmutzung und Mortalität untersuchen zu können, braucht man nämlich für bestimmte Variablengruppen u.U. Tagesdaten. (s. z. B. Hecker, Basler, Wolf, 1975 ; Schimmel, 1978)

Zur Beschreibung von Krankheit in der Bevölkerung benötigen wir über die Mortalitätsstatistik hinaus weitere Angaben. Das ist vor allem deshalb der Fall, weil das Krankheitsspektrum der Bevölkerungen westlicher Industrienationen dadurch bestimmt ist, daß dort die chronisch-degenerativen Krankheiten vorherrschen. Deren Kennzeichen ist, daß sie zu Einschränkungen bei der Ausübung des Berufs und im täglichen Leben, zum frühzeitigen Ausscheiden aus dem Arbeitsprozeß für die Betroffenen, aber nicht unbedingt unmittelbar zum Tod führen. Das Überwiegen dieser Krankheiten unter allen Krankheiten in den westlichen Industrienationen und die für einige Krankheitsgruppen charakteristische relativ geringe Letalität sind Begründung genug für den Aufbau einer zuverlässigen Krankheitsstatistik für die Bevölkerung. Der Aufbau dieses Bereichs des Gesundheitsinformationssystems ist auch deshalb besonders wichtig, weil im Sinne der oben genannten Kriterien für die entwickelten Industrieländer diese Krankheitsstatistik dazu nutzbar gemacht werden müßte die Effektivität des Gesundheitswesens zu messen und Ansätze zum Handeln zu liefern.

Beim Aufbau einer solchen Statistik stößt man deshalb auf Schwierigkeiten, weil im Gegensatz zu dem eindeutig zu bestimmenden Ereignis Tod Krankheit ein wesentlich schwerer zu definierendes Ereignis ist. Das ist deshalb der Fall, weil dort physische, psychische, soziale Faktoren und Bewertungen notwendig sind, um jemanden als "krank" oder "gesund" zu bezeichnen. So wird bei weitem nicht jeder vom Fachmann krank genannt, der sich krank fühlt und nicht alle vom Arzt als krank Bezeichneten fühlen sich krank. Um die Betrachtungen noch zu komplizieren variiert das Krankheitsempfinden innerhalb von Personen in Abhängigkeit von äußeren oder psychischen Belastungen; und zwischen Personen ist es je nach ihren demographischen, sozialen, u.a. Merkmalen verschieden. Auch stimmen Fachleute nicht immer in der Beurteilung der Existenz und des Schweregrads von Krankheiten überein. Sicher ist, daß Krankheit ein vielschichtiges Konzept ist, das zu messen es vielseitiger Anstrengungen bedarf. Die Gesundheitsstatistik verschiedener Länder ist an die Messung von Krankheit unterschiedlich herangegangen. Einige der bekannten Ansätze seien hier genannt:

Krankheit gemessen als Einschränkung der Funktionstüchtigkeit bei der derzeit ausgeübten Beschäftigung/Tätigkeit

Dieser Ansatz ist heute weit verbreitet. Er beruht auf der Idee, daß beinahe alle Personen Pflichten in der Gesellschaft haben, die mit Tätigkeiten oder Beschäftigung verbunden sind. Einschränkungen bei der Ausübung dieser Tätigkeiten werden als Hinweise für Krankheit gewertet. Krankheit äußert sich danach beim Berufstätigen in Fernbleiben vom Arbeitsplatz, bei der Hausfrau in eingeschränkten Möglichkeiten bei der Ausübung ihrer Pflichten, beim Schulkind als Fernbleiben von Schule und Einschränkungen beim Spiel, Sport, etc. Dieses Konzept, das vom U.S. National Center for Health Statistics entwickelt wurde, hat den Vorteil, daß es für beinahe alle Personen in der Bevölkerung anwendbar ist und von ihnen verstanden wird. Es können vom Betroffenen Form, Zeitperioden, Schweregrad der Funktionseinschränkung angegeben werden. Kranksein wird als subjektiv empfundene Einschränkung der Funktionsfähigkeit und in Form von Beschwerden beschrieben. Da diese Beschreibung offensichtlich von subjektiven Einschätzungen geprägt ist, bedarf es besonderer Anstrengungen um diese Angaben in Daten über Krankheiten der Bevölkerung zu übertragen. Dabei ist das Anliegen nicht so sehr die Belegung der Beschwerden mit korrekter medizinischer Nomenklatur, sondern vielmehr die beschriebenen gesundheitlichen Schwierigkeiten so zu verdichten, daß daraus Entscheidungshinweise abgeleitet werden können. Zu denken wäre an spezielle Leistungsangebote, andere Organisationsformen, eine veränderte zeitliche Gestaltung des Angebots an Leistungen des Gesundheitswesens.

Daten über Funktionseinschränkungen von Personen bekommt man typischerweise aus Erhebungen in der Bevölkerung. Diese können als Interviews mit den Betroffenen oder als Gesundheitsuntersuchungen gestaltet werden. Im ersten Fall erfährt man etwas über Krankheit aus der Sicht des Betroffenen. Im zweiten Fall wird Krankheit aus der Sicht des Arztes beschrieben. Zu überlegen wären auch Kombinationen dieser Erhebungstypen. Vereinzelt wird bereits mit solchen Ansätzen gearbeitet. Untersuchungsdaten ergänzen in Interviews gewonnene Informationen über den Gesundheitszustand von Bevölkerungen. Sie dienen dem Therapeuten als Handlungsgrundlage und sind auch für den Epidemiologen notwendig, wenn z.B. die Wirksamkeit von Therapien zu beurteilen ist.

Krankheit durch ärztliche Untersuchungen beschrieben

Im Gegensatz zu dem Konzept der Funktionseinschränkung, das auf die sozialen Implikationen von Krankheit abzielt, geht es bei der Beschreibung des Gesundheitszustands mit Hilfe von ärztlichen Untersuchungen mehr um die Phänomenologie der Krankheit. Gelingt die Beschreibung dieser Phänomenologie in standardisierter Form, dann ist dieses die Voraussetzung z.B. für Therapievergleiche oder zur Findung optimaler Zeitpunkte für den Therapiebeginn. Wenn, statt Therapie Prävention sinnvoller erscheint, dann lassen sich aus der Beobachtung der Krankheitsverläufe bei großen Kollektiven in der Bevölkerung Hinweise auf besonders gefährdete Gruppen (sog. Risikogruppen) ableiten. Das Studium offenbar gefährdeter Gruppen durch den Epidemiologen führt dann eventuell zur Aufhellung der Krankheitsursachen.

Die Gesundheitsstatistik kann auf diese Weise die Arbeit des Epidemiologen vorbereiten und erleichtern. Wie wir sehen, ist die Beschreibung von Krankheit in standardisierter Form eine notwendige Voraussetzung für das therapeutische Handeln das Fachmannes.

Sie ist aber auch Voraussetzung für die Beobachtung des Krankheitsgeschehens in der Bevölkerung, des sog. Monitoring. Dabei zeichnet man für ausgewählte Krankheiten neu auftretende Krankheitsfälle für ein Gebiet zentral in sog. Registern auf. Es wird dann die Rate der Neuerkrankungen (oder Neuzugänge) für einen festen Zeitraum zur Bevölkerung der Region in Beziehung gesetzt (Inzidenz). Je nach Krankheitsart werden die Raten für kürzere oder längere Zeitperioden berechnet. Nach einigen Jahren ist es dann möglich, Teilregionen mit hoher Inzidenzrate zu kennzeichnen, zeitliche Verläufe der Raten darzustellen und weitere Nachforschungen über mögliche Gründe für hohe Raten anzustellen. Werden bei der zeitlichen Verfolgung der Raten kritisch hohe Werte beobachtet oder sind sprunghafte Anstiege von Raten zu verzeichnen, dann sind dies u.U. Hinweise darfür, daß gesundheitspolitische Maßnahmen angezeigt wären, um weitere Anstiege zu verhindern. Krankheitsregister gibt es für die Haupttodesursachen: Krebs, Kreislaufkrankheiten, für Mißbildungen u. a. Kennt man die Risikofaktoren von bestimmten Krankheiten, dann kann analog zum Verfolgen der Inzidenzraten (Monitoring) für jene ein Frühwarnsystem errichtet werden, in dem die Risikofaktoren laufend aufgezeichnet werden. Erhöhungen der Raten von Risikoträgern geben dann zu präventiven Maßnahmen Anlaß, weil andernfalls zu erwarten wäre, daß sich diese Erhöhungen später in erhöhten Krankheits-und/oder Mortalitätsraten nieder-schlagen. Über die Ausgestaltung von Frühwarnsystemen z. B. für Umwelteinflüsse wird z. Z. diskutiert.

Das eben beschriebene Konzept zur Beschreibung von Krankheiten ist eines unter 4 Ansätzen zur Beschreibung des Gesundheitszustandes, die in einem kürzlich er schienenen Buch beschrieben werden (Holland, Ipsen, Kostrewski, 1979). Dort wird versucht, den Gesundheitszustand unter Gesichtspunkten der planerischen Umsetzbarkeit (strategischer Ansatz), der organisatorischen Erfordernisse (Organisationsansatz), unter dem Gesichtspunkt der Versorgung (Versorgungsansatz) und unter dem Gesichtspunkt des natürlichem Verlaufs von Krankheiten zu sehen. Dabei ergeben sich offensichtlich jeweils unterschiedliche Datenerfordernisse, die auf den speziellen Ansatz zugeschnitten sind. So werden unter strategischen Gesichtspunkten die Allokation der Ressourcen des Gesundheitswesens, der Bedarf und die Verteilung von Versorgungsleistungen betrachtet. Dabei geht es darum, für die Entscheidungsträger klare und einfach verständliche Indikatoren über den Gesundheitszustand zur Verfügung zu stellen (Kostrewski, 1979). Weiterhin wird gefordert, daß die Indikatoren relativen Bedarf beschreiben und in der Lage sein sollten, den Grad der Zielerreichung allgemein gesteckter Ziele zu beschreiben. Von weniger großem Interesse in diesem Zusammenhang sind Detailinformationen über

Einzelheiten inhaltlicher oder technischer Art. Dieser Ansatz erfordert also ein bestimmtes inhaltliches Vorgehen und eine für Politiker verständliche Darstellung der Ergebnisse. Bei der Darstellung von Funktionseinschränkungen wird davon ausge gangen, daß versucht werden soll, Umfang, Grad, und Verteilung der Funktionseinschränkungen in der Bevölkerung zu beschreiben. Ein Ansatz dazu ist die oben diskutierte Vorgehensweise zur Beschreibung der Funktionseinschränkung bei der derzeitigen Tätigkeit. Es gibt aber auch andere denkbare Ansätze, denn das genannte Konzept beschreibt nur Einschränkungen bei einer vorhandenen Tätigkeit. Darüber hinaus müßte das Ausgangsniveau von Funktionstüchtigkeit oder deren Einschränkungen beschrieben werden, um ein realitätsnahes Bild von der Gesamtfunktionsfähigkeit eines Menschen zu bekommen. Ein Bild der Gesamtfunktionseinschränkungen erhalten wir durch Beobachtung von Fähigkeiten von Personen im täglichen Leben (z.B. Fähigkeit sich selbst anzukleiden und zu waschen, Fähigkeit ohne Brille einen Gegenstand in bestimmter Entfernung zu erkennen, etc.).

Bei der Betrachtung des Unwohlseins versuchen wir etwas zu beobachten, das u. U. stark von subjektiven Einschätzungen der Betroffenen abhängt. Faßt man Unwohlsein aber als Frühform von Beschwerden auf und gelingt es, diese Frühformen zuverlässig und spezifisch für bestimmte Krankheitsbilder zu beschreiben, dann könnte man mit Präventionsmaßnahmen schon vor Eintritt der ersten Krankheitssymtome beginnen. Diese Vorgehensweise verbessert u. U. die Erfolge von Präventivmaßnahmen. Unwohlsein muß also näher spezifiziert werden. Zweckmäßig ist also eine Erhebung von Krankheitsfrühformen, Frühbeschwerden und Begleitumständen für bestimmte Krankheiten, deren Ergebnisse zur Umsetzung in Handlungen geeignet sind.

Die Messung von Unwohlsein kann auch in einer weiteren Hinsicht Aufschlüsse vermitteln, nämlich, wenn sie im Zusammenhang mit der Inanspruchnahme von Leistungen untersucht wird. Aus der Erforschung der Inanspruchnahme von Leistungen des Gesundheitswesens ist bekannt, daß die Inanspruchnahme -sieht man einmal von administrativ begründeter ab- durchaus nicht immer mit manifester Krankheit einhergeht. Bei dieser nicht mit manifester Krankheit einhergehenden Inanspruchnahme handelt es sich auch um solche, die mit unspezifischen, schwachen oder nur gelegentlich auftretenden Symptomen verbunden ist. Das bedeutet, daß Unwohlsein auch in diesem Zusammenhang von Interesse ist, weil es nämlich einen Teil der Leistungsinanspruchnahme näher beschreibt und erklärt.

Das letzte der oben genannten 5 d's, die Zufriedenheit hat ebenfalls einen unmittelbaren Bezug zur Inanspruchnahme von Leistungen, Unzufriedenheit bezogen auf das Gesundheitssystem bedeutet, daß Personen mit Leistungen, mit deren Ergebnissen, mit der Form der Leistungserbringung unzufrieden sind. Eine Konsequenz davon kann sein, daß sie das Angebot garnicht, nur in reduzierter Form oder unsachgerecht benutzen oder sich alternativ versorgen (Selbstmedikation, Inanspruchnahme des Laiensystems). Wenn es sich bei diesen Personen um solche mit definierbarem Bedarf handelt, der durch das 'offizielle' Gesundheitswesen gut gedeckt werden kann, dann ist dieses Verhalten nicht wünschenswert, denn gerade diese Personengruppen sollten das Angebot des Gesundheitssystems wahrnehmen.

Notwendig ist also hier die Abschätzung des Umfangs von Bevölkerungsgruppen, die unzufrieden mit Aspekten des Gesundheitswesens sind, eine Beschreibung, um welche Personengruppen und welche Aspekte es sich dabei handelt und welche alternative Versorgungsformen sie wahrnehmen.

Wie gezeigt, stellen die 5 d's einen möglichen Ansatz zur Beschreibung eines Teilaspektes des Gesundheitszustands von Personen in der Bevölkerung dar. Diese Ansätze sollten jedoch nicht losgelöst von einem bestimmten Zweck verwirklicht werden. Die Anforderungen an die Maße zur Beschreibung des Gesundheitszustands sind, wie bereits gesagt, unterschiedlich, je nachdem, ob die Maße für die Beurteilung der Erfolge des Gesundheitswesens, für die Überwachung des Funktionierens des Gesundheitssystems oder für die Ressourcenplanung verwendet werden sollen.

Wie die Bemühungen der 'Social Indicators' Gruppe der OECD zeigen (1980), erfüllen die derzeitig vorhandenen Größen zur Beschreibung des Gesundheitszustands eine ganze Reihe von Anforderungen nicht, nämlich:

die Maße sind nicht geeignet, das Krankheitsspektrum von Bevölkerungen zusammenfassend zu beschreiben,
- die Maße sind nicht geeignet, die auftretenden Risiken für den Gesundheitszustand frühzeitig anzuzeigen (z.B. Umwelteinflüsse, Einwirkungen von Chemikalien, Verhaltenseinwirkungen, etc.),
- die Maße sind nicht geeignet, vorhandenes Wissen, über die Einflüsse auf den Gesundheitszustand ausreichend zu berücksichtigen in dem Sinne, daß Veränderungen in diesen Faktoren sich als Veränderungen im Gesundheitszustand niederschlagen.

Angesichts der Tatsache, daß Gesundheitsstatistiker gefordert sind, Maße für die Messung des Gesundheits-, nicht des Krankheitszustands von Bevölkerungen , vorzuschlagen, hat sich eine Arbeitsgruppe bei der Weltgesundheitsorganisation (1985) vorgenommen, hierzu Vorschläge zu entwickeln (WHO, 1985).

B.II.2. Inanspruchnahme von Leistungen des Gesundheitswesens

Wie bereits oben gesagt, wird Information zur Inanspruchnahme von Leistungen des Gesundheitswesens unter Management- und unter Gesichtspunkten der öffentlichen Rechenschaftslegung benötigt. Als Vorarbeit zur Datenerfassung in diesem Teilbereich muß das Gesundheitsinformationssystem zunächst zweckmäßige Abgren zungen zu den Leistungen von anderen sozialen Systemen wie Altersversorgung, zur Einkommenssicherung, der Fürsorge u. a. vornehmen, damit klar ist, welche Leistungen im Rahmen der Inanspruchnahmeanalyse des Gesundheitsinformationssystems betrachtet werden.

Bei der Information zur Inanspruchnahme von Leistungen des Gesundheitswesens geht es darum, Grunddaten darüber zur Verfügung zu stellen, ob, in welcher Weise und in welchem Umfang die zur Verfügung gestellten Ressourcen des Gesundheitswesens von den Anspruchsberechtigten genutzt werden. Die notwendigen Daten lassen sich in drei mögliche Kategorieen einteilen, nämlich Daten zur Erfassung der (Murnaghan 1981):

a) Anspruchsberechtigung,
dabei geht es darum zu beschreiben, wer die Anspruchsberechtigten für Leistungen des Gesundheitswesens sind und welchen Ausschnitt aus der Gesamtbevölkerung diese darstellen. Diese Anspruchsberechtigten sollten nach wichtigen sozio-demographischen Merkmalen beschrieben werden und jeweils als Anteil an der entsprechenden Gesamtbevölkerungsgruppe ausgewiesen werden. Anspruchsberechtigung sollte im Zusammenhang mit Bedürfnissen von Personen gesehen werden, damit Kriterien dafür entwickelt werden können, inwieweit Bedürfnisse nach ihrer Dringlichkeit befriedigt werden. Hierzu wären Dringlichkeitsstufen von Bedürfnissen notwendig.

b) Erreichbarkeit,
Sind die Ressourcen vorhanden aber nicht erreichbar, oder für die Mehrheit der Bevölkerung nicht erreichbar, dann kann eventuell deren räumliche Verteilung verbessert werden. Auskunft über die Nähe zu den Ressourcen geben Bevölkerungsbefragungenen mit Hilfe von Indikatoren wie Prozentsatz der Bevölkerung, der innerhalb einer angebbaren Zeitperiode (Reisezeit) eine ständig verfügbare Einrichtung der ambulanten Versorgung erreichen kann und Prozentsatz der Bevölkerung, der innerhalb einer abgebbaren Zeitperiode eine Einrichtung der Sekundärversorgung (z.B. Krankenhaus) erreichen kann (Murnaghan 1981).

c) Akzeptanz,
Waren wir gerade auf die physischen Aspekte der Erreichbarkeit eingegangen, so geht es um die Erfassung anderer möglicher Barrieren zur Inanspruchnahme.

d) Inanspruchnahme (quantitativ, qualitativ, kostenmäßig).
Im einzelnen interessiert unter Managementgesichtspunkten die Inanspruchnahme nach einzelnen Benutzergruppen, möglichst nicht nur in demographischer sondern auch in geographischer und sozialer Gruppierung. Dabei lassen sich dann hoch versorgte und geringversorgte Gruppen unterscheiden, mit der Absicht zu prüfen, ob diese Unterschiede hinsichtlich des Gesamtziels des Gesundheitssystems gerechtfertigt erscheinen. Es ist darüber hinaus zu unterscheiden, welche Leistungen des Systems der Anspruchsberechtigte wie, wann, wo, weshalb und für wen in Anspruch nimmt. Unter den Leistungen

des Gesundheitswesens kommen dafür die Inanspruchnahme von Ärzten, Zahnärzten nicht-
ärztlichem, medizinischem Fachpersonal, von Krankenhäusern, Pflegeanstalten, dem öffentlichen Gesundheitswesen etc. in Frage. Interessanter als die Inanspruchnahme der
einzelnen Systemkomponenten separat und ohne Beziehung zueinander zu beschreiben wäre
es, wenn diese im Zusammenhang gesehen würden. Das ist deshalb notwendig, weil sich die
einzelnen Teile des Systems gegenseitig ergänzen (Extensionsfunktion) oder sich gegenseitig ersetzen (Substitutionsfunktion) (White, Bice, Purola, et. al., 1976) können.
So führt zum Beispiel eine Schwester in der Praxis eines Arztes vorwiegend arztergän-
zende Funktionen aus, eine Schwester oder Hebamme mit Aufgaben in der Gemeinde führt
z.T. Aufgaben aus, die in anderen Gesundheitssystemen oder anderen Versorgungsformen
als ärztliche Funktionen gelten können. Ebenso ist offensichtlich, daß ambulante und
stationäre Versorgung sich ergänzen und teilweise gegenseitig ersetzen. Aus diesen
wenigen Bemerkungen geht hervor, daß die Inanspruchnahme von Leistungen dann wohl am
besten beschreibbar wäre, wenn es gelänge, nachzuzeichnen, wie sich Personen durch das
Gesundheitssystem bewegen. Damit ist gemeint, daß es z.B. wünschenswert wäre zu wissen,
ob Personen in weniger stark strukturierten Systemen sich rational erscheinende Wege
durch das System suchen. Ein solcher Weg wäre z.B. der, in jedem Fall den Allgemeinmediziner mit nicht lebensbedrohenden Gesundheitsproblemen aufzusuchen. Von ihm kann
erwartet werden, daß er problemgerechte Empfehlungen zur Weiterbehandlung durch spezialisierte Systemkomponenten gibt. Wird ein solches Inanspruchnahmeverhalten in einem
Gesundheitssystem für wichtig erachtet, dann kann durch Überprüfung der Patientenströ-
me gezeigt werden, ob sich die Patienten tatsächlich so verhalten. Die Analyse der
Erreichbarkeit und Akzeptanz ergänzt diese Analyse.

Es ist bekannt, daß in manchen Gesundheitssystemen Allgemeinmediziner die genannte
Filter- und Vertrauensfunktionen verloren haben und daß Patienten eine größere Gruppe
von sogenannten Primärmedizinern direkt mit ihren Gesundheitsproblemen aufsuchen. Zu
diesen werden außer den Allgemeinmedizinern noch vier weitere Facharztgruppen (Pädia-
ter, Gynäkologen, Internisten und Chirurgen) gezählt. Ob diese Erstbenutzung der Fachärzte sinnvoll ist, muß unter Versorgungs- und Kostengesichtspunkten überlegt werden
und nicht nur unter dem Gesichtspunkt der freien Arztwahl.

Eine gemeinsame Betrachtung der Inanspruchnahme der einzelnen Systemkomponenten ist
auch deshalb notwendig, weil die Beurteilung des Funktionierens des Systems es verlangt, daß Engpässe, Überschneidungen, ungünstige Organisationsformen erkannt und entsprechend abgewandelt werden können. Die Beobachtung der Inanspruchnahme von Leistungen über die Kategorien der Ressourcen hinweg ist auch notwendig, wenn zu beurteilen
ist, wie sich die Inanspruchnahme auf präventive, rehabilitative und kurative Maßnahmen verteilt. Wenn durch gezielte Maßnahmen die Inanspruchnahme für präventive Zwecke
vergrößert werden soll, dann helfen uns Vergleiche der Inanspruchnahmeraten vor und
nach dem Eingriff dazu zu beurteilen, ob die Maßnahmen erfolgreich waren. Die Beurteilung des Erfolgs der Maßnahme kann sich also nicht nur auf die Analyse der Inanspruchnahme einer Systemkomponente (niedergelassene Ärzte) beschränken.

Inanspruchnahmebeobachtung unter Managementgesichtspunkten sollte sich auch darum bemühen, zu verfolgen ob die Leistungen rechtzeitig und im richtigen Umfang in Anspruch
genommen werden. Von großer Wichtigkeit ist auch, ob es überhaupt zur Inanspruchnahme
kommt und welches die Gründe für die Nichtinanspruchnahme sind.

Weiterhin interessiert im Rahmen der Überlegungen zum Funktionieren des Systems, wo
Inanspruchnahme stattfindet. Es geht dabei um die unterschiedlichen Orte, wo sie erfol-
gen kann und darum zu beurteilen, ob neue Orte notwendig sind, ob alte beibehalten
werden können oder verändert werden müssen. Der in der Bundesrepublik vorherrschende
Ort für die Arztinanspruchnnahme, die Arztpraxis, gehört in anderen Gesundheitssyste-
men neben Klinikambulanzen oder anderen Kliniken nur zu einem unter mehreren Orten der
Inanspruchnahme. So hatten in einer Studie in Helsinki, Lodz (Polen) und Baltimore
(U.S.A.) nur jeweils 39, 48 und 45% der Arztkontakte innerhalb von 2 Wochen in der
Arztpraxis stattgefunden (Kalimo, Bice, Starfield, et al. 1976).

Einer der wichtigsten Aspekte der Inanspruchnahmeanalyse unter Managementgesichtspunkten ist die Struktur der Inanspruchnahme von Leistungen. Dabei sollte bekannt sein,
welche Krankheiten und Leiden das System zu versorgen hat, in welcher Weise sich diese

im Laufe der Zeit verändern (z.B. mit zunehmender Überalterung der Bevölkerung). Kranke werden in allen Teilen des Systems ver sorgt, beim Arzt, im Krankenhaus, im öffentlichen Gesundheitsdienst, in den Apotheken. Der Vergleich der Spektren der versorgten Kranken nach Schweregrad gibt Einblicke in den Grad der Koordination der Systemkomponenten. Es sollten nämlich im stationären Sektor mehr Kranke mit schwerwiegenderen Krankheiten versorgt werden als im ambulanten Bereich. Ein etwa gleiches Krankheitsspektrum bezüglich Krankheitsarten und Schweregrad der Krankheiten im ambulanten und stationären Sektor ließe auf eine ungünstige Verteilung der Inanspruchnahme schließen. Auch eine Analyse der Inanspruchnahme nach Leistungsarten sollte deutliche Unterschiede zwischen ambulantem und stationärem Bereich erbringen. Hoch spezialisierte Leistungen, die spezialisiertes Personal und einen erheblichen technischen Aufwand erfordern, sollten z.B. in Universitäts- und Spezialkliniken in größerem Umfang als in allgemeinen Krankenhäusern oder bei niedergelassenen Ärzten erbracht werden. Strukturvergleiche nach Leistungsarten geben also Aufschluß über die Rationalität des Versorgungssystems.

Vergleichen wir die Inanspruchnahme von Leistungen des Gesundheitswesens international, dann können wir über das eigene System sehr viel lernen. So zeigt sich, daß in einer internationalen Studie die Raten von Personen mit Inanspruchnahme von Ärzten in 2 Wochen wie 1:2 und Raten von Personen mit Krankenhausaufenthalten etwa wie 1:3 (White, Schach, Häro, et al, 1976) in 12 Regionen schwankten. Daraus ergibt sich, daß für Gesundheitssysteme von Industrieländern die Inanspruchnahmeraten selbst sowie die Relationen verschiedenen Raten zueinander sehr unterschiedlich sind. Diese Raten sind im Zusammenhang mit dem internationalen Vergleich des Gesundheitszustandes von Nationen wichtig, da sie eventuell Hinweise auf günstige Kombinationen von Ressourcen geben und Verbesserungsmöglichkeiten im eigenen System anzeigen. Was für internationale Vergleiche - wegen der Unterschiedlichkeit der Gesundheitssysteme- verstärkt gilt, trifft in abggeschwächter Form auch für regionale Vergleich innerhalb eines Gesundheitssystems zu. Auch den letzteren Vergleichen können wir Hinweise über Unterschiede in Umfang, Art, Zweckmäßigkeit, Verteilung der Inanapruchnahme entnehmen, denen nachzugehen es sich deshalb lohnt, weil sie Schwachstellen in einem System mit gleichen Rahmenbedingungen aufzeigen. Als Beispiel kommen hier die unterschiedlich hohen Raten der Inanspruchnahme in städtischen und ländlichen Gebieten in Betracht.

Regionale Analysen setzen Daten in regionaler Gliederung voraus, und internationale Vergleiche haben international standardisierte Daten zur Voraussetzung. Da wir erst am Anfang der Entwicklung unserer Daten in dieser Richtung stehen, ist für geraume Zeit an solche Vergleiche im Rahmen von Bemühungen der amtlichen Statistik nicht zu denken.

Während die Analyse der Inanspruchnahme für Managementzwecke sich darauf konzentriert das Volumen, die Raten für Personen, die soziodemographische Struktur, die Gründe, den Ort für die Inansruchnahme von Leistungen des Gesundheitswesens nachzuzeichnen, geht es bei der Inanspruchnahmeanalyse zum Zwecke der Beurteilung des Systemsfunktionierens darum, zu prüfen, ob wichtige Ziele/Teilziele des Systems auch erreicht wurden. Zu den oben genannten Gesichtspunkten Gerechtigkeit, Qualität, Absicherung gegen finanzielle Risiken, u.a. werden einige Beispiele zur Erläuterung des Beitrages der Inanspruchnahmeanalyse aufgezeigt.

Da sich die Analyse der Inanspruchnahme nicht nur mit deren Volumen sondern auch mit ihren Bestimmungsfaktoren beschäftigt, können ihr nicht nur Schätzungen von Raten unterschiedlicher Größe sondern auch Hinweise auf die Gründe für unterschiedliche Größenordnungen entnommen werden. Sind die Inansruchnahmeraten von Ärzten z.B. in den unteren Schichten besonders niedrig, so ist zu fragen, ob nicht eine gleiche oder eventuell leicht höhere Inanspruchnahme den Gesundheitsproblemen dieser Sozialschicht angemessener wäre. Ist diese Ansicht vorherrschend so muß versucht werden, diesen Zustand zu erreichen. Praktische Hinweise für dieses Vorgehen können eventuell erklärenden Analysen der Inanspruchnahme entnommen werden. Z.B. könnte der Zugang zum System für solche Gruppen durch besondere Angebotsformen und -zeiten erleichtert werden. In Systemen ohne ausreichenden Krankenversicherungsschutz ist die Beseitigung von Barrieren finanzieller Art ein vorrangiges Ziel. In Systemen mit vollem Versicherungsschutz gegen Krankheitsrisiken sind soziale oder Verhaltensbarrieren zu beseitigen. Auch diese Barrieren können zu einer nicht ausreichenden Inanspruchnahme unter den Angehöri-

gen von sozialen Randgruppen, unter ausländischen Arbeitnehmern und unter Angehörigen
der unteren Schichten führen. Im Gegensatz zu den 'worried well' (den besorgten Gesunden) wird in diesem Zusammenhang von den 'inarticulate ill' (den schweigsamen Kranken)
gesprochen, die es nicht aus eigener Kraft verstehen, sich Gehör im Gesundheitssystem
zu verschaffen. Soll ihnen Gerechtigkeit widerfahren, so reichen administrative Maßnahmen nicht aus.

Unter dem Gesichtspunkt der Abdeckung finanzieller Risiken bei der Inanspruchnahme von
Leistungen für den einzelnen ist für das betrachtete Gesundheitssystem zu klären,
inwieweit eine allgemeine Gesundheitsversicherung mögliche Risiken abdeckt. Dabei
sollte untersucht werden, inwieweit dem einzelnen materielle Verluste durch Krankheit
verbleiben. Diese können durch Einkommenseinbußen in Krankheitsperioden, Kostenüber-
nahme für Krankheiten von Familienmitgliedern, aber auch durch andere nicht monetär
bewertbare Risiken (wie z.B. Wartezeiten beim Arzt, Abwesenheit der Eltern vom Haushalt
mit Kindern , u.a.) zustandekommen. Auch hier ist zu fragen, ob diese Risiken in der
Bevölkerung etwa gleich verteilt sind. Sind auch hier Ungleichheiten zu beobachten, so
muß diesen nachgegangen und untersucht werden, ob sie so gewollt sind.

Zusammenfassend ist zu sagen, daß die Beschreibung der Inanspruchnahme von Leistungen
des Gesundheitswesens unter Managementgesichtspunkten und unter Gesichtspunkten der
Rechenschaftsverantwortung des Systems wichtig ist. Unter dem ersten Gesichtspunkt ist
Information erforderlich, die über Größenordnungen und Funktionsabläufe Auskunft gibt.
Unter dem zweiten Gesichtspunkt hingegen sind wir mehr an solcher Information interes-
siert, die über den Grad der Zielerreichung des Systems etwas aussagt. Beide Arten von
Information ergänzen sich aber auch in der Weise, daß z.B. Verlaufsdaten, die aus
Managementquellen zusammengestellt werden, darüber Auskunft geben, wie ein zu beob-
achtendes späteres Ergebnis schrittweise erzielt wurde. Diese Verläufe vermitteln dann
Hinweise darüber, wie die Ergebnisse abgewandelt oder stabilisiert werden können.

Beide Bereiche benötigen Daten mit Bevölkerungsbezug auf die Gesamtbevölkerung, z.B.
die Bevölkerung einer Region oder Stadt oder eines Versorgungskreises. Würde diese
letzte Forderung verwirklicht, dann wären wir in Bezug auf die Datenlage der Inanspruchnahme von Leistungen ein erhebliches Stück weiter.

B. II.3. Ressourcen des Gesundheitswesens

Zu einer weiteren Komponente des Gesundheitsinformationssystems gehört die Beschreibung der dem Gesundheitssystem zur Verfügung stehenden Ressourcen. Diese Beschreibung
sollte so erfolgen, daß aus ihr Schlüsse für die Ressourcenplanung gezogen werden
können, denn die Ressourcen bilden die Inputs in das Versorgungssystem.

Unter Management und unter Beurteilungsgesichtspunkten lassen sich die Anforderungen
an die Information über die Ressourcen unterteilen in die

Beschreibung von:
a) Umfang, Art, regionaler Verteilung der Ressourcen,
Indikatoren sind etwa Anzahl von Ärzten pro 1000 Bevölkerung und Region oder Anzahl
von Krankenhausbetten einer bestimmten Versorgungsstufe pro 1000 Bevölkerung nach Regionen.

b) Ressourcenstruktur- und organisation,
Im Gegensatz zur regionalen Beschreibung der einzelnen Komponenten geht es hier darum,
relevante Indikatoren für die Beschreibung von deren Kombination zu liefern. Zu denken
wäre an die Relation von Krankenhausbetten in Krankenhäusern der Grund-zu Krankenhausbetten der Spezialversorgung. Solche Indikatoren haben zum Ziel, die Struktur der Ressourcen regional zu beschreiben. Solche Beschreibungen sind dazu geeignet, zwischen
Grund- und Spezialversorgung zu unterscheiden (Murnaghan 1981). Indikatoren für die
Organisation der Ressourcen betrachten etwa Organisationsformen in der ambulanten, der
stationären und in Mischformen der Versorgung, deren Ausprägung und Häufigkeit (etwa
Gruppenpraxen).

45

c) Verfügbarkeit (Murnaghan 1981)
Vorhandene Ressourcen stehen nicht uneingeschränkt für die Versorgung von Patienten
zur Verfügung. Dieses gilt auf nationaler und auf regionaler Ebene. Daher sollte das
Gesundheitsinformationssystem sich zum Ziel setzen, auch Indikatoren für die Ressour-
cenverfügbarkeit zu entwickeln. Diese Indikatoren müssen lokale Ressourcenverteilun-
gen, und -kombinationen, Öffnungszeiten der Einrichtungen und Reisezeiten der Patienten ebenso berücksichtigen wie die mangelnde Verfügbarkeit durch ineffektiven Ressourceneinsatz (z.B. Ärzte verwenden zuviel Zeit für administrative Aufgaben). Somit wird
die Darstellung der vorhandenen möglichen Leistungskapazität korrigiert um jenen Anteil der zur Gesundheitsversorgung nicht zur Verfügung steht (tatsächliche Leistungskapazität). Sind entsprechende Indikatoren sehr unterschiedlich, so ist das ein Hinweis auf Ineffektivität des Versorgungssystems. Die Analyse der Verfügbarkeit muß im
Zusammenhang mit Merkmalen der zu versorgenden Bevölkerung vorgenommen werden (Murnaghan 1981).

Traditionellerweise verläßt sich die Gesundheitsstatistik bei der Erstellung von Daten
über die Ressourcen des Gesundheitswesens auf die Dachorganisationen der entsprechenden Trägerorganisationen, um Angaben über Zahlen von Personal und Einrichtungen im
Gesundheitwesen zu erhalten. Seltener nimmt sie auch selbst Zählungen vor. Das Ergebnis
dieser Bemühungen sind bestenfalls aktuelle Dateien von Personal (z.B. in Finnland
erstellt vom Gesundheitsministerium) und Einrichtungen, ungünstigstenfalls aber Zählungen von Einheiten an einem Stichtag mit einer Grobaufgliederung nach einigen Merkmalen. Da Einrichtungen im Zeitverlauf ihr Aufgabenspektrum und Personal seine Aufgaben-
gebiete verändern, sind solche Statusberichte dann nur von begrenztem Wert, wenn sie
zeitlich nicht miteinander verknüpft werden können, um Entwicklungen zu verdeutlichen.
Da es beinahe unmöglich ist, alle Personaluntergruppen und alle Arten von Einrichtungen
vollstän dig zu zählen, beobachten wir, daß Ausschnitte aus diesen gezählt werden,
wobei unklar bleibt, welchen Anteil des Gesamtspektrums diese Zählungen dann beinhalten.

Betrachten wir die Statistik der Ressourcen des Gesundheitswesens wieder unter dem
Gesichtspunkt ihres Beitrages zum Verständnis des Funktionierens des Gesamtsystems und
unter Rechenschaftslegungsgesichtspunkten, dann reichen periodische Zählungen von Personal und Einrichtungen nicht aus. Sie stehen vielmehr ganz am Anfang dessen was wirklich benötigt wird. Personal und Einrichtungen sind im Gesundheitswesen organisato-
risch miteinander verbunden. Ein Krankenhausbett ohne Ärzte und Schwestern trägt kaum
etwas zur Gesundheitsversorgung bei. Ebenso tragen nicht ausreichend versorgte Betten
oder überbeanspruchte Ärzte nicht im bestmöglichen Umfang zur Versorgung von Kranken
bei. Bei der Beschreibung von Ressourcen des Gesundheitswesens darf man also deren
Organisation und Struktur (Andersen, 1968) nicht außer acht lassen.

Bei der Beschreibung der Organisation geht es darum, die Formen der Organisation innerhalb von Einrichtungen und zwischen ihnen zu beschreiben. So interessiert hier die
Gliederung der Krankenhäuser von den allgemeinen zu den spezialisierten Krankenhäusern, die Krankenhäuser der verschiedenen Versorgungsstufen, die regionalen Standorte
der Häuser der verschiedenen Stufen, die medizinischen Aufgaben der Krankenhäuser nach
allgemeiner und spezialisierter Versorgung. Beim Personal ist von Interesse, welche
Formen der Zusammenarbeit zwischen medizinischem und nichtmedizinischem Personal bestehen, wie die Personalrelationen dort aussehen, welcher Facharztgruppe die kooperie-
renden Ärzte angehören, etc.

Beim Zusammenspiel von Einrichtungen und Personal sind die Relationen Ärzte zu Betten,
Schwestern zu Betten, Apotheken zu Ärzten, etc. wichtig. Bei allen diesen Beziehungen
geht es weniger darum, ein noch perfekteres System der Zählung zu entwickeln als vielmehr darum, über einfache Beschreibungen des Volumens und des Zusammenwirkens von
Personal und Einrichtungen hinaus solche Eigenschaften der Ressourchen aufzuzeigen,
die über deren Produktivität, Effektivität, Effizienz und Ausstoß Aufschluß zu geben
beginnen (National Center for Health Statistics, 1972). Um diesen Aufgaben gerecht zu
werden, genügen die Anzahlen von Arten des Personals nicht mehr. Vielmehr ist von
Interesse, wieviel Zeit das Personal im Patientenkontakt verbringt, welche Leistungen
in einer Zeitperiode erbracht werden und auf wieviele Patienten sich die Leistungen
verteilen. Die Frage ist weiter nicht nur, ob die Leistungen erbracht wurden, sondern

auch wie das geschah, wenn alternative Erbringungsmethoden existieren. Zu fragen ist
weiter, ob bei diesem Vorgehen auch Effizienzgesichtspunkte berücksichtigt wurden.
Dannn könnten nämlich nicht nur die Mengenstrukturen erbrachter Leistungen, sondern
auch die dazu gehörenden Kostenstrukturen erhoben und verglichen werden. Zu denken wäre
an einen Vergleich der Kostenstrukturen von Krankenhäusern gleicher oder ähnlicher
Ausstattung mit Personal und Betten oder an einen Vergleich der Kosten für gleichartige
Leistungen von Krankenhäusern unterschiedlicher Versorgungsstufen.

Ganz wichtig ist in diesem Zusammenhang, welche Größen den Erfolg (Ausstoß, Output) des
Personals und der Einrichtungen beschreiben sollen. Sicher ist es nicht ausreichend,
erbrachte Leistungen allein als Outputgröße zu betrachten. Denn, wie Glaser gezeigt hat
(Glaser,1970), sind diese in Systemen mit Einzelleistungsvergütung höher als in solchen, in denen das Personal im Gesundheitswesen Gehälter bezieht. Demzufolge würden
Systeme oder Teilbereiche von Systemen mit hohen Leistungsraten vielleicht unberech-
tigterweise als produktiver oder sogar effektiver bezeichnet werden als solche mit
niedrigeren Leistungsraten. Raten von Leistungen müssen daher in Beziehung zu der
letztlich entscheidenden Ergebnisgröße, dem Gesundheitszustand der Bevölkerung gesetzt
werden. Da dieses so global kaum möglich ist, werden Erfolge auf bestimmte Personengruppen mit bekannten Merkmalen bezogen. Dabei berücksichtigt man Merkmale wie das
Krankheitsspektrum der Personengruppe, den Schweregrad der Krankheiten, das Alter und
das Geschlecht.

Ein anderer Zugang zu dieser überaus schwierigen Materie wird durch den Vergleich der
Kosten für bestimmte Krankheiten erreicht. Dabei gewichtet man durch die Krankheit
entstehende monetäre Kosten (meistens Verdienstausfall oder Ausfall von Arbeitszeit)
mit der jeweiligen Anzahl von Personen, die Träger dieser Krankheit sind oder aber
verlorene Lebensjahre im Zusammenhang mit der Krankheit werden mit der Durchschnitts-
zahl der Träger dieser Krankheit gewichtet, um die Gesamtverluste an Lebensjahren zu
schätzen (Geißler, 1979). Gelänge es, solche Schätzungen in mehr als nur einem Land
vorzunehmen, dann wäre es z.B. möglich, Krankheitskosten monetärer und nichtmonetärer
Art für bestimmte Krankheiten, die Gesamtkosten und die Struktur der Krankheitskosten
zu vergleichen. Daraus und aus der Kenntnis anderer Aspekte der verglichenen Gesundheitssysteme können dann eventuell Hinweise für die Verbesserung des weniger effizienten Systems entnommen werden.

Für Einrichtungen und Personal sind also Statistiken nötig, die es uns gestatten, deren
Angebotsmengen, Verteilung und Funktionen auf Organisationsstrukturen und Institutionen zu beziehen (National Center for Health Statistics, 1972). Dafür noch zu ent-
wickelnde Indikatoren sollten Prognosen für die Zukunft zulassen und versuchen, neue
Entwicklungen mit einzubeziehen. Wären solche Indikatoren z.B. institutionenbezogen
(z.B. für Krankenhäuser), dann könnten die Inanspruchnahme der Institution und ihre
unmittelbaren Ergebnisse (Outputs) miteinander in Beziehung gesetzt werden.

B.II.4. Kosten des Gesundheitswesens

Während die Inanspruchnahmeanalyse und die Analyse der Ressourcen vorwiegend Mengenan-
alysen sind, muß sich ein weiterer Teil der statistischen Dokumentation auf die Kosten
des Gesundheitswesens konzentrieren. Dabei geht es darum festzustellen, welche Kosten
entstehen, wo das geschieht, wer sie trägt, und wie die Finanzierung gestaltet ist.

Dabei müssen die Kosten des Gesundheitswesens als Teil der Kosten des Sozialsystems
dargestellt werden wie in den von der OECD vorgeschlagenen 'National Accounts' vorgesehen. Die Kosten des Gesundheitswesens und deren Struktur gehören zu der Information,
die zur Bewertung von Systemaktivitäten im Gesundheitswesen notwendig ist (Ministere
des Affaires Sociales et de la Solidarité Nationale, 1985). Indikatoren der Kostenseite, die dieses gestatten müssen noch weiter entwickelt werden. z.Z stehen Indikatoren
wie die Gesundheitsquote (d.h. Gesundheitsausgaben in Relation zum Sozialprodukt und
die Relation Ausgaben für Primär- und Krankenhausversorgung (Murnaghan 1981) zur Verfügung. Trotz der damit verbundenen methodischen Probleme (Henke 1981) ist der erste
Indikator im internationalen Vergleich oft vorhanden. Obwohl die Ausgaben für Gesundheitsleistungen seit 1969 ständig steigen (Der Bundesminister für Arbeit und Sozialordnung, 1978) und zunehmend danach gefragt wird, was wir im Gesundheitswesen für unser

Geld bekommen (Abel-Smith, 1976), wird es schwerlich gelingen, mit Hilfe von heute vorhandenem Material besonders leistungsfähige und kostengünstige Gesundheitssysteme zu benennen. Es sind vielmehr oft gewisse Teilbereiche von Gesundheitssystemen, die unter Effiktivitätsgesichtspunkten vorteilhaft erscheinen.

Effizienzvergleiche von Gesundheitssystemen sind wegen unterschiedlicher Gesell-schaftssysteme, unterschiedlicher Gestaltung und Organisation des Gesundheitswesens, unterschiedlicher Grade der Erfassung der Bevölkerung und nicht zuletzt wegen unzähliger methodischer Probleme beim Vergleich (Kaufkraft-äquivalenz, Bewertung von Leistungen verschiedenen Inhalts, unterschiedliche Funktionen der gleichen Personalgruppe, etc.) schwer durchzuführen. Eher aussichtsreich erscheinen bescheidenere Ansätze, die die Kosten für eine Krankheit oder pro Versorgungsakt gleichen Inhalts zu vergleichen.

Vielen Gesundheitssystemen gemeinsam ist das Problem der steigenden Kosten des Gesundheitswesens. Als Konsequenz aus dieser Tatsache hat sich eine größere Zahl von Wissenschaftlern und Gesundheitsplaner daran gemacht, Finanzierungsmechanismen zu studieren, Anreizsysteme zu reduzierter Inanspruchnahme oder Leistungserbringung zu entwerfen und zu erproben, Mechanismen zur Kostenkontrolle zu entwickeln und zu erproben. Entscheidungsträger haben unter Handlungszwang auch zur Reglementierung und Kontrolle der Versicherten und Leistungserbringer gegriffen, um Kostensteigerungen Einhalt zu gebieten. Wie erfolgversprechend diese Maßnahmen langfristig sein werden, bleibt abzuwarten. Es ist sicher, daß die wachsende finanzielle Belastung der Bürger und des Staatshaushalts durch die Ausgaben für das Gesundheitswesen zum Nachdenken über Alternativen zwingen werden. In diesem Zusammenhang ist eine verstärkte Suche nach effizienten Versorgungsmethoden zu erwarten. Um diesen Anforderungen gerecht zu werden, müssen gezielte Vorkehrungen getroffen werden. Obwohl die oben erwähnten Forschungsansätze weitere Anregungen erbringen werden, wird schon heute Statistiken über die Kosten des Gesundheitswesens einiges Basismaterial abverlangt, nämlich:

- wie hoch sind die Gesamtkosten für die Gesundheit,
- wie sieht die Kostenstruktur für einzelne, wichtige Krankheiten aus,
- wer trägt die entstehenden Kosten und zu welchen Anteilen,
- wie finanzieren die Bürger die Gesundheitsausgaben,
- wie ist das beim Staat, in einem Land, in einer Gemeinde,
- welche finanziellen Anreize gibt es zur Kosteneinsparung,
- gibt es auch andere Anreize Kosten einzusparen und wie wirken sie,
- wie hoch ist die Belastung durch Ausgaben für die Gesundheit bei
  Familien ausgewählter Einkommensklassen,
- welche Leistungen kommen welchen Gruppen zugute?

Wenn diese Fragen nicht unverbundene Einzelfragen bleiben sollen, dann müssen sie unter Berücksichtigung der Zielsetzungen der Gesundheitswesens im einzelnen formuliert und mit Daten gefüllt werden. Auch für den Bereich der Kosten des Gesundheitswesens bieten sich dafür die schon oben genanntnen Kriterien zur Datenauswahl und -gewinnung an.

Unter Managementgesichtspunkten sind dabei die Kosten der Bereitstellung, Pflege und Erneuerung des Personals und der Einrichtungen des Gesundheitswesens von Interesse. Dabei ist es wichtig, die Kosten so zuzuordnen, wie sie in einer Analyse der Geld- und Leistungsströme benötigt werden. Denn das Gesundheitssystem ist unter Managementgesichtspunkten an den Kosten für die Erstellung bestimmter Leistungen oder bestimmter zusätzlicher Leistungen interessiert. Es sollte aber auch in der Lage sein anzugeben, welche von alternativen Arten der Leistungserbringung die effizienteste ist und wie Ausgaben mit Veränderungen des Gesundheitszustands von Bevölkerungen in Beziehung stehen.

Unter dem Gesichtspunkt der Beurteilung des Gesundheitswesens durch die Öffentlichkeit sind Daten zu den Kosten ebenfalls sehr wichtig. Im Gegensatz zum Managementbereich, der vorwiegend an den monetären Kosten interessiert sein muß, sind zur Beurteilung hier alle Kostenfaktoren relevant. Unter dem Gesichtspunkt der entstehenden Gesamtkosten sind folgende Fragen zu beantworten:

- wie sind die monetären Gesamtkosten auf die privaten und öffentlichen
  Haushalte verteilt,
- wie sind die Kosten der privaten Haushalte auf einzelne Bevölkerungsgruppen
  nach Einkommen, nach Erwerbsstatus, nach Krankheit verteilt,
- welche Leistungen werden mit den öffentlichen Gesundheitsausgaben
  erstellt? Sind sie für alle in gleicher Weise zugänglich, wenn nein, welche
  Gruppen werden bevorzugt, welche benachteiligt,
- welche nichtmonetären Kosten entstehen im Gesundheitswesen (z.B.
  Wartezeiten, nicht bedarfsgerechte Angebote von Leistungen) und wen
  beeinträchtigen diese besonders stark?

Sind diese Fragen beantwortet, bleiben viele andere offen. Wichtig ist jedoch, daß auch
die Kosten des Gesundheitswesens nicht isoliert betrachtet werden sollten. Sie leisten, wie alle drei vorher genannten Teilaspekte, Gesundheitszustand von Bevölkerungen, Ressourcen und die Inanspruchnahme von Leistungen - einen Beitrag zum Verständnis
der Vorgänge im Gesundheitswesen insgesamt. Einzeln betrachtet bieten diese Daten nur
begrenzte Einblicke in die Kosten des Gesundheitswesens. Dabei ist durch die Arbeit
des Statistischen Bundesamtes die Kostenseite des Systems schon sehr weitgehend beschrieben worden, jedoch sind die Kosten ohne korrespondierende Bezugsgrößen (Kranke,
Leistungsnehmer, Leistungsberechtigte, Patienten, Leistungserbringer) weniger aussa-
gefähig als mit diesen. Auch hier zeigt sich daher, daß sinnvoll verknüpfte Daten, die
unter Beachtung der oben genannten Prinzipien entwickelt werden, verstärkt zum Verständnis der Vorgänge im Gesundheitswesen beitragen können.

Murnaghan (1981) plädiert für die Erstellung eines 'Inventars von Ausgaben' um deren
Verteilung für Bevölkerungspruppen, Regionen, auf Leistungssparten angeben zu können
und auf kurative und präventive Leistungen. Ein solches Inventar kann nur durch Erhebungen in der Bevölkerung geschaffen werden, wie z.B. mit einem dem National Health
Expenditure Survey der U.S.A. entsprechenden Instrumentarium.

B.II.5. Integration der Datenbereiche zu einer Gesamtschau des Gesundheitssystems

In diesem Abschnitt wird versucht anzugeben, wie die vorher beschriebenen Datenbereiche integriert werden können, damit über die Funktionsweise des Gesundheitswesens
Aussagen ermöglicht werden. Dabei ist es weniger von Interesse, die technischen Eigenschaften des Gesundheitsinformationssystems zu skizzieren als vielmehr auf dessen inhaltliche Ziele hinzuweisen. dabei gehen wir von den vorher angegebenen Verpflichtungen
des Gesundheitsinformationssystems aus, nämlich:

- Überwachung der Funktionsweise des Gesundheitssystems unter
  Managementgesichtspunkten und

- Beurteilbarkeit des Systemoutputs durch die interessierte Öffentlichkeit

und versuchen, die oben diskutierten Inhalte zusammenfassend einzuordnen. Während oben
für jeden dieser Verantwortungsbereiche die Datenbedürfnisse exemplarisch beschrieben
wurden (Abbildung B.1. und darauf folgender Text), soll jetzt durch deren Verknüpfung
eine zusätzliche Aufgabe des Gesundheitsinformationssystems verdeutlicht werden.

Betrachten wir zunächst die Überwachung der Funktionsweise des Systems. Dabei ist die
wichtigste Frage die der Beziehung zwischen Input und Output (Abbildung B.2.). Der
Bevölkerung eines Landes stehen die Ressourcen des Gesundheitswesens zur Verfügung, zu
dem Zweck, sie zur Verbesserung des Gesundheitszustands von Individuen einzusetzen.
Wünschenswert wäre es nun, eine oder nur wenige Größen zu formulieren, die den Gesundheitszustand von Bevölkerungen oder von Bevölkerungsgruppen beschreiben und die in der
Lage sind, Auswirkungen in Veränderungen des Inputs rasch registrieren zu können.
Solche Maße auf hoher Aggregationsstufe zu finden ist sicher schwierig. Das ist deshalb
der Fall, weil Maße, die Generalaussagen über den Gesundheitszustand von Bevölkerungen
zulassen, wie die Lebenserwartung oder die Säuglings- oder Müttersterblichkeit, auf
kurzfristige, niedrig dosierte Veränderungen des Input nicht schnell reagieren. Maße,
die sensitiv sind, - wie z.B. spezielle Inanspruchnahmeraten - sind aber nicht notwen-

digerweise Indikatoren für einen verbesserten Gesundheitszustand.

Der im Rahmen der medizinischen Orientierungsdaten formulierte Vorschlag, Ziele für Teilgruppen der Bevölkerung zu formulieren und deren Zielerreichung durch geeignete Indikatoren zu überprüfen, stellt eine Konkretisierung dieser Forderungen dar. Es wer den dort Ziele für folgende fünf Altersgruppen angegeben: für gesunde Säuglinge, gesunde Kinder, gesunde Heranwachsende, gesunde Erwachsene und gesunde ältere Erwachsene (Schwartz, Robra, Meye, et al, 1984), die durch Prozeß- und Ergebnisindikatoren beschrieben werden sollen.

Abbildung B. 2. Datenerfordernisse zur Beschreibung der Funktionsweise des Gesundheitswesens

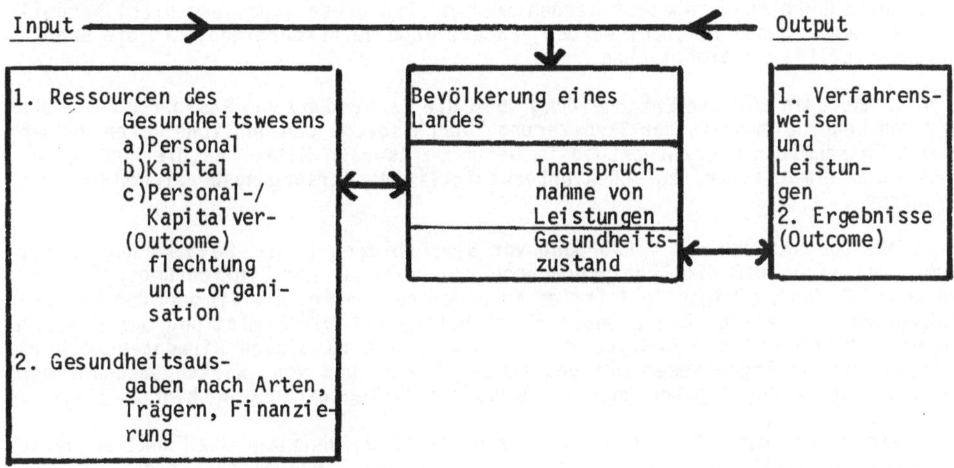

Auf einem sehr hohen Aggregationsgrad läßt sich diese Problematik daher wohl nicht angehen. Hoffnungsvoller erscheinen Ansätze mit spezifischem Zuschnitt. Diese Ansätze sollten jedoch immer so gewählt werden, daß klar erkennbar ist, welches Problem für welchen Bevölkerungsausschnitts zur Lösung ansteht.

Betrachten wir daher als Beispiel einmal Personen mit Sehschwierigkeiten. Diese Personen stellen einen bestimmten Teil der Bevölkerung dar. Ihre speziellen Gesundheitsprobleme können beschrieben werden. Es läßt sich feststellen, wie sie mit diesen Problemen fertig werden, ob es Möglichkeiten der Linderung oder Behebung ihrer Schwierigkeiten gibt, welches die zweckmäßigste Art ist, dieses zu tun und durch wen es geschehen soll und unter Einsatz welcher Mittel.

Im Rahmen dieser Analyse ergeben sich folgende Einzelaspekte:

        a) Umfang und Art des Bedarfs für die Behandlung von Sehschwierigkeiten. Hierbei geht es darum, die Raten der Personen mit Sehschwierigkeiten in der Bevölkerung festzustellen, die Art der Schwierigkeiten zu beschreiben (durch ärztliche Untersuchung) und den Grad der Beeinträchtigung der Personen festzuhalten. Wichtig ist weiter, bei welchen Personen (Alter, Geschlecht, andere Krankheiten) die Schwierigkeiten vorhanden sind, wo diese Personen wohnen.

    b) Bedarf an Personal und Kapital zur Behebung dieser Probleme. Ist die Problemstruktur beschrieben, so wird es durch fachmännisches Urteil möglich sein abzuschätzen, welches Personal und welche Mittel zum Einsatz kommen sollten, um Lösungen für die einzelnen Teilprobleme zu errreichen. Die Auswahl der Lösungsvorschläge sollte unter Beachtung der Effektivität und Effizienz von Verfahren und Behandlungsmethoden erfolgen. Aus der in a) vorliegenden Problemstruktur und aus den in b) erarbeiteten Lösungsvorschlägen läßt sich der Bedarf an Personal und Kapital schätzen.

    c) Durch den Vergleich von vorhandenen und als notwendig erachteten Personal und Kapitalressourchen, wird möglicher Fehlbedarf oder eine Überversorgung deutlich. Die hier verlangten Vergleiche zwischen dem Ist an Personal und einem projektierten Soll implizieren, daß die Voraussetzungen für solche Vergleiche geschaffen werden. Da in b) Personal bestimmter Qualifikation an bestimmten Standorten, in Kombination mit bestimmten Einrichtungen verlangt wird, müßten eben diese Merkmale auch bei der Beschreibung des vorhandenen Personals vorkommen. Das wiederum bedeutet, daß u.U. die Erhebungsmerkmale zum Personal im Gesundheitswesen und zur Ausstattung der Institutionen solchen Bedürfnissen angepaßt werden müßten. Ist diese Anpassung nicht schnell genug zu erreichen, so muß versucht werden, andere Wege zu beschreiten, die die Beantwortung dieser Teilfragen ermöglichen.

    d) Grundlagen für die Entscheidung über die Verwendung von Ressourcen für die Versorgung von Sehproblemen in der Bevölkerung. Durch solche und ähnliche Daten werden Personen mit Entscheidungsverantwortung im Gesundheitswesen Mittel an die Hand gegeben, die es ihnen ermöglichen, zwischen unterschiedlichen Versorgungsbereichen Prioritäten zu setzen.

    e) Die Überwachung der Versorgung von Sehproblemen in der Bevölkerung bringt es weiterhin mit sich, daß die Inanspruchnahme von Personal und Einrichtungen festgestellt werden muß. Nach einiger Zeit ist es außerdem notwendig, die Wirkung der Versorgungmaßnahmen zu beurteilen. Diese Beurteilung beinhaltet die Ermittlung der Wirkung der Maßnahmen ebenso wie die Analyse der Prozesse, die zu diesen Wirkungen geführt haben. Vergleiche von Ergebnissen mit gesteckten Zielen und von Wirkungsmechanismen mit geplanten Entwicklungen geben über den Grad der Zielerreichung Auskunft.

Es ist offensichtlich, daß alle diese Schritte nötig sind, wenn man die Funktionsweise eines Programms verstehen will. Es soll hier nicht der Eindruck entstehen, als sei diese Aufgabe einfach. Aufgeteilt in überschaubare Problembereiche erscheint sie jedoch lösbar. Dafür gibt es auch Beispiele (s.z.B. Härö, 1976). Die Probleme liegen auf der Hand. Auswahl und Reihenfolge der Bearbeitung der Problembereiche sollten sich unter Beachtung der im zweiten Verantwortungsbereich anfallenden Kriterien ergeben.

Unter dem Aspekt der Beurteilbarkeit von Systemaktivitäten durch die Öffentlichkeit ergibt sich nämlich auch eine Input-Outputproblematik, nur sind die Kriterien nicht so sehr auf die Beurteilung der Funktionsweise (Effektivität, Effizienz) sondern vielmehr auf die Beurteilung der Annäherung an allgemeinere Ziele gerichtet. Unter diesem Gesichtspunkt stellt sich die Input-Outputproblematik etwa wie in Abbildung B.3. dar.

Der Input besteht in den Ressourcen des Gesundheitswesens in ihrer Menge, Ausstattung, Kombination. Der Output besteht aber hier in der Verwirklichung von Aspekten wie Gerechtigkeit, persönlicher Freiheit, Qualität der Versorgung, Risikoausgleich für das Risiko Krankheit. Alle diese Konzepte sind bei weitem heute nicht befriedigend operationalisierbar. Es gibt aber schon heute eine Reihe von Indikatoren, die uns Aufschluß über den Grad der Realisierung dieser Prinzipien geben. Dabei geht es nicht um einen absoluten Idealzustand, sondern um den Versuch, sich einem Ideal schrittweise zu nähern und um die Fortschritte, die dabei erzielt werden. Will man feststellen, in welchem Punkt der Entwicklung sich das eigene Gesundheitssystem befindet, hilft die Beobachtung von zeitlichen Entwicklungen des eigenen Systems und/oder der Vergleich mit anderen Gesundheitssystemen hinsichtlich dieser Merkmale.

Im folgenden werden zwei Gesichtspunkte zur Diskussion herausgegriffen, nämlich die Outputkriterien Gerechtigkeit und Gesundheit als gesellschafdtlicher Wert. Anhand von diesen wird erläutert, wie vorher beschriebene Daten für die Ausgestaltung dieser Outputkriterien genutzt werden können.

Unter dem Gesichtspunkt der Gerechtigkeit des Systems können die Verteilungswirkungen der Gesundheitsausgaben, die Ressourcenallokation im Gesundheitswesen, die Inanspruchnahme von Leistungen und der Gesundheitszustand untersucht werden.

Gesundheitsausgaben fallen für den einzelnen Bürger in unvorhersehba er Höhe und zu nicht voraussehbaren Zeiten an. Daher wird versucht, sich gegen ein solches Risiko zu versichern. Verantwortung für die Versicherung gegen das Risiko trägt in manchen Systemen der Bürger selbst, in anderen Gesundheitssystemen übernimmt der Staat diese Verantwortung (Zwangsversicherung). Er übernimmt dann als Folge auch häufig die Verantwortung für die Verteilung der Ressourcen, die Gestaltung der Finanzierung, etc. In den ersten Systemen ist also größtmögliche individuelle Freiheit in der Gestaltung des Risikoschutzes gekoppelt mit der Schwierigkeit, daß nicht alle Bürger finanziell in der Lage sind, genügend Mittel für eine adäquate Krankenversicherung (Absicherung großer Risiken) oder für die Bezahlung der erforderlichen Leistungen aufzubringen. Ungerechtigkeiten in diesen Systemen ergeben sich durch die für große Gruppen existierenden Zugangsbarrieren finanzieller Art. Beseitigt man solche Barrieren durch staatliche Krankenversicherungen für alle Betroffenen oder für besonders Bedürftige, so steigt deren Inanspruchnahme zunächst an (Rabin and Schach, 1975).

Für Systeme mit staatlicher Gesundheitsversicherung -also Systeme, die alle Barrieren finanzieller Art (wie z.B. Großbritannien) oder die den Großteil aller Barrieren beseitigten (Bundesrepublik Deutschland)- ist zu prüfen, ob dort eventuell Barrieren anderer Art bestehen, die den Zugang zu den Ressourcen des Gesundheitssystems beeinflussen. Diese Barrieren könnten im unterschiedlichen Ausbildungsgrad oder in einem unterschiedlichen Grad der Aufklärung über Gesundheitsprobleme bestehen. Da diese Merkmale in den Sozialschichten verschieden verteilt sind, könnte daraus eine unterschiedliche Inanspruchnahme von Leistungen des Gesundheitswesens durch die Sozialschichten resultieren. Somit würden nach der Beseitigung finanzieller Barrieren andere Zugangsschwellen deutlich. So ergab sich die Ausbildung des Familienoberhauptes als bedeutsamer Erklärungsfaktor für die Arztinanspruchnahme nach Korrektur für Morbidität für Lodz (Polen), und (Jugoslawien) im Rahmen der internationalen Studie über die Inanspruchnahme von Leistungen des Gesundheitswesens. Sowohl Polen als auch Jugoslawien hatten zum Zeitpunkt der Studie staatliche Krankenversicherungen ohne finanzielle Zugangsbarrieren. Die Studienergebnisse verdeutlichen, daß wenn solche Barrieren abgebaut sind, bei weitem noch nicht eine gerechte Verteilung der Inanspruchnahme über alle sozialen Gruppen gewährleistet ist (Kohn and White, 1976). Erste Hinweise ähnlicher Art für die Bundesrepublik Deutschland ergab eine Untersuchung bei der AOK Lindau (Grünauer, Jahn, Lenke, et. al., 1979).

Abbildung B.3. Datenerfordernisse zur Beurteilung von Systemaktivitäten des Gesundheitswesens

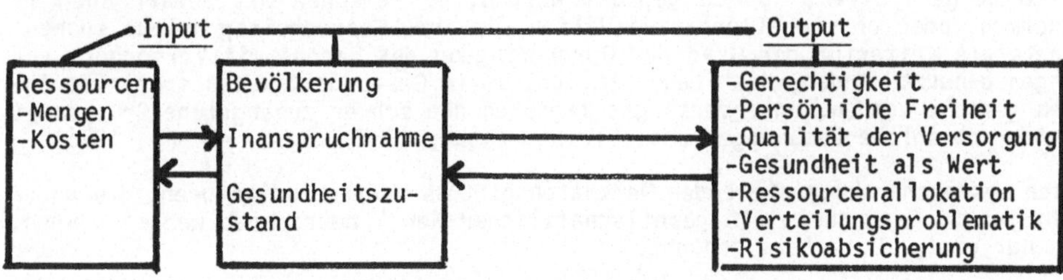

Auch für die Inanspruchnahme von zahnärztlichen Leistungen trat in der erwähnten internationalen Studie nach Korrektur für unterschiedliche Krankheitshäufigkeiten die Ausbildung des Familienoberhauptes als wichtiges Erklärungsmerkmal in allen 12 Regionen auf. (Bice, Greenhill, Kohn, et. al., 1976). Auch hieraus geht hervor, daß es außer den finanziellen noch weitere Zugangsbarrieren gibt.

Greifen wir noch einen weiteren Teilbereich heraus, nämlich den Gesundheitszustand von Teilgruppen der Bevölkerung. Wie schon gesagt, bestehen Anzeichen dafür, daß dieser in

den verschiedenen Sozialschichten unterschiedlich ist. Ohne auf kausale Zusammenhänge
schließen zu wollen, wird beobachtet, daß die unteren Schichten höhere Kranken- und
Behindertenraten aufweisen als die oberen und daß ihre Krankheiten schwerwiegender
sind (Rabin and Schach, 1975). Auch ist zu vermuten, daß sich die Krankheitsstrukturen
in den sozialen Schichten unterscheiden (Rabin and Schach, 1975). Unter dem hier
angesprochenen Gesichtspunkt der sozialen Gerechtigkeit interessiert, inwieweit es dem
System gelingt, die Krankheiten aller Gruppen mit gleichem Einsatz zu versorgen. Zur
Bewertung von Programmen, die sich an bestimmte Zielgruppen richten, ist es dann
notwendig zu erfahren, wie das Programm von der Zielgruppe aufgenommen wurde und welche
Wirkung es für sie hatte. So zeigt sich, daß das Medicaid-Programm in den U.S.A.
offensichtlich für die Berechtigten Zugangsbarrieren finanzieller Art beseitigte und
dieses sich in höherer Inanspruchnahme von Ärzten und von Leistungen niederschlug. Die
Wirkung der Einführung von Medicaid für die Zielgruppe zeigte sich deutlich im Vergleich zu einer Gruppe von Empfängern niedriger Einkommen, die nicht medicaidberech-
tigt waren. Für die letztere Gruppe fiel nämlich insbesondere die Inanspruchnahme
präventiver Leistungen (ärztliche Untersuchung ohne Krankheit und Schutzimpfungen)
relativ gering aus (Rabin and Schach, 1975), während für die Medicaidgruppe diese
Leistungen vergleichsweise hoch waren.

Aus zahlreichen möglichen Outputkriterien soll noch ein weiterer herausgegriffen werden und zwar Gesundheit als gesellschaftlicher Wert. Eine Operationalisierung dieses
Konzepts könnte darin bestehen, zu überprüfen, inwieweit Entscheidungen im gesell-
schaftlichen System unter dem Gesichtspunkt der Gesundheit der Bürger gefällt werden.
In diesem Zusammenhang ist zu prüfen, inwieweit versucht wird, bekannte Gesundheits-
risiken zu bekämpfen, oder ihre Bekämpfung aktiv zu unterstützen. Sicher müssen sich
in einer Gesellschaft die Gemeinschaft und der einzelne Bürger für die Durchsetzung
bestimmter Ziele einsetzen. Jedoch kann der einzelne durch die Gemeinschaft stark oder
weniger stark dafür Unterstützung erfahren.

Die meisten Gesellschaftssysteme zählen die Gesundheit ihrer Bürger nicht zu einem
vorrangigen Ziel, denn den Menschen wird beträchtliche Freiheit zugestanden, ihre Gesundheit zu schädigen (Abel-Smith, 1976). Obwohl in vielen offiziellen Dokumenten die
große Bedeutung der Gesundheit hervorgehoben wird, sind die praktischen Wege, wie
dieses zu erreichen sein könnte in den meisten Gesellschaften weit weniger zu erkennen
(Kohn, Härö, Logan et. al., 1976).

Da wir hier an den Systemauswirkungen interessiert sind, werden Kriterien aus diesem
Bereich entnommen. Ein möglicher Indikator für Systemergebnisse könnte die Relation
von öffentlichen zu privaten Gesundheitsausgaben sein. Dieser allein reicht allerdings
nicht aus, denn die Art der Berechtigung für öffentliche Leistungen ist ein wichtiges
Kriterium dafür, wem diese Leistungen zukommen. Ist der Zugang zu ihnen für alle Bürger
oder nur für Untergruppen, für eingeschränkte Zeiträume oder für immer, für nur eine
Auswahl gesundheitlicher Probleme oder für alle Probleme dieser Art möglich? Steht der
Zugang allen Bürgern offen, so muß geprüft werden, ob Personen mit Bedarf auch in
Anspruch nehmen, oder ob sie alternative Hilfen für ihre Gesundheitsprobleme suchen.
Weiter könnte als Kriterium der Grad der Durchdringung des Landes mit Versorgern und
Einrichtungen benutzt werden, die Frage nämlich, ob im Gesundheitswesen spezielle An-
strengungen gemacht werden, unterversorgte Regionen und schwer zugängliche Gruppen zu
erreichen oder ob solche Bemühungen unterbleiben (Kohn, Härö, Logan, et. al, 1976).

Außer diesen systemcharakterisierenden Merkmalen gibt es andere Indikatoren, die unter
dem Gesichtspunkt Gesundheit als gesellschaftlicher Wert' betrachtet werden können.
Hier seien nur einige Beispiele genannt.

- Fehlverhalten. Obwohl lange bekannt ist, daß Zigarettenrauchen schädlich
für die Gesundheit ist, und raucht ein großer Prozentsatz der Bevölkerung Zigaretten.
Es kommen zudem ständig jugendliche Raucher hinzu, ohne daß der Staat, die Medien oder
andere Gruppen sich stark dafür einsetzen, Zigarettenreklame zu verbieten, die Aufstellung von Automaten zu verhindern und Schulkindern den Zugang zu Zigaretten zu
erschweren. Nicht nur dieses geschieht sehr zögernd, sondern der Staat profitiert über
die Einnahme von Tabaksteuern an dieser gesundheitsschädlichen Gewohnheit. Andererseits kann der Steuer eine konsumhemmende Wirkung nicht abgesprochen werden. Wäre die

Gesundheit als gesellschaftlicher Wert höher eingeschätzt, würde wahrscheinlich mit noch mehr Nachdruck gegen den Konsum von Zigaretten vorgegangen.

Ein weiteres Beispiel liefert der Konsum von Alkohol. Der Überkonsum dieses Genußmittels ist gefährlich und führt zur Sucht. Außerdem verursachen die Folgen des Überkonsums hohe Kosten. Es wird z. B. berichtet, daß für Frankreich über 40% der Gesamtausgaben für gesundheitsverwandte Leistungen für Krankheiten ausgegeben werden, die mit dem Alkohol in Beziehung stehen, und etwa 50% aller Krankenhausbetten werden von Kranken belegt, die dieser Krankheitsgruppe angehören (Abel-Smith, 1976, nach WHO Expert-Committee on Drug Dependence, Geneva 1974). Weder kennt man effektive Therapien zur Bekämpfung der Sucht selbst noch sind die Gründe für den Krankheitsbeginn ausreichend bekannt. Während therapeutisch kaum große Erfolge zu erzielen sind, wird nur langsam die Konsequenz gezogen, die Ursachen für die Krankheit näher zu erforschen, um Hinweise für deren Prävention zu erhalten. Aller Voraussicht nach brächten die dort gewonnenen Erkenntnisse Empfehlungen für einen veränderten Lebenstil mit sich. Der Wert, der der Gesundheit beigemessen wird, läßt sich nicht zuletzt an den Schwierigkeiten ablesen, die mit der Durchsetzung solcher Empfehlungen einhergehen.

Zahlreiche andere Beispiele ließen sich nennen, bei denen persönliche Einbußen oder kollektives Handeln erforderlich wären, um dem Wert Gesundheit zu einem höheren Rang in unserer Gesellschaft zu verhelfen. Viele gesundheitsverbessernde Maßnahmen könnten durch Gesetze und Verordnungen erzwungen werden, jedoch scheinen den Bemühungen Grenzen gesetzt, die Gesellschaften bereit sind einzugehen, mehr Geld auszugeben, den Aufwand zu steigern oder persönliche Freiheiten einzuschränken, um die Gesundheit zu fördern und eine sicherere Umwelt zu schaffen (Abel-Smith, 1976).

Solche explizit oder implizit getroffenen Entscheidungen haben Konsequenzen für alle Bürger. Ein Gesunheitssystem sollte es daher als seine Verantwortung ansehen, dem Bürger diese Konsequenzen klarzumachen, um ihm Anlaß dazu zu geben, diese immer wieder zu überdenken.

Kriterien zur Beurteilung von Gesundheitssystemen dieser Art müssen weiter entwickelt und in Indikatoren umgesetzt werden. Insbesondere für qualitative Bewertungsmaßstäbe besteht großer Bedarf. Besonders diese Maßstäbe müssen mit Inhalt gefüllt werden, wenn wir uns der Bewertung von Lebensqualität nähern wollen. Dabei wäre es wichtig festzustellen, inwieweit und auf welche Weise das Gesundheitssystem seine Ziele erreichen kann und welche Beiträge einzelner und der Gemeinschaft dazu nötig wären.

B.II.6. Statistiken zur Dokumentation von Umwelteinflüssen

In B.I.2. sprachen wir uns dafür aus, verschiedene heute unverbunden nebeneinander stehende Teile der Gesundheitsstatistik zu verbinden, um sie zu einem Gesundheitsinformationssystem zu integrieren. Neben der Nutzung vorhandener Statistiken sind dazu neue Datenbereiche zu erschließen, denn nur so können immer neue Aufgaben vom Gesundheitsinformationssystem übernommen werden. Dafür müssen die neuen und alten Datenbereiche nach einheitlichen Standards erstellt werden, damit auch in methodischer Hinsicht die Voraussetzungen zu einer Zusammenschau gegeben sind.

In den letzten Jahren hat sich die Notwendigkeit gezeigt, für einen neuen Bereich Daten zu erheben, der für die Gesundheit der Bevölkerung von großer Bedeutung ist. Dieses ist der Bereich der Umwelteinflüsse. In ihn werden üblicherweise alle Einflüsse der physischen und sozialen Umwelt miteinbezogen, die sich auf die menschliche Gesundheit auswirken können. Uns ist kein Land bekannt, das heute eine systematische Aufzeichnung solcher möglicher Einflüsse auf die Gesundheit vornimmt. Das mag daran liegen, daß es Tausende von Stoffen der physischen Umwelt gibt, die einen Einfluß auf die menschliche Gesundheit haben können und daß laufend neue hinzukommen. Eine solche Vielzahl von Stoffen aufzuzeichnen wäre mit großem Aufwand verbunden.

In der sozialen Umwelt der Menschen und in ihrem Verhalten können weitere gesundheitsbeeinträchtigende Faktoren gesucht werden. Zu einigen dieser Faktoren (z. B. zum Rauchen) liegen eine Vielzahl von Studien vor, die nicht nur den gefährlichen Faktor benennen sondern auch aufzeigen, welche krankheitsspezifischen Mortalitätsraten er er-

höht, welche Art von Morbidität mit ihm verbunden und wie weit diese in der Bevölkerung
verbreitet ist. Es zeigt sich also, daß die epidemiologische Evidenz gegen bestimmte
Umwelteinflüsse z.T. schon sehr detailliert vorliegt, während wir bei anderen Einflüssen auf Vermutungen angewiesen sind.

Mit diesem Sachverhalt sind nun die Schwierigkeiten des Gesundheitsinformationssystems
auf dem Gebiet der Dokumentation von Umwelteinflüssen verbunden. Es muß sich, wenn es
den Gesundheitszustand von Bevölkerungen beschreiben will, aus der Vielzahl von Indikatoren jene zur laufenden Darstellung auswählen, die den Gegenstand besonders tref-
fend (z.B. erschöpfend) zu beschreiben vermögen. Bei der Beschreibung des Gesundheitszustands greift es dabei auf die Mortalitäts-und Morbiditätsstatistik zurück. Jedoch
ist für die Dokumentation solcher möglicher Einflüsse die heutige Sterblichkeits- und
Morbiditätsstatistik der meisten Länder zu grob. Das ist besonders deshalb bedauerlich, weil in den dieser Statistik zugrunde liegenen Originaldokumenten Merkmale oder
Sachverhalte schon heute notiert werden, die für die Nachzeichnung von Umwelteinflüssen von Wichtigkeit wären. In den Todesbescheinigungen der Bundesrepublik befinden
sich z.B. Angaben zum Wohnort des Verstorbenen und Hinweise auf weitere Krankheiten
über das in die Mortalitätsstatistik eingehende Grundleiden hinaus. Während der Wohnort nur grob klassifiziert in die Statistik Eingang findet, tauchen die weiteren
Krankheiten garnicht in der Mortalitätstsatistik auf.

Wir finden also den Tatbestand vor, daß hinsichtlich der Beschreibung von Umwelteinflüssen auf die Gesundheit von Bevölkerungen in den vorhandenen Originaldokumenten
nicht genutzte Möglichkeiten liegen, daß andererseits aber auch die Mortalitäts- und
Morbiditätsstatistik verbessert und die Statistik der vermutlichen Risiken neu konzipiert werden müssen, um Aufschlüsse aus der Gesundheitsstatistik auf diesem wichtigem
Gebiet zu gestatten.

<u>Inhaltliche Anforderungen an eine Statistik der Umwelteinflüsse.</u>

Bei der Auswahl der in diesem Zusammenhang zu dokumentierenden Sachverhalte stützt sich
das Gesundheitsinformationssystem vorwiegend auf Forschungsergebnisse der Epidemiologie. Diese nämlich zeigt auf, welche Stoffe die menschliche Gesundheit belasten, welche
Dosen schädlich und welche Latenzzeiten zu erwarten sind. Das Gesundheitsinformationssystem zeichnet dann Dauer, Intensität und Verbreitung der Exposition gegenüber dem
Stoff in der Bevölkerung auf und verfolgt den Effekt von Veränderungen in Expositions-
intensität und -dauer auf die Gesundheit der Bevölkerung oder von ihren Teilgruppen.
Auf dem Gebiet der Umwelteinflüsse kann also gute Arbeit geleistet werden, wenn Epidemiologie und Gesundheitsstatistik sich ergänzen.

Um inhaltliche Bereiche zur Aufzeichnung abzustecken, kann man so vorgehen, daß alle
<u>durch</u> epidemiologische Studien bereits als gesundheitsschädlich eingestuften Stoffe
und jene Gesundheitszustände oder Krankheiten benannt werden, die durch sie verursacht
werden. Da sich epidemiologische Evidenz kumulativ anhäuft, ist es möglich, daß Expertengruppen eine Einstufung der Stoffe in gesicherte Gefährdungsfaktoren und vermutete
und in gesicherte Krankheitsverursachung einer bestimmten Krankheits- oder Beschwer-
denart oder vermutete vornehmen. Die als sicher gefährlich eingestuften Krankheitszu-
stände sollten dann durch das Gesundheitsinformatiossystem verfolgt werden.

Zur Erarbeitung von Empfehlungen für eine Statistik der Umwelteinflüsse veröffentlichte das National Committee on Vital and Health Statistics der U.S.A. eine Tabelle, in
der man sich mit folgenden Gruppen von Umweltfaktoren beschäftigte (National Center for
Health Statistics, 1977):

- Luftverunreinigung
- Verunreinigung von Wasser und Lebensmitteln
- Verunreinigung des Bodens
- Wärmeeinwirkungen
- Strahlen und Mikrowellen
- Geräusche und Vibration
- Bedingungen zu Hause und Stoffe im Haushalt

Eine Tabelle führte dann schädliche Stoffe mit ihren definitiven und möglichen Wirkungen für den Gesundheitszustand auf.

Die Verantwortung der Gesundheitsstatistik läge nun darin, die Verbreitung, die Dauer und die Intensität der Exposition der Bevölkerung durch die wichtigsten der aufgeführten und als sicher schädlich gekennzeichneten Stoffe als auch die genannten gesundheitlichen Effekte aufzuzeichnen. Die Morbiditätsstatistik müßte inhaltlich und methodisch ausgebaut werden, um solche Wirkungen registrieren zu können. Sie ist nämlich z.Z. kaum in der Lage, Erhöhungen von Krankheits- oder Mortalitätsraten oder Erhöhungen des Schweregrads von Krankheiten (wie z.B. Asthma oder chronische Bronchitis), Raten für das Auftreten bestimmter Symptome (wie z.B. Augenreizungen oder Reizung der Sinnesorgane) oder gar erhöhte Speicherung von Stoffen (Blei) auf Bevölkerungsbasis zu erstellen.

Es ist offensichtlich, daß große Anstrengungen notwendig sind, um dieses zu leisten. Daß sie notwendig sind, steht außer Zweifel, wenn die Gesundheitsstatistik ihrem Anspruch genügen will, Daten als Entscheidungsgrundlage zur Verfügung zu stellen.

C. Methodik im Gesundheitsinformationssystem

Behalten wir bei der Diskussion der Methodik der Gesundheitsstatistik im Auge, daß in
Zukunft Entwicklungen in Richtung auf ein Gesundheitsinformationssystem wichtiger sind
als die Entstehung von weiteren Einzelschwerpunkten! Eine Veränderung der Gesundheitsstatistik in diese Richtung kann entweder durch eine Neukonzeption des gesamten Ar-
beitsbereiches oder durch eine Reihe von kleinen Schritten erreicht werden. Während die
erste Lösung u. U. zu einem befriedigenderen Konzept für ein umfassendes Gesundheitsinformationssystem führen könnte, würde die gesetzliche Verankerung und Implementierung
dieses Konzeptes viele Jahre dauern. Bis zu jenem Zeitpunkt wären aber womöglich
Konzept und Verfahren den zukünftigen Erfordernissen schon nicht mehr angepaßt.

Eine andere Möglichkeit bestünde darin, Veränderungen der Gesundheitsstatisik in kleinen Schritten zu vollziehen. Auch diese Vorgehensweise setzt ein Überdenken derzeiti-
ger Gesundheitsstatistiken im Vergleich zu einem integrierten Gesundheitsinformationssystem voraus. Sie beinhaltet aber auch, daß nach der Feststellung des Istzustandes,
nach der Festlegung eines später wünschenswerten Zustands und nach der Feststellung der
Abweichungen zwischen beiden, sich die Möglichkeit ergibt, die Lücken nach Schwerwi-
gendheit zu unterscheiden und entsprechend mit ihrer Beseitigung zu beginnen. Zur
Beurteilung können folgende Kriterien dienen:

- Existenz von Daten (insgesamt und in einzelnen inhaltlichen Teilbereichen),
- Vollständigkeit der Daten (in den einzelnen inhaltlichen Bereichen),
- Qualität der Daten (Erfassungsgrad, Methoden, Qualität, Bevölkerungsbezug,
  Personenbezug),
- Aktualität der Daten (regelmäßige Erhebung oder gelegentliche,
  Datenverfügbarkeit nach Erhebungsabschluß (Orginaldaten, interpretierte
  Daten in Veröffentlichungen),
- Verknüpfbarkeit von Daten (auf aggregierter oder Individualbasis).

Aus dieser Liste wird deutlich, daß neben dem inhaltlichen Gesichtspunkt der Existenz
der Daten, alle anderen Beurteilungskriterien methodischer Natur sind. Ein vorhandener
Datensatz ist also umso wertvoller je mehr der methodischen Kriterien auf ihn zutreffen. Aus dieser Tatsache zog man anderenorts (U.S.A., Grßbritannien) den Schluß, daß
methodische Verbesserungen an vorhandenen Statistiksystemen uns schon einen erheblichen Schritt vorwärts in Richtung auf ein Gesundheitsinformationssystem bringen können, wenn diese unter Beachtung der für ein solches System notwendigen Voraussetzungen
vorgenommen werden. Solche methodischen Verbesserungen zielen dann auch auf eine bes-
sere Verknüpfbarkeit der Teilbereiche ab, insbesondere durch die Verwendung verein-
heitlichter Verfahren und durch die Weiterentwicklung von Mehrzweckerhebungsmethoden.

Sowohl die Ansätze für die Vereinheitlichung von Verfahren als auch solche für Mehrzweckerhebungen werden unten diskutiert. Zusätzlich werden einige wichtige Datenerhe-
bungsmethoden beschrieben sowie die Kriterien zur Beurteilung von vorhandenen Datenquellen diskutiert.

C.I. Datenerhebungsschritte

Dieser Abschnitt beschäftigt sich mit den wichtigsten Schritten, die bei der Datenhand-
habung vorkommen. Damit soll verdeutlicht werden, daß nicht nur bei wissenschaftlichen
Erhebungen sondern auch in Rahmen der amtlichen Statistik alle diese Teilbereiche erkennbar und dokumentierbar sein müßten. Geht man davon aus, daß das Ziel von Datensammlungen /-erhebungen inhaltlich festgelegt ist, dann sind folgende methodische Schritte
notwendig, um von der inhaltlichen Zielvorstellung zu Ergebnissen über Sachverhalte zu
gelangen:

- Datenerhebung,
- Datenaufbereitung und -verschlüsselung,
- Datenanalyse,
- Datendarstellung und -interpretation,
- Datenpflege und -weitergabe.

Datenerhebung

Die Datenerhebung umfaßt alle Teilbereiche von der Umsetzung eines Erhebungskonzeptes, dem Entwurf von Instrumenten und Verfahren bis hin zur Durchführung der Erhebung selbst. Dabei unterscheiden sich Erhebungen der Gesundheitsstatisik zunächst nicht von Erhebungen auf anderen Gebieten. Berücksichtigt man allerdings die oben an ein Gesundheitsinformationssystem gestellten Forderungen der Zusammenführbarkeit der einzelnen Teilbereiche der Statistik, dann müssen die Einzelentscheidungen bei der Erhebung der Daten unter Berücksichtigung dieser Gesichtspunkte getroffen werden. Geht man zunächst von Erhebungen in der Bevölkerung aus, dann beinhaltet die Datenerhebung folgende Einzelschritte:

- Entwurf von Erhebungsinstrumenten,
- Entwurf von Stichprobenverfahren,
- Entwurf von Erhebungsmethoden,
- Erstellung von Begleitmaterial und Schulungsunterlagen,
- Personalschulung für die Stichprobenziehung oder für den Zugang zur Grundgesamtheit und für die Durchführung der Erhebung,
- Laufende Überprüfung der Stichprobe und des Erhebungsfortgangs.

Anforderungen des intergrierten Gesundheitsinformatinossystems bestehen auf jedem dieser Gebiete. Für den Entwurf von Erhebungsinstrumenten sollen kurz die Anforderungen skizziert werden, die sich durch ein solches System ergeben könnten. Bestehen die Erhebungsinstrumente aus Fragebögen, so sollten diese die inhaltlichen Bereiche so erfragen, daß die dort schätzbaren Raten mit anderen Größen in Beziehung zu setzen sind. Ist z.B. eine Verbindung von Bevölkerungsbefragung und Krankenhausstatistik beabsichtigt, dann sollte die Erhebung die Rate der Personen, die in einem Jahr im Krankenhaus behandelt werden und deren Aufenthalte im Krankenhaus ermitteln können. Die Krankenhausstatistik, der auch die Anzahl der Einweisungen oder Entlassungen (also Aufenthalte im Krankenhaus) bekannt ist, könnte die Erhebung, um die Liegedauern, die Entlassungszustände und Diagnosen, um die Verfahren, Operationen, Medikamente, etc. ergänzen. Verführen Bevölkerungserhebungen und Krankenhausstatistik bei der Definition eines Krankenhausaufenthaltes in gleicher Weise, verstünden sie nämlich unter einem Aufenthalt das gleiche, dann könnten Verknüpfungen der angegebenen Art über einige gemeinsame Merkmale durchgeführt werden. Tatsächlich verstehen Bevölkerungserhebungen unter einem Krankenhausaufenthalt die Zeit, die ein Patient ununterbrochen in einem Krankenhaus verbringt, während die Krankenhausstatistik u.U. unter einem Aufenthalt die Zeit von der Einweisung bis zur Verlegung in eine andere Abteilung des gleichen Hauses verstehen kann (z.B. in der Krankenhausstatistik der Bundesrepublik Deutschland verwandt). Das hat zur Folge, daß ein ununterbrochener Krankenhausaufenthalt in der Erhebung einmal und in der Krankenhausstatisik mehrmals gezählt wird. Auf Grund solcher Unterschiede ist die Verbindung beider Datenkörper schwer möglich.

Die derzeit übliche Krankenhausstatistik geht vom Fallbezug aus, eine Bevölkerungserhebung arbeitet mit dem Personenbezug. Könnte in die Krankenhausstatistik das Personenkonzept aufgenommen werden -nämlich die Schaffung der Möglichkeit, Krankenhausaufenthalte, Leistungen und Patienteninformation zur Person zusammenzuführen- dann wären nicht nur die Bezüge über die Statistikbereiche hinweg erreichbar sondern auch innerhalb der Krankenhausstatistik könnten Probleme, wie das oben angesprochene, bewältigt werden. Aufeinander folgenende Verlegungen einer Person in derselben Institution könnten mühelos zu einem Krankenhausaufenthalt halt zusammengeführt werden. Diesen Fallbezug bemängelt auch das Statistische Bundesamt an der Krankenhausstatistik der Bundesrepublik Deutschland (Statistisches Bundesamt, 1978a)

Vereinheitlichungsversuche gibt es auch für andere Datenerhebungsschritte, die wenn realisiert, in merklichen Verbesserungen der Verknüpfungsmöglichkeiten von Daten resultieren könnten.

Datenaufbereitung und -verschlüsselung

Wie bei der Datenerhebung werden bei der Datenaufbereitung und -verschlüsselung entscheidende Weichen für die späteren Möglichkeiten der Datennutzung gestellt. Das ist deshalb der Fall, weil es meistens zu aufwendig ist, Daten in der ursprünglichen Form zu speichern und zu verarbeiten. Liegen im Rahmen einer Erhebung z.B. zahlreiche Freiantworten vor oder sind Bewertungen, Urteile, Einschätzungen im Originalwortlaut

vorhanden, so werden diese spätestens zum Zeitpunkt der Datenaufbereitung verdichtet.
Solche Verdichtungen sowie Datenerhebungen mit klassierten Antwortkategorien implizieren, daß für die Analyse weit weniger Information zur Verfügung steht als zum Zeitpunkt
der Erhebung vorhanden war. Ist man sich dieses Tatbestandes bewußt, so erscheint es
zweckmäßig, Daten so zu erheben, daß sie dem Ziel der Erhebung möglichst gut gerecht
werden und sie dann so aufzubereiten, daß sie in vielfältiger Weise nutzbar sind. Eine
solche vielfältige Nutzung ist dann möglich, wenn bei der Aufbereitung die Daten auf
Plausibilität geprüft und nach vielfach verwandten Schlüsseln klassifiziert werden.
Im einzelnen beinhaltet der Schritt der Datenaufbereitung folgendes:

- Auswahl der Aufbereitungsverfahren,
- Übernahme von Daten auf EDV-Träger,
- Prüfung und Korrektur der Daten,
- Auswahl, Entwurf und Abänderung von Schlüsselplänen und
  Schlüsselanweisungen,
- Anonymisierung der Daten,
- Datenauswahl,
- Datenverkettung,
- Datenzusammenführung zu einer Person,
- Datenreduktion,
- Erstellung eines Datensatzes zur Analyse.

Datenanalyse

Sie umfaßt die Auswahl, Abänderung und Anwendung oder den Entwurf statistischer und
graphischer Methoden zur Beschreibung und Analyse der Daten einschließlich der Durchführung der Analyse. Sie erfordert immer neue Ansätze und sollte Anstöße aus den verschiedensten Bereichen aufgreifen.

Datendarstellung und -interpretation

Sie umfaßt die Darstellung der Einzelerkenntnisse und ihre Zusammenführung zu Information, die Darstellung möglicher Implikationen der Resultate, das Aufzeigen von Lücken
oder ungeklärten Fragen. Insbesondere beinhaltet sie das Herausheben außergewöhnlicher
Tatbestände, das Aufzeigen von Entwicklungen durch die Beobachtung von Trends, das
Vergleichen von Regionen oder Untergruppen in der Bevölkerung oder die Durchführung
internationaler Vergleiche. Auf diesem Gebiet stehen weit mehr Mittel zur Verfügung als
von der Gesundheitsstatistik genutzt werden. Zu denken ist insbesondere an graphische,
insbesondere kartographische Darstellungsverfahren.

Datenpflege und -weitergabe

Hierzu gehören Aufgaben wie die Herstellung von Datensätzen, deren Dokumentation und
Anonymisierung, die Erstellung geeigneter Dateien zum Zweck der Weitergabe (Datenver-
schmutzung, Variablen- und/oder Personenselektion), Weitergabe der Daten und Überwachung der Nutzung.

Eine Dokumentation, die auf vielfache Nutzbarkeit der Daten sowie der Ergebnisse und
Erhebungen abzielt, muß Angaben in möglichst detaillierter Form über diese fünf Teilbereiche enthalten. Betrachtet man die amtliche Statistik der betrachteten Länder, dann
gelingt es nur in wenigen, ohne ausgiebige Recherchen auch nur die wichtigsten Angaben
zu den genannten Teilbereichen zu erhalten. Eine solche Vernachlässigung der Methodik-
aspekte läßt auf mangelndes Interesse an diesen Daten insgesamt und an solchen Aspekten
insbesondere schließen. Andererseits bedeutet dieser Zustand einen hohen Einstiegsauf-
wand, da jeder neue Nutzer, sich Einblick in alle genannten Einzelaspekte verschaffen
muß, um über die Eignung der Daten zu entscheiden. In der Bundesrepublik Deutschland
wird dieser Aspekt der Datenaufbereitung nicht besonders gepflegt, da die amtliche
Statistik weder Daten einheitlich dokumentiert noch öffentlich zugänglich macht.

C.II. Datenerhebungsverfahren und Systematiken

C.II.1. Datenerhebungsverfahren

Unter den im Abschnitt C.I. genannten Datenerhebungsschritten nehmen die Erhebungsverfahren eine wichtige Rolle ein. Gerade für diesen Erhebungsschritt gibt es zahlreiche Methoden von denen einige hier wegen ihrer Wichtigkeit gesondert erwähnt werden sollen.

Wir lassen uns bei der Zusammenstellung wieder von den statistischen Datenerfordernissen des Gesundheitssystem leiten. Weiter gehen wir davon aus, daß die erforderlichen Daten vorwiegend Primärerhebungen aus der amtlichen Statistik sind und nur ausnahmsweise aus anderen Quellen stammen. Das bedeutet insbesondere, daß die amtliche Statistik unter diesen Gegebenheiten Einfluß auf Inhalt und Methodik der Statistiken hat. Stellen wir zunächst die wichtigsten Erhebungstechniken zur Datengewinnung zusammen und prüfen wir dann, welche Techniken sich, für welche inhaltlichen Erfordernisse besonders eignen. Wichtige Erhebungstechniken der Gesundheitsstatistik lassen sich nach den Gesichtspunkten Erhebungsumfang, -ort und -einheit unterscheiden. Unterscheiden wir also:

nach Erhebungsumfang:
-Stichproben oder Totalerhebungen,

nach Erhebungsort:
- Erhebungen bei der Bevölkerung (Personen) oder an anderen Stellen des Gesundheitssystems,

nach Erhebungseinheit:
- Person oder Fall als Einheit.

Es können entweder Stichproben oder Gesamterhebungen über Personen oder Tatbestände im Gesundheitswesen Auskunft geben. Ein Beispiel für eine Stichprobe sind die Zusatzerhebungen zur Gesundheit im Rahmen des Mikrozensus (Brennecke, 1981a). Vollerhebungen liegen für Todesfälle nach Krankheitsart vor. Die Unterscheidung nach dem Erhebungsort, nämlich bei der Bevölkerung oder an anderer Stellen im Gesundheitssystem, weisen darauf hin, daß im Gesundheitssystem Eigenschaften von Personen (nämlich den Kranken, den Leistungsinanspruchnehmern, etc.) ebenso verlangt werden wie die Beschreibung von Einrichtungen (wie z. B. Eigenschaften von Krankenhäusern, ärztlichen Praxen, etc.). Zudem weist die Unterscheidung nach Erhebungseinheiten daraufhin, daß unterschiedliche Darstellungs- und analysemöglichkeiten erwünscht sein mögen, nämlich einmal die Möglichkeit, Angaben auf Personen und deren Merkmale beziehen zu können (Statistik mit Personenbezug) oder die Möglichkeit, Volumenangaben darzustellen, wie z.B. die Gesamtzahl der Laborleitungen, die in einem Zeitraum durch niedergelassene Ärzte erbracht werden (Fallstatistik; Englisch: event statistics). Beide Arten von Statistik sollten sich ergänzen. Wird nur eine Darstellung gewählt, ist die Statistik mit Personenbezug vorzuziehen.

Die oben beschriebenen Aspekte von Erhebungsverfahren können kombiniert werden. Für alle Aspekte finden sich Beispiele in der aktuellen Gesundheitsstatistik der Bundesrepublik Deutschland. Sind die Erhebungsgebiete inhaltlich fixiert, dann muß über die beste Kombination der Erhebungsverfahren entsprechend dieser Vorgaben entschieden werden. Tabelle C.1. zeigt daher, welche Erhebungsverfahren für die oben betrachteten inhaltlichen Erhebungsbereiche -Messung des Gesundheitszustands, der Leistungsinanspruchnahme, der Ressourcen und der Kosten des Gesundheitswesens- verwandt werden. Sie zeigt insbesondere, daß nicht für alle Erhebungsbereiche Vollerhebungen notwendig sind. Sie gibt weiter an, für welche inhaltlichen Bereiche sich als Erhebungsort besonders die Person und für welche sich die Einrichtung besser eignet. Außerdem wird angegeben, wann ein Personenbezug und wann ein Fallbezug besonders wichtig sind. Aus Tabelle C.1. ergeben sich unmittelbar auch Überlegungen darüber, welche Erhebungsbereiche man in Vielzweckerhebungen kombinieren könnte. Diese kann man bestimmen indem man z.B. solche inhaltlichen Bereiche zusammenfaßt, für die Erhebungsort und -einheit übereinstimmen. Aus der Tabelle wird ersichtlich, daß eine gemeinsame Erhebung z.B. für die Erfassung der Inanspruchnahme von Leistungen und für Funktionseinschränkungen in der Bevölkerung in Frage kommt. Beide Erhebungsbereiche werden tatsächlich in allen uns bekannten Bevölkerungserhebungen der amtlichen Statistik zur Gesundheit kombiniert. Tabelle C.1. zeigt auch, daß für beinahe jeden inhaltlichen Bereich jeweils mehrere Erhebungstechniken in Frage kommen, jedoch wird auch klar, daß unter Beachtung der oben genannten Prinzipien, nicht alle Kombinationen von Techniken sinnvoll erscheinen. Wenn es z. B. das Ziel ist, kranke Personen zu beschreiben, dann ist es unzweckmäßig, dafür eine Fallstatistik (also z.B. die Anzahl von Krankenhauseinweisungsfällen) zu verwenden. Man beabsichtigt ja vielmehr eine Bestimmung der Rate der Personen, die in einem Jahr ins Krankenhaus eingewiesen werden pro 1000 Bevölkerung, und diese ist aus Krankenhauseinweisungen nicht zu bestimmen. Auch in der Bundesrepublik Deutschland ist die Krankenhausstatistik eine Fallstatistik, aus der nicht hervorgeht, wieviele Personen im Verlauf eines Jahres in ein Krankenhaus eingewiesen werden (Statistisches Bundesamt, 1978a). Beabsichtigt man das Volumen von Krankheit (also die Belastung durch Krankheit) darzustellen, so sind Angaben der Fallstatistik von Wichtigkeit, nämlich z.B. die Anzahl der Krankenhauseinweisungen in einem Jahr pro 1000 Bevölkerung. Weitere Auskünfte über die Krankheitsbelastung ergibt die Verbindung von Fall- und Personenstatistik, nämlich z.B. die Anzahl der Krankenhausentlassungen pro Person, die in einem Jahr im Krankenhaus waren. Es ist ein Unterschied ob sich 365 Personen je einen Tag oder eine Person sich 365 Tage eines Jahres im Krankenhaus aufhalten. Angaben dieser Art sind der Krankenhausstatistik der Bundesrepublik Deutschland nicht zu entnehmen. Im einzelnen werden solche Defizite in Kapitel E dargestellt.

Jedes der Kreuze (+) in Tabelle C.1. kann mit Hilfe einer Tiefengliederung ausführlicher dargestellt werden. Diese Tiefengliederung könnte sich, was den Inhalt betrifft, auf die Erhebungskonzepte oder deren Gewichtung, was die Methodik angeht, auf die Erhebungstechniken beziehen.

Wählen wir den Gesundheitszustand von Bevölkerungen exemplarisch zur Darstellung aus, dann zeigt Tabelle C.2. mögliche Varianten von Erhebungstechniken für ausgewählte ErhebungskompAus Tabelle C.2. wird deutlich, daß zur Erhebung über den Gesundheitszustand unterschiedliche Erhebungskomlexe gehören und daß jeder Erhebungskomplex nicht unbedingt mit jeder Erhebungstechnik gekoppelt werden kann. Einige Beispiele sollen dies verdeutlichen. Mißt man den Gesundheitszustand von Bevölkerungen mit Hilfe eines auf alle Personen zutreffenden Konzeptes - wie die Beeinträchtigung der üblichen Tätigkeit durch gesundheitliche Probleme - dann müssen dazu für jede einzelne Gruppe in der Bevölkerung Variable gefunden werden, die dem Konzept entsprechen. Schulkinder z.B. können danach ihrer üblichen Tätigkeit nicht nachgehen, wenn sie wegen Krankheit die Schule nicht besuchen können. Für Berufstätige trifft dieses zu, wenn sie krankheitshalber ihrer Arbeit fernbleiben müssen. Hausfrauen sind in ihrer Funktionstüchtigkeit eingeschränkt, wenn sie ihren Pflichten aus gesundheitlichen Gründen nicht nachgehen können. Wählt man diesen Ansatz zur Beschreibung des Gesundheitszustands der Bevölkerung, dann kommt als Erhebungstechnik nur die Erhebung bei den Mitgliedern dieser Bevölkerung in Frage. Andere Erhebungstechniken scheinen nicht geeignet zu sein, weil ja die Beurteilung der Beeinträchtigung eine aktive Rolle des Betroffenen impliziert. Wo anwendbar, ist auch eine Selbstuntersuchung oder Selbstmessung des Betroffenen möglich, um die Beeinträchtigung genauer kennen zu lernen. Solche Messungen sind für bestimmte Risikofaktoren (Bluthochdruck) und Aspekte chronischer Krankheiten (Diabetes) anwendbar. Eine derartige Beschreibung des Gesundheitszustands kann die Zahl der Kranken, die Dauer der Krankheit und den subjektiv empfundenen Schweregrad von Krankheiten aufzeichnen. Viele der so beschriebenen Kranken werden mit hoher Wahrscheinlichkeit einmal das Gesundheitssystem oder das Laiensystem aufsuchen, um sich helfen lassen. Daher bildet die so gefundene Personengruppe die potientiellen Leistungsinanspruchnehmer. Es ist also sehr wichtig, die Gruppe der so definierten Kranken zu kennen.

Wichtige Studien des Gesundheitswesens haben diese Gruppen daraufhin untersucht, unter welchen Bedingungen sie zu Leistungsinanspruchnehmern werden und wann das nicht geschieht (Kohn and White, 1976; Aday and Andersen, 1975; Purola, Kalimo, Nyman, 1974). Insbesondere machen diese Studien deutlich, daß es die Inanspruchnahme behindernde Faktoren gibt. Studien, die den Gesundheitszustand und die Inanspruchnahme gemeinsam untersuchen liefern daher wichtige Hinweise über Eigenschaften des Gesundheitssystems, die zur Beurteilung kommen sollten.

Tabelle C.1. Erhebungskomplexe des Gesundheitswesens und geeignete Erhebungsmethoden

Erhebungskomplex	Umfang		Ort		Einheit	
	Stichprobe	Voller-erhebbung	Bevöl-kerung	Einrich-tungen	Per-son	Fall
Gesundheits-zustand						
Mortalität						
Todesur-sachen		+	+		+	
Mortali-täts-index	+		+		+	
Morbidität						
Kranke	+		+		+	
Volumen von von Krank-heiten	+		+	+	+	
Register (für einzelne Krank-heiten		+	+		+	
Positive Gesundheit	+		+		+	
Inanspruchnahme von Leistungen						
Inanspruch-nahme	+		+	+	+	
Volumen	+		+	+	+	+
Ressourcen:						
Personal		+		+	+	
Ein-richtungen		+		+		
Kosten						
bei Personen	+		+		+	
Volumen	+			+	+	+

Tabelle C.2. Erhebungskomplexe und Erhebungsverfahren zur Messung des Gesundheitszustands von Bevölkerungen

Ausgewählte Erhebungskomplexe	Befragung der Bevölkerung	der Versorger	Erhebung beim Betroffenen Selbstmessung	Messung durch andere	Ärztliche Untersuchung	Einsatz von Geräten oder Verfahren	Leistungsdaten	Register
Beeinträchtigung bei üblicher Tätigkeit	+		+	+				
Inanspruchnahme des offiziellen Gesundheitssystems	+	+					+	+
Medizinisch festgestellte Leiden oder Krankheiten		+			+	+	+	+
Mögliche Risikofaktoren	+	+	+	+	+	+		+

Die subjektive Beurteilung des Gesundheitszustands durch Laien wird durch die Beurteilung des Gesundheitszustands durch medizinische Fachleute ergänzt. Diese Beschreibung zielt darauf ab, Leiden und Krankheiten des Patienten soweit erkennbar zu machen, daß aufgrund der resultierenden Beschreibung therapeutisches sches Handeln beginnen kann. Dabei kommt es darauf an, das Krankheitsbild und den Schweregrad zu beschreiben. Naturgemäß stimmen dabei die Angaben des Patienten über seine Beschwerden nicht vollständig mit den vom Arzt identifizierten Krankheitsbildern überein. Wie im einzelnen gezeigt werden kann, ist auch die Einschätzung des Schweregrades der Beschwerden durch Patient und Arzt unterschiedlich (Brecht, Schach, Schwartz, 1980), wobei manche vom Patienten als schwerwiegend eingestufte gesundheitliche Probleme vom Arzt als leicht bezeichnet werden können oder vom Arzt als schwerwiegend eingeordnete Gesundheitsprobleme dem Patienten geringfügig vorkommen (Brecht, Schach, Schwartz, 1980).

Greift man das Gebiet der Inanspruchnahme von Leistungen zur näheren Betrachtung heraus, dann ist sicher, daß nur die dem medizinischen System zugetragenen Gesundheitsprobleme behandelt werden. Die Probleme, die dem System zur Behandlung angetragen werden, können an verschiedenen Stellen gemessen werden, z.B. in der ambulanten Praxis (Ezzati and McLenore, 1980), im Krankenhaus (Ranofsky, 1977; Glickmann, 1977), in Pflegeheimen, etc. Art und Schweregrad der erhaltenen Krankheitsspektren werden sich nach Erhebungsort unterscheiden. Je besser wir diese Muster kennen, eine desto genauere Kenntnis haben wir von den Krankheiten der Bevölkerung, die vom System bahandelt werden.

Während die eben gezeigten Methoden der Erfassung des Gesundheitszustands vorwiegend gesundheitlich nicht voll Leistungsfähige über alle Krankheiten hinweg beschreiben und sogar dazu geeignet sind, die zugrundeliegenden Krankheiten zu benennen, zielt die Registrierung von Krankheiten (oder das Meldewesen) auf meistens nur eine oder wenige Krankheiten ab. Diese Registrierung kennen wir für ausgewählte ansteckende Krankheiten, für die es eine Totalaufzeichnung der Krankheitsfälle gibt. Eine solche Registrierung der Kranken und ihre örtliche Zuordnung ist Voraussetzung für die effektive Bekämpfung und Kontrolle der Infektionskrankheiten. Heute, da das Krankheitsbild unserer Bevölke rung überwiegend durch chronische Krankheiten und durch Krankheiten mit langen Latenzzeiten gekennzeichnet ist, erschiene es sinnvoll, auch für solche Krankheiten bevölkerungsbezogene Register einzuführen. Das wäre deshalb wünschenswert, weil solche Register die Voraussetzung für die Beobachtung der Neuzugänge (Inzidenzraten) pro 1000 Bevölkerung an solchen Kranken böten, weil sie lokale Konzentrationen der Neuzugänge kurzfristig zeigen könnten und so die Ausgangsbasis für die Erforschung der registrierten Krankheiten böten. In den skandinavischen Ländern hat man aus dieser Erkenntnis seit langem die praktischen Konsequenzen gezogen und zahlreiche nationale bevölkerungsbezogene Register zur Aufzeichnung von Krankheiten errichtet. Im Jahre 1976 gab es allein in Dänemark 16 nationale, bevölke rungsbezogene Krankheits-oder andere gesundheitssytembezogene Register. Unter ihnen waren Register für: Krebs, Abtreibungen, Geburten, Tuberkulose, Sarcoidosis, cerebrale Paresis, Amputationen, Zwillinge, seltene Erbkrankheiten, Chromosomenanomalien, Verkehrsunfälle, Arbeitsunfälle, Blinde und Sehbehinderte, Taube und Schwerhörige, Sprachgestörte, geistig Behinderte, Zahnkrankheiten von Kindern und für Todesursachen (The Working Group on The Information System, 1976). In der Bundesrepublik Deutschland gibt es dagegen kein einziges nationales, bevölkerungsbezogenes Register für eine chronische Krankheit. Es existieren allerdings einige solcher Register für kleinere Regionen. Als Beispiel seien die Krebsregister des Saarlandes, von Baden-Würtemberg und das der Stadt Hamburg genannt.

Die kurze Diskussion sollte verdeutlichen, daß keinesfalls eine einzige Art der Beschreibung des Krankheitszustands (besser Krankheitszustands) von Bevölkerungen ausreicht. Vielmehr müssen zahlreiche existieren, damit diese Daten zu Informationen über den Krankheitszustand von Bevölkerungen verdichtet werden können. Richtet man sein Augenmerk mehr auf die positive Gesundheit dann wird der Erhebung bei dem Betroffenen in der Bevölkerung noch eine größere Bedeutung zukommen als heute. Solche Ansätze werden in der OECD (1980) und von der WHO (1985) diskutiert.

C.II.2. Neuere Erhebungs- und Analysetechniken

In diesem Abschnitt werden solche Verfahren angesprochen, die besonders dazu geignet
sind, zur besseren Zielerreichung des Gesundheitsinformationssystems beizutragen, nämlich:

- Stichproben oder Vollerhebungen
- Mehrzweckerhebungen
- Alternative Erhebungs- und Analysetechniken
- Einheitlicher minimaler Grunddatensatz (Minimum Basic Data Set).

Methoden gibt und wie diese eingesetzt werden könnten.

Stichproben oder Vollerhebungen

Die amtliche und auch die nichtamtliche Statistik benutzen sowohl Stichproben (Erhebung von zufällig ausgewählten Teilgesamtheiten) als auch Vollerhebungen zur Erfassung
der sie interessierenden Tatbestände. Vollerhebungen kommen vor allem auf dem Gebiet
der Bevölkerungsstatistik (Geburten, Sterbefälle, Eheschließungen) und auf dem Gebiet
der Ressourcen des Gesundheitswesens vor (Krankenhäuser, planmäßige Betten in Krankenhäusern, Personal im Gesundheitswesen, Personal in Krankenhäusern), Stichproben beobachten wir beim Mikrozensus (Zusatzerhebungen über die Gesundheit) und in der Statistik
der gesetzlichen Krankenversicherung (Stichprobe der Leistungsfälle).

Während Vollerhebungen es gestatten, die erfaßten Kollektive in Umfang und Struktur
genau zu beschreiben, ermöglichen Stichproben Schätzungen über Umfang und Strukturen
der Zielbevölkerung sowie Hochrechnungen auf die Grundgesamtheit. Stichprobenerhebungen kosten allerdings nur einen Bruchteil der Beträge, die für Vollerhebungen anzu-
setzen sind. Bei oberflächlicher Betrachtung kann der Eindruck entstehen, daß Vollerhebungen im Vergleich zu Stichproben immer vorteilhaft sind. Das ist aber nicht so,
denn:

- in Stichproben können Sachverhalte erhoben werden, die einen großen Erhe-
bungsaufwand erfordern, wie z.B. persönliche Interviews oder ärztliche Untersuchungen.
Eine ganze Bevölkerung in einer relativ kurzen Zeitperiode ärztlich untersuchen zu
lassen, wäre nicht durchführbar,

- in Stichprobenerhebungen können schwierig zu erhebende Tatbestände (Alko-
holkonsum, Beschwerden bestimmter Art) einbezogen werden, da wegen der geringeren
Anzahl der zu Befragenden erfahrene Interviewer eingesetzt werden können,

- Stichprobenerhebungen gestatten die Durchführung einer weitgehenderen Qua-
litätskontrolle der Datenerhebung als dieses in Gesamterhebungen möglich ist. Es ist
z.B. möglich, einen großen Anteil der Interviews ganz oder teilweise zu wiederholen, um
Antwortvariationen der Befragten und Einflußmöglichkeiten der Interviewer auf die Fragen festzustellen.

- Wegen des geringeren Umfanges der Stichproben (im Vergleich zur Vollerhebung) kann diese schneller durchgeführt und abgeschlossen werden. Das bedeutet, daß
aus ihr im allgemeinen schneller Ergebnisse als aus Vollerhebungen zu erwarten sind.
Das heißt, die Ergebnisse besitzen i.a. eine höhere Aktualität.

Nachteile von Stichproben, also Vorteile von Vollerhebungen ergeben sich auf folgenden
Gebieten:

- Vollerhebungen ergeben vollständige Berichte über die Erhebungstatbestände
für festgelegte Zeitpunkte oder Zeiträume

- Während bei Stichprobenerhebungen die Gefahr der Verzerrung der Ergebnisse
nicht unbeträchtlich ist, (s. z.B. Schach and Schach, 1978 und 1979) tritt dieses
Problem bei Vollerhebungen nicht auf, sofern dort die Anteile von Nichtantwortenden
gering sind.

Es ergibt sich also, daß wegen ihrer beträchtlichen Vorteile, Stichproben verstärkt auch im Gesundheitsinformationssystem eingesetzt werden könnten. Zu denken wäre an Erhebungen über den Gesundheitszustand, über die Inanspruchnahme von Leistungen, über die ambulante und stationäre Versorgung, über Medikamentenkonsum, etc. Solche und andere Erhebungen auf Stichprobenbasis existieren bereits in anderen Ländern. In der amtlichen Statistik der Bundesrepublik Deutschland gibt es keine Erhebungen mit diesen Themenschwerpunkten.

Mehrzweckerhebungen

Als Mehrzweckerhebungen bezeichnet man Erhebungen (vorwiegend auf Stichprobenbasis), die mehrere inhaltliche Bereiche der Gesundheitsstatistik gemeinsam zu erfassen suchen. Zu denken wäre z. B. daran, in einer Erhebung die Erfassung des Gesundheitszustands, die Inanspruchnahme medizinischer Leistungen, soziodemographische Faktoren und gesundheitsrelevantes Verhalten zu kombinieren. Eine solche Mehrzweckerhebung bietet Analysemöglichkeiten, die weit über die Erkenntnismöglichkeiten der einzelnen Erhebungsschwerpunkte hinausgehen (s. z.B. Kohn and White, 1976). Es können z.B. Teilergebnisse im weiteren Studienrahmen überprüft und Erklärungen für Beobachtungen im größeren Zusammenhang gesucht werden.

Eine Erweiterung von Vielzweckerhebungen ist auch derart denkbar, daß in ihnen sonst getrennt durchgeführte Erhebungstypen zusammengeführt werden. So gibt es neuerdings Ansätze in Finnland (Reunanen, 1977), und in der Bundesrepublik (Infratest, Hoffmeister, Pflanz, et al, 1980), die Interviewerhebungen mit Untersuchungen koppeln. Ähnliche Ansätze benutzt das National Center for Health Statstics bereits seit einigen Jahren bei der Erhebung über den Gesundheits- und Ernährungszustand der amerikanischen Bevölkerung (National Center for Health Statistics, 1973). Dabei wird das Ernährungsmuster erfragt, der Ernährungszustand durch medizinisches Personal (Ärzte, Schwestern) in Untersuchungen festgestellt.

Mehrzweckerhebungen erscheinen dann besonders geeignet, wenn die gemeinsame Analyse der verschiedenen Erhebungsschwerpunkte dazu führt, daß dadurch neue Zusammenhänge aufgedeckt werden können, vorher nicht durchführbare Beurteilungen ermöglicht oder Veränderungen in der Zeit bei Teilbereichen des Gesundheitswesens beobachtet werden können, von denen bekannt ist, daß sie sich gegenseitig beeinflussen. Mehrzweckerhebungen gehen im Untersuchungsansatz nicht so sehr in die Tiefe, denn sie versuchen, eine breitere Palette von Merkmalen zu erfassen. Damit gelingt es ihnen u.U., der Komplexität der Realität näher zu kommen als es vertiefte Spezialerhebungen zulassen. Da es einer Erhebung aber kaum gelingen kann, zahlreiche Phänomene und ihre Ursachen vertieft zu beschreiben, wird mit Mehrzweckerhebungen daher die Beschreibung, mit vertieften Erhebungen eher ein analytischer Ansatz verfolgt. Beide Erhebungstypen haben daher ihren Platz im Rahmen des Gesundheitsinformationssystems.

Alternative Erhebungs- und Analysetechniken

Die zur Zeit im Gesundheitswesen verwandten Erhebungsmethoden sind Befragungen (persönliche Interviews, telefonische Befragungen), das Registrieren von Tatbeständen (wie z.B. im Meldewesen) und die Erstellung von Unterlagen im Verwaltungsprozeß (Leistungsunterlagen der gesetzlichen Krankenversicherungen). Dabei stehen nur die ersten beiden Erhebungsmethoden mit Zielen im Zusammenhang, die unmittelbar für die Gesundheitsstatistik relevant sind. Der Zweck der Unterlagen in der gesetzlichen Krankenversicherung ist zunächst ein abrechnungstechnischer. Da die Daten auch Tatbestände beschreiben, die für Analysen der Inanspruchnahme von Leistungen wichtig sind, besteht Interesse an der weiteren Nutzung solcher Daten (Schach, 1981b).

Die traditionellen Erhebungsmethoden können schon heute beträchtlich erweitert werden. Dabei stammen Anregungen für Neuentwicklungen oder für neue Ansätze besonders aus den U.S.A., wo die Güte der Daten aus traditionellen Erhebungen über den Gesundheitszustand auf der Basis persönlicher Interviews (Cannell, Marquis, Laurent, 1977), auf der Basis von Erhebungen bei Laien oder beim medizinischen Fachpersonal gründlich untersucht wurde. Aus diesen Untersuchungen entwickelten sich Methoden zur verbesserten Gestaltung der Instrumente. Reiche Erfahrungen zu dieser Thematik sind der Serie 'Data Evaluation and Methods Research' des National Center for Health Statistics der U.S.A. zu entnehmen (National Center for Health Statistics, Series 2, seit 1963).

Unter den in der Weiterentwicklung befindlichen Verfahren sollen jeweils eines aus dem Bereich der Erhebungstechnik und eines aus dem Bereich der Analysen genannt werden. Zahlreiche Untersuchungen des oder im Auftrag des National Center for Health Statistics der U.S.A. bemühten sich darum, die Qualität der durch Befragungen zu erreichenden Daten zu untersuchen. Aus diesen empirischen Studien ergaben sich praktische Konsequenzen bezüglich der Ausgestaltung von Fragebögen und bezüglich anderer Aspekte der Erhebungstechnik. Das National Center implementierte praktische Verbesserungsvorschläge zur Behebung aufgedeckter Mängel und versuchte Anstöße zur Entwicklung neuer Erhebungsverfahren zu geben. Eine dieser Neuentwicklungen ist das Telefoninterview. Diese Form der Befragung hat es schon lange gegeben. Sie wurde für Untersuchungen mit wissenschaftlichem Anspruch bisher jedoch noch kaum eingesetzt, weil man dem persönlichen Interview mehr vertraute. Die Untersuchungen des National Center zeigten aber, daß diese Form der Befragung durchaus ernsthaft in Erwägung zu ziehen ist, wenn bestimmte Gegebenheiten im Zielkollektiv und für die Befragungstatbestände vorliegen. So können Telefoninterviews bei einfachem Befragungsgegenstand, für weniger mobile Bevölkerungsteile, in befragungsmüden Bevölkerungsgruppen durchaus zu höheren Responseraten führen als dieses für persönliche Interviews zu erwarten wäre. Ein kürzlich erschienenes Buch beschäftigt sich ausführlich mit der Problematik (Groves and Kahn, 1979). Eine solche Befragungsform ist natürlich nur dann gerechtfertigt, wenn der Besitz des Telefons in der Bevölkerung sehr weit verbreitet ist und man nicht erwarten kann, daß durch Auswahl von Telefonbesitzern keine großen Verzerrungen gegenüber der angestrebten Zielbevölkerung vorliegen. Zugang zu den Befragten bekommt man durch Wählen von bekannten Telefonnummern oder durch das Wählen zufällig ausgewählter Ziffern. Besonders die letzte Methode gewinnt an Bedeutung, erstens weil sie relativ leicht durchzuführen ist und zweitens weil sie den Bedürfnissen des Persönlichkeitsschutzes insofern entgegenkommt als Interviews tatsächlich nun auch anonym durchgeführt werden können. Wenn die Erhebung als Querschnittsstudie geplant ist, dann kann der Zugang zu den Probanden durch das Wählen von Zufallsziffern genügen, denn die Notwendigkeit zu einem späteren Kontakt mit demselben Probanden oder Haushalt entfällt.

Auch aus dem Bereich der Analysemethoden sollen neue Techniken vorgestellt werden. Diese Techniken wurden als Antwort auf immer wieder auftauchende Probleme bei der statistischen Analyse von Erhebungsdaten entwickelt. Beide hier angesprochenen Probleme sind bei der Datenanalyse im Rahmen von Gesundheitsinformationssystemen zu erwarten. Daher ist es besonders wichtig, daß Lösungsansätze für sie gefunden wurden. Es handelt sich dabei um die Möglichkeiten der analytischen Verarbeitung von Daten aus Stichprobenerhebungen und um die Schätzung von Größen für geographische Untereinheiten der Untersuchungsregion bei landesweiten Erhebungen.

Jede Stichprobenerhebung von Daten erfordert, daß Schätzungen für die Stichprobe und Hochrechnungen für die Grundgesamtheit entsprechend dem Stichprobenplan vorgenommen werden. Wie dabei vorzugehen ist, sagt uns die Stichprobentheorie. Was diese Theorie uns nicht verrät, ist, wie wir bei Zusammenhangsanalysen auf der Basis von Stichproben vorgehen sollen (McCarthy, 1969). Das Problem kann an folgendem Beispiel erläutert werden. Wenn im Rahmen einer Stichprobe bestimmte Bevölkerungsgruppen eine größere Chance haben in die Stichprobe zu gelangen als andere, dann haben jene in der Stichprobe auch eine größeres Gewicht als ihrem Bevölkerungsanteil zukommt. Schätzt man aus dem ungewichteten Material dieser Stichprobe nun die Korrelation z.B. zwischen Alter und der Inanspruchnahme von Medikamenten, dann kann diese gegenüber der richtigen Schätzung verzerrt sein. Das wäre dann der Fall, wenn die Beziehung bei der verstärkt ausgewählten Gruppe eine andere als beim Rest der Stichprobe wäre. Die Beziehung in der verstärkt auftretenden Teilgruppe würde die Gesamtkorrelation dann überproportional beeinflussen und so zu einem verfälschten Gesamtergebnis führen. Für dieses Problem gibt es noch keine allgemein anwendbaren Methoden. Daher müssen Zusammenhangsschätzungen aus nicht selbstgewichtenden Stichproben mit Skepsis betrachtet werden.

Über das Interesse hinaus, Werte von Korrelations- und Regressionskoeffizienten aus Stichprobenerhebungen zu schätzen, werden auch Aussagen über deren Variabilität notwendig. Das ist insbesondere dann der Fall, wenn beurteilt werden soll, ob sich mehrere solcher Werte unterscheiden.

Es bestand also die Notwendigkeit, Statistiken die Zusammenhänge beschreiben, und solche, die deren Variationen angeben, zu entwickeln. Wichtige Spezialfälle dieser Aufgaben wurden vom U. S. National Bureau of the Census und dem National Center for Health Statistics mit einer von beiden Institutionen entwickelten Methode bearbeitet. (englisch: Pseudoreplication). Die Methode wurde zunächst theoretisch entwickelt und dann empirisch am Beispiel von Daten des amerikanischen Gesundheitswesens überprüft (McCarthy, 1969).

Im Gesundheitswesen besteht weiterhin die Notwendigkeit, beschreibende Größen, wie Erkrankungsraten, Raten der Inanspruchnahme von Leistungen, nicht nur auf nationaler Ebene sondern für kleinere geographische Einheiten- wie z.B. Bundesländer, Städte- zu schätzen. Um für diese Regionen nicht bereits vorhandene Erhebungen wiederholen zu müssen, wurde eine Methode entwickelt, die es gestattet, auf nationaler Ebene erhobene Daten zu benutzen, um Schätzungen der gewünschten Raten für kleinere Regionen vorzunehmen. Die Methode -small area estimation (Schätzung für kleine Gebietseinheiten) genannt- wurde in den letzten Jahren in den U.S.A. entwickelt und verfeinert (Levy, 1977; Schaible, Brock, Casady, et al.,1979).

Einheitlicher minimaler Grunddatensatz

(Minimum Basic Data Set). Es handelt sich dabei um einen Datensatz, der für ausgewählte Statistikbereiche und eine begrenzte Anzahl von Variablen nach einheitlichen Grundsätzen erhoben wird. Der Vorteil eines solchen einheitlichen Datensatzes liegt darin, daß er die Voraussetzungen dafür schafft, daß Daten der verschiedenen Erhebungsinstitutionen gemeinsam analysiert werden können und dadurch Vergleiche zwischen den Erhebungsinstitutionen oder -einrichtungen möglich werden. Erste Diskussionen über solche möglichen Datensätze begannen Anfang der 70iger Jahre in den U.S.A. Eine eigens zur Diskussion von Krankenhausentlassungsdaten zusammengerufene Konferenz (Murnaghan and White, 1970), kam damals zu dem Schluß, daß einer Vielzahl von Zwecken gedient sei, wenn eine begrenzte Anzahl von Standarditems für alle Patienten, die aus dem Krankenhaus entlassen werden, verfügbar wäre und daß es machbar erschiene, einen minimalen Grunddatensatz zu empfehlen, der für alle Patienten routinemäßig erhoben wird (National Center for Health Statistics, 1974a). Inzwischen sind diese Bemühungen in die Tat umgesetzt worden und aus den ursprünglichen Vorschlägen entwickelte sich ein einheitlicher, minimaler Grunddatensatz, der von vielen Krankenhäusern für Akutkranke in den U.S.A. nach einheitlichen Regeln eingesetzt wird (National Center for Health Statistics, 1980a).

Analog zu den Entwicklungen für den minimalen einheitlichen Grunddatensatz für stationäre Patienten wurde an einem entsprechenden für die ambulante Versorgung gearbeitet. Wieder begann diese Aktivität mit einer Grundsatzkonferenz (Murnaghan, 1973). Im August 1974 erschien dann eine Empfehlung über den Inhalt für einen Grunddatensatz für die ambulante Versorgung, der in dieser Form das Ergebnis von Vereinbarungen mit den wichtigsten wissenschaftlichen Institutionen, Fachgesellschaften und zahlreichen Universitätsinstituten der U.S.A. war (National Center for Health Statistics, 1974).

Aus diesen wenigen Bemerkungen geht hervor, daß eine weit verbreitete vereinheitlichte Datenerhebung von wichtigen soziodemographischen Merkmalen die Nutzungsmöglichkeiten von Daten beträchtlich erhöhte. Damit würden auch andere heute undenkbare Wege möglich, nämlich z. B. die Verknüpfung von Daten des Gesundheitswesens mit solchen anderer Statistikbereich (z.B. Verkehrswesen, Bildung, Finanzwesen).

C.II.3. Systematiken

Wie oben gezeigt, gewinnt die Statistik des Gesundheitswesens an analytischen Möglichkeiten, wenn sie auf vielen Gebieten und auf zahlreichen Wegen Vereinheitlichung und Standardisierung anstrebt. Diese Vorgehensweise ist die Voraussetzung dafür, daß Vergleiche zwischen Institutionen, Regionen, Bevölkerungsgruppen, Einrichtungen, etc möglich werden und sie ist besonders wichtig für gewachsene Gesundheitssysteme wie das der Bundesrepublik Deutschland. Auch die Verwendung von Systematiken verfolgt diesen Zweck. Systematiken dienen dazu Tatbestände, Zustände, Beobachtungen, Gegebenheiten u.s.w. nicht im Original zu speichern und zu verarbeiten sondern diese zu ordnen und zu klassifizieren. Dabei müssen Wahlen getroffen werden, und strittige Entscheidungen bleiben nicht aus. Trotz der berechtigten Kritik an ihnen haben weitverbreitete Systematiken dazu beigetragen, daß wir heute in der Lage sind, in manchen Bereichen des Gesundheitswesens zeitliche Trends zu beobachten sowie regionale und internationale Vergleiche anzustellen.

Durch die Einführung der Internationalen Klassikation der Krankheiten und Todesursachen (ICD)- heute in der 9. Version angewendet (Bundesministerium für Jugend, Familie und Gesundheit, 1980)- gelingen solche Vergleiche zwischen vielen Ländern und zumindest für die letzten 12 Jahre, besonders für die Todesursachen. Ob dieser Schlüssel generell auch für die Kodierung von Krankheiten Verwendung finden soll, ist offen, denn es kommt bei der Auswahl auf den Zweck der konkreten Erhebung an (Schwartz und Schwefel, 1978). Sollen z.B. von Patienten in der ambulanten Praxis vorgetragenen Symptome oder Kontaktanlässe kodiert werden, so eignet sich u. U. ein spezifischer Schlüssel für solche Anlässe besser (z.B. National Center for Health Statistics, 1974b). Die Weltgesundheitsorganisation hat kürzlich auch einen Schlüssel zur Kodierung von krankheitsähnlichen Zuständen und Behinderungen veröffentlicht (World Health Organisation, 1980), der zunächst als Diskussionsgrundlage dienen soll und später womöglich als Empfehlung herausgegeben wird. Es bleibt zu hoffen, daß auch ein solcher Schlüssel oder ähnlicher Schlüssel eine der ICD entsprechende Verbreitung findet, damit die Krankheitsdaten von Bevölkerungen innerhalb von Ländern und zwischen diesen vergleichbar werden.

Verbindliche Schlüssel fehlen allerdings auf vielen anderen Gebieten. Zu nennen wären Schlüssel für medizinische Verfahren, für Medikamente, für medizinische Einrichtungen und deren Ausstattungsgegenstände. Ansätze hierzu existieren bereits auf einigen Gebieten. Diese Schlüssel dürfen nicht Selbstzweck sein, sondern sie hätten im Rahmen der Bewertung unseres Gesundheitswesens, seiner Erfolge und seiner Schwachstellen eine zentrale Bedeutung. Durch sie würden Fragen zur Effektivität und Effizienz von Versorgungsaspekten beantwortbar, für die wir heute nur grobe Hinweise bekommen können. Ihre Existenz würde es ermöglichen, Behandlungsmuster für ein und dieselbe Krankheit in verschiedenen Krankenhäusern, in Krankenhäusern und bei ambulant tätigen Ärzten und zwischen diesen zu vergleichen. Heute sind solche Untersuchungen nur mit sehr großem Aufwand möglich, wobei die Vergleichbarkeit der Daten immer der kritische Engpaß ist.

C.III. Datenquellen

Dieser Aspekt des Gesundheitsinformationssystems muß unter zwei Gesichtspunkten betrachtet werden. Einmal geht es darum zu überlegen, welchen Inhalt und welche Form Datensysteme im Rahmen eines integrierten Gesundheitsinformationssystems haben können. Zum anderen sind Kriterien anzugeben, die die Beurteilung von vorhandenen Datenquellen bezüglich ihrer Qualität gestatten. Die Diskussion darüber, wie zukünftige Datensysteme aussehen könnten, sollte unter Beachtung der oben genannten Prinzipien geführt werden. Sie muß aber auch heute Machbares berücksichtigen. Unter dem zuletzt genannten Gesichtspunkt kommt dem Hinweis auf Verfahrensweisen im Ausland besondere Bedeutung zu.

Eine Besprechung vorhandener Datenquellen, wenn sie von einer Liste von Kriterien ausgeht, wird Vor- und Nachteile dieser Quellen aufzeigen. Sie dient dazu, fehlende Aspekte zu verdeutlichen und Schwerpunkte der Arbeit hervorzuheben. Die Gegenüberstellung von erforderlichen und von vorhandenen Datenquellen verdeutlicht dann die inhaltlichen und methodischen Stärken und Lücken in den Datensystemen. Diese Analyse vermag eventuell auch zu zeigen, wo Lücken durch geringfügige Veränderungen behoben werden könnten. Eine solche Analyse für Daten im Gesundheitswesen der Bundesrepublik wurde vorgelegt (Brennecke, Greiser, Paul, Schach, 1981).

C.III.1. Entwicklung von Datensystemen für ein Gesundheitsinformationssystem

Wir wollen nun die oben genannten inhaltlichen Datenbereiche diskutieren, die unter dem
Aspekt der Beurteilbarkeit des Gesundheitswesens durch die Öffentlichkeit notwendig
sind. Diesem Abschnitt obliegt es daher zu beschreiben, welche Methoden verwandt werden
können, um die inhaltlichen Datenbereiche zu erfassen. Dabei werden die Erfahrungen
anderer Länder mit eingebracht.

Gehen wir dazu noch einmal zu der Abbildung C.1. zurück. Sie beschreibt welche Daten
für Managementzwecke und welche zur Beurteilung des Gesundheitswesens benötigt werden.
Für alle dort genannten Datenteile wird nun angegeben, welches Datenerhebungsverfahren
zur Datengewinnung am besten geeignet ist. Diese Zusammenstellungen sind den Tabellen
C.3. und C.4. zu entnehmen.

Da sich die Datenbereiche z. T. überlappen, sind auch entsprechende Erhebungsmethoden
in den Tabellen C.3. und C.4. identisch. Bei Betrachtung der Tabellen zeigt sich, daß
nicht alle Arten von Erhebungsmethoden Daten zu jedem Datenbereich liefern können. Aus
diesem Grund besteht eine der wichtigsten Aufgaben des Gesundheitsinformationssystem
darin, dafür zu sorgen, daß sich die zu ein und demselben Erhebungsbereich anfallenden
Daten gegenseitig ergänzen und daß die Daten verschiedener Erhebungsbereiche entsprechend der Zielsetzung des Gesamtsystems zusammenfügbar (durch horizontale und vertikale Verknüpfung) sind. Diese Zusammenfügung kann durch Verknüpfung auf der Ebene des
Individuums, wie z.B. über Personenkennzeichen, oder aber durch die Kombination von
Daten der gleichen Aggregationsstufe (also z.B. auf der Basis von Regierungsbezirken)
erreicht werden.

C.III.2. Verknüpfungsmöglichkeiten von Daten

Die Möglichkeit des Zusammenfügens von Daten werden davon bestimmt, ob von Anfang an
dafür Vorkehrungen getroffen wurden. Diese Vorkehrungen sind sowohl auf technisch-
methodischen als auch auf inhaltlichen Gebieten notwendig. Je nach Art der Vorbereitungen sind dann auch die Möglichkeiten des Zusammenfügens unterschiedlich. Dabei können
wir zwei Arten des Zusammenführens von Daten unterscheiden, nämlich

- für Individuen

Wird eine Zusammenführung von Daten für Individuen geplant, so ist wohl das Personenkennzeichen oder ein anderes entsprechend weit verbreitetes Kennzeichen (z.B. die Social Security Number in den U.S.A., die Rentenversicherungsnummer in der Bundesrepublik Deutschland) von Personen die Voraussetzung dafür. In allen skandinavischen Ländern (Lunde, Lundeborg, Lettenstrom, et. al. 1980) gibt es solche Personenkennzeichen,
womit die Voraussetzungen für die Datenzusammenführung auf individueller Ebene aus
verschiedenen Quellen gegeben sind. Es ist somit möglich, sowohl beschreibende Untersuchungen als auch erklärende Analysen durchzuführen. Die sehr detaillierten Untersuchungen des Gesundheitssystems in Finnland (der Finish Social Security Institution)
sowie epidemiologische Studien aus Norwegen (z.B. Zusammenführung von Geburten- und
Sterberegisterdaten, um die Gründe für die Säuglingssterblichkeit laufend zu beobachten) zeigen eindrucksvoll die dort gegebenen Möglichkeiten.

Allerdings ist gerade in diesen Ländern die Diskussion um die Mißbrauchsmöglichkeiten
von Daten sehr intensiv. Daher sind auch sehr ausführliche Anweisungen zum Datenzugang
und zur Verwendung vorhanden. Tabelle C.5. zeigt, welche Länder Personenkennzeichen
haben, welche Individualdaten sie enthalten und ob sie universell vergeben und ob diese
Kennzeichen universell verwendet werden (Lunde, Lundeborg, Lettenstrom, et. al.,
1980). Daraus geht hervor, daß nur Dänemark, Finnland Norwegen, Schweden, Israel,
Jordanien und Großbritanien universell (also an alle Bürger des Landes) Personenkennzeichen vergeben. Aber nur in Dänemark, Norwegen und Schweden wird dieses Kennzeichen

Tabelle. C.3. Datenerfordernisse und Erhebungsmethoden zur Beschreibung von Input und Output im Gesundheitswesens

Datenbereich	Erhebungsmethode(n)				
	Erhebungen in der Be-völkerung	Register	Erhebungen bei Ver-sor-gern	Erhebungen bei Einrich-tungen	Spezial-erhebun-gen
Input					
1. Ressourcen des Gesundheits-wesens					
Personal		+		+	
Kapital		+	+	+	
Verflechtung von Personal und Kapital			+	+	+
2. Gesundheits-ausgaben	+		+	+	+
Output					
1. Verfahren und Leistungen			+	+	
2. Ergebnisse (Gesundheits-zustand,	+	+	+	+	+
Inanspruch-nahme von Leistungen)	+		+	+	
3. Kosten	+		+	+	+

Tabelle C.4. Datenerfordernisse und Erhebunsmethoden zur Beurteilung der Systemaktivitäten

Variable	Erhebungsmethoden				
	Erhebungen in der Be- völkerung	Register	Erhebungen bei Versor- gern	Versor- gungsein- richtungen	Spezial- erhebun- gen
Input					
Ressourcen		+	+	+	
Bevölkerung					
Gesundheits- zustand	+	+	+	+	+
Inanspruch- nahme	+		+	+	
Output					
Gerechtigkeit	+				+
Pers. Freiheit	+				+
Qualität der Versorgung	+		+	+	+
Gesundheit als Wert	+				+
Ressourcen- allokation	+		+	+	
Risikoabsi- cherung	+				

Tabelle C.5. Personenkennzeichen: Verbreitung und Eigenschaften

Länder	Merkmale im Kennzeichen enthalten			Kennzeichen vergeben	Kennzeichen Universell verwendet
	Geburts-tag	Geschlecht	Geburts-ort		Universell
Systeme für die Bevölkerung					
Europa					
BRD	+	+		nein	nein
Dänemark+	+	+		ja	ja
Finnland+	+	+		ja	nein, nur im öffentlichen Sektor
Frankreich	+(nur Monat und Jahr)	+	+		nein, nur im öffentlichen Sektor
Island	+	+		ja	nein, nur im Bevölkerungsregister
Niederlande				ja	nein
Norwegen	+	+		ja	ja
Portugal	+			nein	nein
Schweden	+	+		ja	ja
Südamerika					
Argentinien	+(nur Jahr)+			nein	nein
Chile	+		+	nein	nein
Kolumbien	+	+		nein	nein
Peru	+(nur Jahr)+			nein	nein
Uruguay				nein	nein
Vorderer Orient					
Israel				ja	nein
Jordanien	+(nur Jahr)+			ja	?
Gesundheitssysteme					
Großbritanien	+(nur Jahr)	+		ja	nein, nur im National Health Service
Australien	+			nein	nein
Andere					
U.S.A.	+(nur Jahr)	+		nein	nein

im öffentlichen und privaten Bereich zur Personenkennzeichnung verwendet. Das bedeutet, daß nur in diesen Ländern die Möglichkeit einer vielfältigen Datenenverknüpfung auf individueller Ebene gegeben ist.

- für Aggregate von Individuen

Neben der Zusammenführung von Daten auf individueller Ebene, für die ein universell vergebenes und universell verwandtes Personenkennzeichen die Voraussetzung bildet, ist eine Zusammenführung auch ohne dieses Kennzeichen möglich. Allerdings können Daten dann nur für Personengruppen zusammengeführt werden und auch das nur, wenn besondere Voraussetzungen dafür gegeben sind. Selbstverständlich sind diese Voraussetzungen Gemeinsamkeiten beider Datensätze bezüglich der gleichen Region, bezüglich gleicher demographischer Merkmale, bezüglich der gleichen Versichertengruppe oder bezüglich der Versorgten in einer Einrichtung. Da Daten der Bevölkerungsstatistik sich typischerweise nach geographischen (Bundesländer, Städte, Gemeinden, Wahlbezirke) Gesichtspunkten untergliedern und solche geographischen Einheiten auch als Versorgungsregionen eine Bedeutung haben können, wird eine Verknüpfung über geographische Einheiten sich als günstig erweisen, weil man für eine solche Analyse Daten in verschiedenen Quellen vorfinden wird. Allerdings ist zu berücksichtigen, daß eine Analyse auf der Basis von geographischen Einheiten sehr viel von der tatsächlich vorhandenen Variation in den Variablen (Information) verschweigt, weil durch die Aggregation die unterschiedlichen Werte über alle Untereinheiten der Region 'gemittelt' werden und damit die Möglichkeit, diese Variation zu erkennen, verlorengeht. Ein gutes Beispiel für einen solchen Informationsverlust bietet der erste deutsche Krebsatlas (Frentzel-Beyme, Leutner, Wagner, et al, 1979), der die Krebsmortalität nach Krankheitsarten und Bundesländern für die Bundesrepublik Deutschland darstellt. Es zeigt sich, daß durch die dort gewählte sehr starke Aggregation der Daten (nämlich für Bundesländer) regionale Unterschiede in der Krebsmortalität nur sehr grob beschrieben werden können. Dies war eine Folge der Verfügbarkeit und der geographischen Zuordenbarkeit der Daten in der Bundesrepublick Deutschland. Eine solche Darstellung schloß fast alle Möglichkeiten der Regionalanalyse aus. Der inzwischen veröffentlichte Krebsatlas auf Kreisebene (Becker, Frentzel-Beyme, Wagner, 1984) ermöglicht die Erkennung regionaler Häufungen von erhöhten Krebsraten und die Beobachtung von auffälligen Veränderungen im zeitlichen Verlauf. Anhand solcher Information kann man den Gründen für Häufungen und für auffällige Veränderungen nachgehen.

Voraussetzung für solche Zusammenführungen auf Regionalebene wäre das Mitführen der Postleitzahl oder anderer Regionalkennzeichen in zahlreichen Datensätzen. Dieser Tatbestand ist aber z.Z. nur für wenige Datenkörper gegeben. Daher wird auch in der nahen Zukunft routinemäßiges Datenlinkage für Regionen in der Bundesrepublik schwierig sein.

Ergänzend ist festzustellen, daß einzelne Datenquellen für ein Gesundheitsinformationssystem die in Kapitel A genannten Eigenschaften haben sollten, nämlich:

> auf eine definierbare Bevölkerung beziehbar,
> auf Personen beziehbar,
> auf Probleme bezogen,
> auf Versorger beziehbar,
> auf Verfahren beziehbar.

Es ist nun zu prüfen, inwieweit diese Anforderungen für Datensätze der Gesundheitsstatistik der Bundesrepublik Deutschland bereits zutreffen. Wir wenden uns daher den vorhandenen Datenquellen zu und versuchen, Kriterien zu deren Beurteilung anzugeben.

C.III.3. Prinzipien zur Beurteilung von Datenquellen

Bei der Suche nach vorhandenem Datenmaterial auf dem Gebiet des Gesundheitswesens muß man auf Quellen aus der amtlichen und anderer Statistikbereiche zurückgreifen. Während die Datenquellen der amtlichen Statistik mehr Material zur Beschreibung des Sozial- und Gesundheitssystems liefern, entnehmen wir den Quellen der nichtamtlichen Statistik eher Daten, die vorrangig Geschäftsführungszwecken dienen, Verwaltungsvorgänge dokumentieren oder spezielle Forschungsfragen beantworten. Obwohl dieses grundsätzlich möglich wäre, werden die erste Gruppe von Daten leider nur in ganz wenigen Ländern dazu benutzt, sie zu Information über das Gesundheitswesen zusammenzuführen. Routinestatistiken oder nicht weiter analysierte Daten wiederum liefern oft kaum Unterlagen, die Managemententscheidungen unterstützen könnten. Obwohl die Sammlung von Daten des Gesundheitswesens (Derbundesminister für Jugend, Familie und Gesundheit, 1983) eine sehr wichtiger erster Schritt ist und in dem Band auch Trends und Vergleiche angestellt werden, sollte dieser jährliche Band durch Sichtung, Zusammenführung und Interpretation von Daten aus verschiedenen Quellen ergänzt werden. In vielen Ländern fehlen den Institutionen der halbamtlichen und nichtamtlichen Statistik die Mittel, eigene Programme mit statistischer Ausrichtung durchzuführen. Das führt dazu, daß kaum Wettbewerb zwischen den Institutionen mit Datenerhebungsverantwortung entstehen kann. Eine Ausnahme bildet Finnland, wo auf dem Gebiet des Gesundheitswesens die staatliche Sozialversicherung ein gut ausgebautes Statistiksystem besitzt, das sich rühmt, mit dem finnischen Statistischen Bundesamt sogar auf einem von dessen ureigenen Gebieten in Konkurrenz zu treten, wenn es nämlich um die Fortschreibung der finnischen Bevölkerungsanzahl geht.

Vor diesem Hintergrund wird die Beurteilung von vorhandenen Datenquellen im Gesundheitswesen in dreierlei Hinsicht vorgeschlagen. Zunächst wird versucht, deren Inhalt, dann deren Methodik und dann deren sonstige Eigenschaften zu beurteilen. Zu den letzteren gehören Aspekte der Interpretation von statistischen Daten, zur Verfügungstellung der Daten zur Weiteranalyse, etc.

Zur kurzen Charakterisierung der Datenquellen werden hier Kriterien verwendet, die z.T. im Rahmen der Erstellung eines Buches über Datenquellen für Sozialmedizin und Epidemiologie (Brennecke, Greiser, Paul, Schach, 1981) erarbeitet wurden. Will man Inhalte von Datenquellen beurteilen, so braucht man Auskunft über folgende Aspekte:

- Zugrundeliegende Konzepte,
- Dokumente,
  Das sind Erhebungsbögen, die die Daten aufnehmen.

- Erhebungsbereiche/Fragenzahl,
  Hierbei handelt es sich um Fragen, die einem gemeinsamen inhaltlichen
  Bereich zuzuordnen sind, also z.B. Fragen über die
  Leistungsinanspruchnahme.

- Variable,
  Aus den erhobenen Daten (z.B. Geburtsdaten von Personen) werden Variable
  formuliert (z.B. Alter in Jahren).

- Veröffentlichungen,
  Aus den vorhandenen Daten werden Teilausschnitte zur Veröffentlichung
  gewählt. Wenn wir an fortlaufende Veröffentlichungen denken, handelt es
  sich dabei meistens nur um sehr einfache Tabellen oder Darstellungen.

Zur Beurteilung der Methodik der Datenquelle müssen wir uns eine Reihe von Aspekten vor Augen führen, die oft im einzelnen nicht dokumentiert sind. Sie herauszufinden, ist aber eine Notwendigkeit, will man die Datenquelle verantwortungsvoll nutzen. Zu diesen Aspekten gehören:

- Erhebungsmethodik, insbesondere
  Erhebungsinstrumente,
  Schulungsunterlagen und Schulungen,
  Erhebungsverfahren,
  Erhebung fortlaufend oder einmalig,
  Vorstudien oder Pretests,
  Datenerhebungstechnik,
  Erhebungseinheit.

- Stichproben,
  Erhebungsplan,
  Erhebungstechnik,
  Erhebungspersonen,
  Grundgesamtheit,

Responserate.

- Erhebungszeiten,
  Erhebungszeiträume, -zeitpunkte,
  Berichtszeiträume,
  Erhebungsbeginn erstmalig.

- Methoden der Aufbereitung,
  Raten (roh, standardisiert, spezifisch),
  Standardfehler.

- Interpretation,
  Welche Schlüssel werden verwendet (nur in der Bundesrepublik Deutschland
  oder international verwandte Schlüssel),
  Merkmale, nach denen untergliedert wird.

Sonstige Aspekte

-Methodische Gesichtspunkte
  Ist Saisonalität im Stichprobendesign berücksichtigt?
  Ist Linkage zu anderen Daten möglich?
  Wird eine Fall- oder eine Personenstatistik geführt?

- Verfügbarkeit
  Werden Individualdaten oder Aggregatdaten abgegeben?
  Unter welchen Bedingungen geschieht das?
  Werden Public Use Files erstellt?
  Wie ist der Aggregationsgrad solcher Daten?

C.IV. Amtliche und nichtamtliche Statistik.

Die angegeben Eigenschaften sollten für Daten der amtlichen und der nichtamtlichen
Statistik in gleicher Weise bekannt sein. Insbesondere sollten sich beide Statistikbereiche in einem Gesundheitsinformationssystem ergänzen. Dieses sollte sowohl auf inhaltlichen als auch auf methodischen Gebieten möglich sein. Die nichtamtliche Statistik wird dabei eher Daten über Abläufe im Versorgungssystem liefern können, während
die amtliche Statistik alle Rahmendaten zur Einordnung von Datenkörpern aus Teilbereichen des Gesundheitswesens, wie bevölkerungsstatistische Daten, solche über den Gesundheitszustand, über Personal und Einrichtungen im Gesundheitswesen und über die
Kosten der Gesundheitsversorgung zur Verfügung stellt. Beide Statistikbereiche würden
auch in der Bundesrepublik Deutschland von der Vereinheitlichung von Inhalt und
Methodik profitieren. Dabei könnte das Ziel darin bestehen, etwa analog zu den oben
angesprochenen minimalen Grunddatensätzen in beiden Bereichen einheitliche Erhebungs-
und Kodierverfahren anzuwenden. So brächte eine vereinheitlichte Erhebungsmethodik für
demographische Daten wie Alter, Geschlecht, Familienstand, Familiengröße die Möglichkeit mit sich, daß Daten der amtlichen und der nichtamtlichen Statistik verknüpft
werden könnten. Weiterhin ließen sich, als Konsequenz von einheitlichen Erhebungsmethoden für solche Variablen, Daten der verschiedenen Kassen der gesetzlichen Krankenversicherung zusammenfassen. Damit gelänge es nicht nur, die Bevölkerung einer
Region nach demographischen Merkmalen zu beschreiben sondern auch alle anderen von den
Kassen erhobenen Daten zusammenfassend darzustellen. Während nämlich z.B. durch die
Gebührenordnung für Ärzte ärztliche Leistungen weitgehend einheitlich registriert angegeben werden, gibt es bisher für soziodemographische Merkmale der Anspruchsbevölkerung von Kassen keine einheitliche Darstellungs-oder Erhebungsweise über alle Kassenarten hinweg.

Anstöße zu solchen Entwicklungen könnte die amtliche Statistik geben mit dem Ziel, die
Doppelerhebung zahlreicher Merkmale zu vermeiden und die Verwendbarkeit vorhandener
Datensätze zu erweitern. Es stünden dann womöglich für die Datenzusammenführung von
Individualdaten eine Reihe von Merkmalen zur Verfügung. Zusätzlich ließen sich diese
Merkmale in aggregierter Form als Verket tungsmerkmale verwenden. So könnten bei-
spielsweise für eine Region Daten aus zwei verschiedenen Datensätzen für die Personen
weiblichen Geschlechts und bestimmten Alters zusammengeführt werden. Je mehr einheit-

lich erhobene und gespeicherte Variable es in beiden Datensätzen gäbe, auf desto weiter gegliederte Art könnten dann Zusammenführungen vorgenommen werden. Das wiederum würde die Analysemöglichkeiten erweitern, denn solche fein aufgegliederten Daten könnten nach Beendigung der Zusammenführung entweder auf dieser Aggregationsstufe analysiert oder weiter zusammengefaßt und auf einer noch höheren Aggregationsstufe weiter verarbeitet werden.

Dieses Kapitel widmete sich der Methodik der Gesundheitsstatistik. Dabei sollte gezeigt werden, welche Anforderungen aus der Sicht des Gesundheitssystems an die Methodik von Datenquellen gestellt werden müssen. Diese Anforderungen unterscheiden sich kaum von denen, die unter den Gesichtspunkten der epidemiologischen und der sozialmedizinischen Forschung im allgemeinen wichtig sind. In dem Band 'Datenquellen für Sozialmedizin und Epidemiologie' (Brennecke, Greiser, Paul und Schach, 1981) werden u.a. folgende Datenkörper diskutiert: Mortalitätsdaten, Morbiditätsdaten (Krankenblattdokumentation, Deutscher Hospital-Index, Mikrozensuszusatzerhebungen), Register, Daten aus Vorsorge-und Früherkennungsuntersuchungen (Krebs, Kinder), Berufsgesundheitsdaten (Daten des Vertrauensärztlichen Dienstes, Daten über Rentenzugänger wegen Berufs- und Erwerbsunfähigkeit), Daten der gesetzlichen Krankenversicherung, Arzneimitteldaten (aus dem ambulanten Bereich, Verordnungs- und IMS-Statistiken), Schwangerschaftsabbruchdaten und Angaben über Gesundheitsausgaben.

C.V. Methodische Ansätze für die Statistik der Umwelteinflüsse

Um die vorher (Kapitel B) begonnene Diskussion fortzuführen, wird im folgenden kurz auf die methodischen Ansätze eingegangen, die eine Statistik der Umwelteinflüsse wählen müßte, um die gestellten Fragen zu beantworten, Dabei steht dieser Teilbereich des Gesundheitsinformationssystems wegen seiner Aktualität beispielhaft für andere, die ebenso zur Darstellung hätten gewählt werden können.

Die methodischen Aspekte der Statistik der Umwelteinflüsse unterscheiden sich nicht grundsätzlich von anderen Statistikbereichen. Jedoch ist die Statistik auf dem Gebiet der Umwelteinflüsse dadurch gekennzeichnet, daß für sie die Verfahren der statistischen Versuchsplanung nicht voll anwendbar sind. Das liegt daramm daß es nicht möglich ist, Personen bestimmten Umweltrisiken zufällig zuzuordnen, um dann zu untersuchen, welchen Einfluß die Existenz oder Intensität des Stoffes auf die Gesundheit ausübt. Dieser Tatbestand hat wichtige Konsequenzen für einen möglichen Nachweis der Gesundheitsgefährdung von menschen durch den betrachteten Stoff. Daher greift man bei den Analysen im Zusammenhang mit einem möglichen Nachweius zum Vergleich ven Gruppen. Dabei stehen uns verschiedene Vorgehensweisen zur Verfügung (National Center for Health Statistics, 1977):

- Vergleiche von Gruppen mit unterschiedlichen Expositionen bezüglich des Stoffes. Gelingt es, Gruppen zu finden, die sich nur hinsichtlich der Exposition unterscheiden, sonst aber bezülich aller anderen Merkmale gleich sind, dann kann man unterscheiden, welche gesundheitlichen Beeinträchtigungen sich in beiden Gruppen ergeben und wie stark sie afüfgetreten sind. Die Schwierigkeit dieser Analyse liegt darin, Gruppen zu finden, die sich nur hinsichtlich des untersuchten Einflußfaktors unterscheiden,

- Vergleich von Gruppen, die bezüglich der erwarteten Auswirkungen (Beeinträchtigung der Gesundheit) unterschiedlich sind, um festzustellen, ob sich auch Unterschiede in Dauer und Intensität der Exposition zeigen. Diesen Studien haften alle Probleme der retrospektiven Analyse an.

- Vergleiche von Gruppen in mehreren geographischen Teilbereichen. Diese Analyse ermöglicht es u.U. die Wirkung von verschiedenen Expositionsintensitäten zu untersuchen. Vorsicht bei der Interpretation von Ergebnissen ist geboten, wenn die individuellen Eyxpositionswerte nicht bekannt sind und nur solche für Regionen oder für Gemeinden beschafft werden können. Es können sich dann Unterschiede in den Krankheitsspektren wegen anderer (z.B. Aletrs- Geschlechts-, Erwerbstätigkeitsstruktur) als der Risikofaktoren ergeben.

- Vergleiche in der Zeit. Hier geht es darum, zu untersuchen, ob die Dauer der Exposition einen Einfluß auf den Gesundheitszustand hat. Dieser Studientyp kann bestenfalls zu Dosiswirkungsbeziehungen führen, schlimmstenfalls aber keine schlüssigen Ergebnisse liefern, wen Risikofaktor und Krankheitsraten ähnlichen saisonalen Schwankungen folgen, wenn die Beobachtungsperiode zu lang ist und das Material sich auf Angaben aus dem Gedächtnis von Probanden stützt.

- Kombination des zeitlichen und geographischen Vergleichs. Diese Art des Ansatzes verfeinert den ausschließlich zeitlichen oder den ausschließlich geographischen Vergleich. Sie verleiht einer saisonalen Schwankung der Krankheitsrate Glaubwürdigkeit, wenn diese für mehrere Gegenden zu beobachten ist. Sie läßt einen vermuteten Zusammenhang zwischen Exposition und Krnakheit glaubwürdiger erscheinen, wenn er in zahlreichen Regionen wiederholt beobachtet werden kann.

- Dosis-Response-Studien. Diese Studien gehen davon aus, daß die Exposition gegenüber dem gefährlichen Stoff und ein möglicher Effekt (Gesundheitsbeeinträchtigung) für Individuen gemessen werden kann. Entsprechende Analysemöglichkeoten stehen zur Verfügung.

Mit den methodischen Aspekten der Analyse von Umwelteinflüssen und Gesundheit beschäftigte sich Schach (1980).

Über diese analytischen Verfahren zum Studium eines möglichen Zusammenhangs zwischen gefährlichem Stoff und Gesundheitsbeeinträchtigung hinaus, ist als laufende Aktivität vor allem das Umweltmonitoring im Gespräch. Bei diesem Verfahren werden Daten entweder zu möglichen Schadstoffen oder zu den Gesundheitsbeeinträchtigungen laufend aufgezeichnet und zu der Bezugsbevölkerung durch die Erstellung von Raten in Bezeihung gesetzt. Solche Raten oder Konzentrationen, wenn mit Schwankungsbereichen versehen, können über außergewöhliche Abweichungen (nämlich solche, die außerhalb des Schwankungsbereichs liegen) Auskunft geben.

Zeichnet man Gesundheitseinwirkungen laufend auf und stellt im Rahmen der zeitlichen Nachzeichnung Ausschläge fest, so kann man den Gründen für diese sofort nachgehen. Diese Aufgaben haben bevölkerungsbezogene Krankheits-, Mißbildungs- und Nebenwirkungsregister. Andererseits ist es möglich, außergewöhnliche Ausschläge in der Schadstoffkonzentration und die Dauer ihres Bestehens festzustellen und z erforschen, welche Wirkungen solche auf den Gesundheitszustand der Bevölkerung haben. Dabei sind offensichtlich die Kurzzeitwirkungen leichter nachweisbar als die langfristigen Effekte.

Aus dem vorher Gesagten geht hervor, daß die Weiterentwicklung der Methoden und die Schaffung einer adäquaten Datenbasis, die es ermöglichen würden, die Wirkung wenigstens der wichtigsten Noxen und Schadsteffe zu verfolgen, noch bevorstehen. Für viele dieser Stoffe steht deren Schädlichkeit heute fest, jedoch ist für die Bevölerung der Bundesrepublik unbekannt, mit welcher Intensität diese Schadstoffe auf sie einwirken, für welche Dauer dies schon der Fall ist, einwie hoher Prozentsatz der Bevölkerung den gefährlichsten Noxen ausgesetzt ist und welche gesundheitlichen Folgen das hat. Solche Daten könnten es ermöglichen, Die Gewichtigkeit der Schädigung einzuschätzen, um daraus Konsequenzen für die gesundheitspolitisches Handeln ziehen zu können. Da dieses, wegen der Vielzahl der möglichen Stoffe stoffbezogen kaum bewältigbar wäre, sind intensive Bemühungen um neue empirische Ansätze nötig, um die Zusammenhänge zwischen menschlicher Gesundheit und Umwelt besser verstehen zu lernen.

D. Das Gesundheitswesen der Bundesrepublik Deutschland im Spiegel der Statistik[1])

Einleitung

Die Gesundheit der Deutschen läßt sich selbstverständlich nur teilweise anhand von veröffentlichten Statistiken beschreiben. Soweit dieses jedoch möglich ist, werden im folgenden Gesundheitszustand, Inanspruchnahme von Leistungen des Gesundheitswesens, Ressourcen und Gesundheitsausgaben dargestellt. Mit Hilfe dieser Darstellung zeigen wir jedoch später auch die Lücken im vorhandenen Material auf.

Für diese Darstellung werden zeitliche Entwicklungen von ein und derselben Größe ebenso verwendet wie - soweit möglich - Vergleiche von Raten für die Bundesrepublik mit entsprechenden Raten anderer europäischer Länder. Die erste Methode erlaubt dabei die Beschreibung zeitlicher Trends, die zweite gibt Hinweise auf die relative Position der Bundesrepublik im Vergleich zu anderen Ländern Europas.

D.I. Gesundheitszustand

Der Gesundheitszustand einer Bevölkerung ist durch zahlreiche Komponenten beschreibbar. Nach der wohl umfaßendsten Definition ist Gesundheit ein Zustand vollständigen physischen, psychischen und sozialem Wohlbefindens und nicht bloß das Fehlen von Krankheit oder Behinderung (Hogarth, 1978). Abgesehen von den Schwierigkeiten, eine solche Definition von Gesundheit zu operationalisieren, bleibt der ihr zugrundeliegende Gedanke, daß sie von einem Konzept positiver Gesundheit ausgeht. Demgegenüber ist es heute in der Statistik üblich, den Gesundheitszustand von Bevölkerungen mit Hilfe von Abweichungen von vollständiger Gesundheit zu beschreiben, also durch die Betrachtung von Krankheit und Mortalität. Bei der folgenden Beschreibung stützen wir uns daher auch vorwiegend auf Indikatoren von Sterblichkeit und Krankheit. Dafür sind Sterberaten, Raten für körperliche, geistige und seelische Behinderungen, für Erkrankungen an meldepflichtigen übertragbaren Krankheiten, für Zugänge zu Renten wegen Berufs - und Erwerbsunfähigkeit, für Arbeitsunfähigkeit, für die Krankenbewegung in Krankenhäusern verfügbar.

Die Betrachtung des Gesundheitszustands von Bevölkerungen kann nicht losgelöst von Größe und Struktur dieser Bevölkerungen erfolgen, denn diese geben dazu den allgemeinen Rahmen. In diesem Zusammenhang wichtige Größen aus der Bevölkerungsstatistik sind allgemeine Geburten- und Sterbeziffern, Fruchtbarkeitsziffern und Indikatoren für Wanderungen. Diese beschreiben die Bevölkerung nach Alter und Geschlecht und zeigen auf, ob es sich um schrumpfende oder wachsende Bevölkerungen handelt. Liegen Daten aus längeren Zeiträumen vor, so können diese auch zur Bevölkerungsprognose verwandt werden. Wenden wir uns zunächst einigen Größen der Bevölkerungsstatistik zu.

a) Bevölkerungsentwicklung

Kennzeichnend für die Bevölkerungsentwicklung der Bundesrepublik Deutschland in den letzten Jahren ist ein Rückgang in den Bevölkerungszahlen. Dieser Rückgang war für Deutsche stärker als für Ausländer. Er betrug 3 pro 1000 Einwohner im Jahre 1976, 2 im Jahre 1977 und 1 pro 1000 Einwohner im Jahre 1978 für die Gesamtbevölkerung. Unter den Deutschen lag er in der entsprechenden Zeitperiode zwischen 2 und 3 pro Jahr (Statistisches Bundesamt, 1979, S. 58). Dieses Schrumpfen der Bevölkerung ist vor allem auf einen Rückgang der Geburten zurückzuführen, der sich seit 1950 in einer fallenden Geburtenziffer zeigt, sich 1972 erstmals in einem Überschuß von Gestorbenen über Geborene (Statistisches Bundesamt, 1979, S. 67) und seit 1975 in einem Absinken der Gesamtbevölkerungszahl niederschlägt (Statistisches Bundesamt 1979, S. 51). Im einzelnen verringerte sich die allgemeine Fruchtbarkeitsziffer (=(Lebendgeborene/Frauen im Alter zwischen 15 und 45 Jahren)*100) von 67,2 (1970) auf 45,5 im Jahre 1977 (Statistisches Bundesamt, 1979, S. 71) als Folge von späterer Heirat (Steigen des durchschnittlichen Heirats

---

1) Stand der verwandten Daten ist September 1980.

alters, Statistisches Bundesamt 1979, S.68), als Konsequenz des Absinkens
der Eheschließungsrate pro 1.000 Ledige seit 1950 (Statistisches Bundesamt
1979, S. 70) und als Folge der Verlängerung des Zeitraumes zwischen Heirat
und der Geburt von Kindern. Die altersspezifischen Fruchtbarkeitsziffern
für jede einzelne Altersgruppe zwischen 14 und 44 Jahren waren für 1977
geringer als für 1970 (Statistisches Bundesamt, 1979, S. 71).

Umfang, Struktur und Gesundheitszustand werden durch eine Reihe weiterer Statistiken
beschrieben, die sowohl der Bevölkerungsstatistik als auch der Statistik zur Beschrei
bung des Gesundheitszustands zuzurechnen sind. Zu diesen gehören Statistiken der
Schwangerschaftsabbrüche und der Mortalität. Einige Angaben zu diesen folgen nun.

b) Schwangerschaftsabbrüche

Welche Entwicklung die Schwangerschaftsabbrüche in den 60iger und 70iger
Jahren genommen haben, ist nicht bekannt, da erstmalig für 1977 Zahlen über
diese Eingriffe vorgelegt wurden und in diesem Jahr vermutlich noch eine
Untererfassung vorlag (Statistisches Bundesamt, 1978, S. 371).

Um welche Größenordnungen es sich bei diesen Eingriffen handelt, läßt sich
mit Hilfe des Vergleichs mit Lebendgeborenen zeigen (Tabelle D.1.). Im
Jahre 1977 war die Relation Lebendgeborene zu Schwangerschaftsabbrüchen
etwa 11 zu 1. Jedoch fielen diese Beziehungen je nach Alter der Schwangeren
sehr unterschiedlich aus (Statistisches Bundesamt, 1978, S. 373 und 1979,
S. 71), wie Tabelle D.1. zeigt.

Tabelle D.1. Lebendgeborene auf einen Schwangerschaftsabbruch und
geschätzter Anteil der Schwangerschaftsabbrüche an den Gesamtschwanger-
schaften nach Alter 1977, Bundesrepublik Deutschland.

Alter der Schwange- ren bzw. Mutter in Jahren	Anzahl der Lebendge- borenen auf einen Schwangerschafts- abbruch	Anteil der Schwanger- schaftsabbrüche an den Lebendgeburten plus Schwangerschaftsabbrüchen
Unter 18	3,1	24,1
18 - unter 25	15,8	5,9
25 - unter 30	17,9	5,3
30 - unter 35	9,9	9,1
35 - unter 40	4,5	18,2
40 - unter 45	2,2	31,4
45 und mehr	1,4	41,8
Insgesamt	10,7	8,5

Es zeigt sich, daß bei Frauen im Alter von 45 und mehr 41,8 % der Schwangerschaften und bei den Jugendlichen unter 18 Jahren 24,1 % der Schwangerschaften vorzeitig beendet werden. Obwohl in der amtlichen Statistik nicht
weiter ausgewiesen, wäre es wichtig, die Daten der Schwangerschaftsabbrüche
nach Region und sozialer Stellung der Schwangeren weiter zu untergliedern,
um feststellen zu können, welche Gruppen von Frauen einem erhöhten Risiko
durch diesen Eingriff ausgesetzt sind.

c) Lebenserwartung, Sterblichkeit, Säuglingssterblichkeit

Lebenserwartung und Sterberaten haben sich im Zeitverlauf verbessert. So
stieg die Lebenserwartung eines Neugeborenen zwischen 1901/10 und 1975/77
von 44,82 auf 75,21 Jahre. Von 100.000 Lebendgeborenen erreichten 1901/10
683 und 1975/77 9890 das Alter von 90 Jahren (Statistisches Bundesamt, 1979,

S. 73). Die standardisierte Sterbeziffer der Frauen sank zwischen 1950 und 1977 von 14,3 auf 9,5 pro 1.000 weibliche Bevölkerung und die der Männer von 12,8 auf 11,4 im gleichen Zeitraum. Dabei wurde als Standard die Bevölkerung entsprechenden Alters und entsprechenden Geschlechts von 1970 verwandt (Statistisches Bundesamt 1979, S. 74).

Zwischen 1950 und 1978 verringerte sich die Anzahl der im 1. Lebensjahr auf 1.000 Lebendgeborene Gestorbenen von 55,3 auf 14,7 für die Bundesrepublik Deutschland; das entspricht einer Reduktion auf etwa 1/4. Gestorbene innerhalb der ersten 7 Lebenstage konnten im gleichen Zeitraum von 28,7 auf 7,5 pro 1.000 Lebendgeborene reduziert werden. Das entspricht ebenfalls einer Verringerung auf etwa ein Viertel. Gleichfalls fielen die Raten von Totgeborenen pro 1.000 Lebend- und Totgeborene zwischen 1950 und 1978 von 21,8 auf 6,3 (Statistisches Bundesamt 1979, S. 67).

Im Vergleich dazu seien einige Werte für die DDR genannt. Die dort berichtete Rate der Säuglingssterblichkeit, also Gestorbene im 1. Lebensjahr auf 1.000 Lebendgeborene, reduzierte sich von 20,3 auf 13,1 zwischen 1969 und 1977 (Statistisches Jahrbuch, 1979, S. 555). Entsprechende Ziffern für die Bundesrepublik Deutschland waren 23,2 und 15,4 (Statistisches Jahrbuch, 1979, S.67). Für die DDR fielen die Sterberaten im 1. Lebensmonat auf 1.000 Lebendgeborene zwischen 1969 und 1976 von 14,1 auf 10,6 (Statistisches Bundesamt, 1979, S. 555). Die Raten von Totgeborenen auf 1.000 Lebend -und Totgeborene entwickelten sich von 10,8 auf 7,6 zwischen 1969 und 1977 für die DDR (Statistisches Bundesamt, 1979, S. 555) und von 10,6 auf 6,5 in der Bundesrepublik (Statistisches Bundesamt, 1979, S. 67) im gleichen Zeitraum.

Trotz dieser offensichtlichen Erfolge bei der Verlängerung des Lebens und der Reduktion der allgemeinen und besonderen Sterbeziffern muß nun gefragt werden, wie sich das hier für die Bundesrepublik Erreichte mit der Situation in anderen Ländern vergleicht.

Betrachten wir zunächst die Lebenserwartung eines Neugeborenen, so zeigt sich, daß unter 25 Ländern in Europa (Bundesdrepublik Deutschland, Deutsche Demokratische Republik, Belgien, Bulgarien, Dänemark, Finnland, Frankreich, Griechenland, Großbritannien und Nordirland, Irland, Island, Italien, Luxemburg, Malta, Niederlande, Norwegen, Österreich, Polen, Portugal, Rumänien, Schweden, Schweiz, Spanien, Tschechoslowakei, Ungarn) 14 für Männer eine höhere Lebenserwartung als die Bundesrepublik (68,6 Jahre) und bei den Frauen 10 eine höhere Lebenserwartung als die der Bundesbürger (75,2 Jahre) aufweisen (Statistisches Bundesamt 1979, S. 616). Hier nimmt die Bundesrepublik also trotz der relativen Verbesserungen in der Zeit nur einen mittleren Rang ein.

Die Beurteilung dieser Tatsachen erfordert eine gründliche Analyse, die insbesondere den Einfluß von Kriegen und Entbehrungen auf die Alterspyramide von Bevölkerungen untersuchen könnte. Auch könnte es sein, daß sich Bevölkerungen nach demographischem Entwicklungsstand beschreiben lassen (Schach, 1984).

Bei der Säuglingssterblichkeit, ein als Indikator für die Güte des Gesundheitswesens verwandtes Merkmal, schwankten, lt. Demographischem Jahrbuch der Vereinten Nationen 1978, die Raten für Europa ohne Rußland zwischen 86,9 (Albanien, 1971) und 8,0 (Schweden, 1978) pro 1.000 Lebendgeburten (United Nations, 1979). Die Bundesrepublik Deutschland wies 1978 eine Rate von 15,5 aus und nahm damit unter 31 Ländern (Albanien, Bundesdrepublik Deutschland, Deutsche Demokratische Republik, Belgien, Bulgarien, Dänemark, Finnland, Frankreich, Gibraltar, Griechenland, Großbritannien und Nordirland, Irland, Island, Italien, Jugoslawien, Liechtenstein, Luxemburg, Malta, Monaco, Niederlande, Norwegen, Österreich, Polen, Portugal, Rumänien, San Marino, Schweden, Schweiz, Spanien, Tschechoslowakei, Ungarn), für die die Säuglingssterblichkeit berichtet wurde, den 17. Platz der nach der Größe geordneten Raten ein. Höhere Raten wurden für die Länder Albanien, Österreich, Bulgarien, Tschechoslowakei, Griechenland, Ungarn, Irland, Italien, Jugoslawien, Polen, Portugal, Rumänien, San Marino, Spanien ausgewiesen (United Nations, 1979, S. 83). Immerhin hatte die Rate 1977 noch 17,4 pro 1000 Lebendgeburten für die Bundesrepublik Deutschland betragen. Damit stand die Bundesrepublik Deutschland auch schon 1977 an 17. Stelle unter den genannten europäischen Ländern (United Nations, 1978). Zwischen 1977 und 1978 war die Säuglingssterblichkeit in der Bundesrepublik um etwa 11% gesunken. Zum Vergleich sanken im gleichen Zeitraum die Raten für Schweden von 8,7 (1977) auf 8,0 (1978), also um etwa 8 %, und die Jugoslawiens (das Land mit der höchsten Säuglingssterblichkeitsrate Europas nach Albanien) von 36,4 auf 35,2, also um 3 %.

Betrachtet man die Müttersterblichkeit 1972 in der Bundesrepublik im Vergleich zu ausgewählten europäischen Ländern, so war diese Rate die vierthöchste (36,4 pro 100.000 Lebendgeborene) unter 22 europäischen Ländern mit entsprechenden Angaben. Die Anzahlen von verstorbenen Müttern variierten zwischen 6,2 (Norwegen) und 43,5 (Portugal) pro 100.000 Lebendgeborene. Höhere Raten als die Bundesrepublik berichteten damals Irland, Italien und Portugal. Im Gegensatz zu den oben berichteten Säuglingssterblichkeitsraten, bei denen die Bundesrepublik einen mittleren Rang innehatte, befand sie sich 1972 bezüglich der Raten der Müttersterblichkeit in Europa auf dem 19. Platz (United Nations, 1978, S. 309) unter 22 europäischen Ländern.

d) <u>Sterbeziffern nach ausgewählten Todesursachen</u>

Geht man von den im Statistischen Jahrbuch 1979 (Statistisches Bundesamt, 1979, S. 374) berichteten ausgewählten Todesursachen aus, dann veränderten sich für die Bundesrepublik zwischen 1968 und 1977 die standardisierten Sterbeziffern (Standard 1970) wie in Tabelle D.2. gezeigt.

Während die standardisierte Sterbeziffer für die Bundesrepublik Deutschland zwischen 1968 und 1977 um etwa 16 % sank, bekamen die drei Haupttodesursachen: Herz-Kreislaufkrankheiten, bösartige Neubildungen, Unfälle und Vergiftungen im Zeitverlauf ein noch größeres Gewicht. Machten sie 1968 noch etwa 67 % der Todesfälle aus, so fielen 1977 71 % der Todesfälle in diese Kategorien (Basis: standardisierte Sterbeziffern für 1968 und 1977).

Im einzelnen zeigten sich die in Tabelle D.2. angegebenen Veränderungen zwischen 1968 und 1977. Zuwächse der Raten beobachten wir insbesondere bei solchen Krankheiten, für die eine Verursachung durch ungünstige Lebensgewohnheiten und die zunehmende Belastung durch die Berufs- und Arbeitswelt nicht auszuschließen sind, nämlich für bösartige Neubildungen der Atmungsorgane (10,3%), für ischämische Herzkrankheiten (+24,8%) für Leberzirrhose (+9%), für Selbstmord und Selbstbeschädigung (+6,3%). Verringerungen der Sterberaten können insbesondere für solche Krankheiten verzeichnet werden, für die es wirksame Versorgungsmaßnahmen oder Heilmittel gibt und zwar für Tuberkulose (-60,4%), für Grippe (-90,7%) und für Lungenentzündung (-41,3%).

Bei der Betrachtung von Strukturen von Todesursachen muß berücksichtigt werden, daß in einer Bevölkerung mit einem hohen Anteil älterer Menschen, die vorwiegend natürlichen, altersbedingten Todesfälle dieser Altersgruppe das Mortalitätsspektrum bestimmen. Da in höherem Alter oft mehrere Krankheiten bei einer Person vorliegen, unterliegt die Benennung des als Todesursache angegebenen (und in der Statistik verschlüsselten) Grundleidens einer gewissen Willkür. Von gesundheitspolitischem Interesse sind daher eher die Todesursachen von Personen, die frühzeitig versterben und die zeitlichen Veränderungen der Mortalitätsraten für diese Personengruppe. Mortalitätsraten für diese Personengruppe stehen aber leider nicht in allen Bundesländern nach Alter, Geschlecht und Todesursache in ausreichendem Detail zur Verfügung.

Um die Struktur der Todesursachen in der Bundesrepublik derjenigen anderer
Länder gegenüberstellen zu können, vergleichen wir die Sterbefälle pro
100.000 Einwohner von bösartigen Neubildungen, ischämischen Herzkrankheiten, Leberzirrhose und Kraftfahrzeugunfällen für 23 europäische Länder (Angaben zwischen 1970 -1977 für einzelne Länder -Statistisches Bundesamt
1979, S. 671 -673). Die Tabelle D.3 zeigt die Rangplätze der Bundesrepublik
und der DDR bezüglich der nach Größe geordneten Raten im Vergleich mit
weiteren 21 europäischen Ländern für die vier ausgewählten Todesursachen
(Länder identisch mit denen für die Lebenserwartung eines Neugeborenen genannten außer Island und Malta).

Tabelle D.2. Veränderungen der standardisierten Sterbeziffern zwischen
1968 und 1977, Bundesrepublik Deutschland.

ICD-Position 1968	Todesursache	Veränderung der Raten (1968-1977) in % von 1968
010 - 019	Tuberkulose	- 60.4
010 - 012	dar.: Atmungsorgane	- 66.7
140 - 199	Bösartige Neubildungen	- 2.9
150 - 159, 197.4 -.9	dar.: Verdauungs- organe	- 12.1
160 - 163, 197.0 -.3	dar.: Atmungsorgane	+ 10.3
250	Diabetes mellitus	- 14.5
390 - 458	Krankheiten des Kreislaufsystems	- 11.9
410 - 414	dar.: Ischämische Herzkrankheiten	+ 24.8
430 - 438	dar.: Hirngefäß- krankheiten	- 25.4
470 - 474	Grippe	- 90,7
480 - 486	Lungenentzündung	- 41.3
571	Leberzirrhose	+ 9.0
794	Altersschwäche ohne Angabe von Psychose	- 73.4
E 800 - E 949	Unfälle und Ver- giftungen	- 23.9
E 810 - E 823	dar.: Kraftfahrzeug- unfälle	- 16.0
E 950 - E 959	Selbstmord und Selbstbeschädigung	+ 6.3
000 - E 999	Insgesamt	- 15.8

Bei von gering nach hoch geordneten Sterberaten für die angegebenen Krankheitsgruppen ist der Rangplatz der Bundesrepublik im Vergleich zu anderen europäischen Ländern für alle 4 Krankheitsgruppen in der Gruppe der Länder mit höheren Raten (alle Rangplätze sind größer als 10.5 oder 11.5; also alle Rangplätze sind höher als der Median). Die letzte Spalte gibt im Vergleich dazu die entsprechende Rangpositionen der DDR an, wobei sich zeigt, daß für sie alle vier betrachteten Raten unter denen der Bundesrepublik liegt, daß drei der vier Raten den Median für 23 europäische Länder unterschreiten, und daß sie bei bösartigen Neubildungen nur den Rangplatz 14 einnimmt, im Gegensatz zur Bundesrepublik mit dem Rang 21.

Tabelle D.3. Sterberaten für ausgewählte Todesursachen [1]. Rangplätze der Bundesrepublik Deutschland und der Deutschen Demokratischen Republik unter 23 europäischen Ländern.

Sterberaten pro 100.000 Einwohner

ICD Liste B Todesursache		Rangplatz unter 23 europäischen Ländern bezüglich der nach Größe geordneten Raten	
		der Bundesrepublik Deutschland	der Deutschen Demokratischen Republik
B 19	Bösartige Neubildungen, einschl. der Neubildungen der lymphatischen und blutbildenden Organe	21	14
B 28	Ischämische Herzkrankheiten	13	10
B 37	Leberzirrhose	19	10
BE 47	Kraftfahrzeugunfälle	17 [2]	6 [2]

1) Angaben aus den Jahren 1970-1977
2) Rangplätze unter 21 Ländern

Es ist daher festzustellen, daß für die Bundesrepublik Deutschland eine Abnahme der standardisierten Gesamtsterberate in den letzten Jahren vermutlich auch als Folge des medizinischen Fortschritts zu beobachten ist und daß die jetzt in der Bundesrepublik vorherrschende Krankheitsstruktur (gemessen an Sterberaten für bestimmte Todesursachen) stärker durch chronische und degenerative Krankheiten bestimmt ist als jene des Jahres 1968. Dieser Trend, obwohl auch in anderen europäischen Ländern erkennbar, hat sich in der Bundesrepublik so ausgewirkt, daß unter den Hauptodesursachen hier solche besonders bedeutsam sind, bei denen ein Mitwirken von Fehlverhalten oder von Fehlentwicklungen nicht auszuschließen ist.

Im europäischen Vergleich sind die Sterberaten der Bundesrepublik für solche Todesursachen besonders hoch. Sie sind auch höher als entsprechende Raten der DDR. So ist z. B. die für die Bundesrepublik Deutschland im Vergleich zur DDR höhere Kraftffahrzeugdichte verbunden mit einer entsprechend höheren Sterberate der Bundesbürger bei Kraftfahrzeugunfällen.

e) <u>Behinderungen, Krankheit, Arbeitsunfähigkeit, Rentenzugänge</u>

Während für die Beschreibung der Sterblichkeit der Deutschen Daten aus
amtlichen Quellen schon seit dem Anfang dieses Jahrhunderts vorliegen, sind
für die Beschreibung von Krankheiten und Behinderungen die Zeitreihen kurz
und internationale Vergleiche kaum durchführbar.

Über Behinderungen liegen Schätzungen aus dem Mikrozenmsus 1976 vor (Statistisches Bundesamt, 1979, s. 372). Daraus ergibt sich eine Behinderten-
rate von etwa 5,4 % für körperliche, geistige und seelische Behinderungen
insgesamt in der Bevölkerung. Bei 21,1 % dieser Personen beträgt die Vermin-
derung der Erwerbsfähigkeit (mit amtlicher Anerkennung) zwischen 50 % und
100 %. Aus dieser letzten Gruppe sind wiederum 26,2 % über 65 Jahre alt. Die
Rate der Behinderten ist mit 13,5 % unter den Personen von mehr als 65
Jahren besonders hoch. In dieser Altersruppe sind etwa 3 % vermindert er-
werbsfähig (mit amtlicher Anerkennung im Umfang zwischen 50 und 100 %).

Über die Behinderungen hinaus ist von Interesse, welcher Anteil der Bevölkerung erkrankt ist, welche Arten von Krankheiten beklagt werden und wie
sich das Krankheitsspektrum im Verlauf der Zeit verändert. Für die Gesamtbevölkerung erhalten wir Auskunft darüber aus der Statistik der meldepflichtigen Krankheiten und aus den Mikrozensus-Zusatzerhebungen, für eine
Teilgruppe der Bevölkerung, die Erwerbstätigen, über die Arbeitsunfähigkeit
aus den Statistiken des Bundesministeriums für Arbeit und Sozialordnung,
für die Versicherten der Gesetzlichen Krankenversicherung über Krankenhausentlassungen und für die Gruppe der Rentenzugänger unter den Arbeitern
und Angestellten aus den Statistiken der Rentenversicherungsträger.

Wie sich aus den folgenden Beobachtungen ergibt, nehmen die Infektionskrankheiten weiter an Bedeutung ab. Größenordnungen des Vorkommens und
zeitliche Entwicklung übertragbarer Krankheiten kennen wir für Tuberkulose,
Geschlechtskrankheiten und andere übertragbare Krankheiten, die der Melde-
pflicht an die Gesundheitsämter unterliegen. Bei beinahe allen diesen
Krankheiten wurden durch Einsatz wirksamer Arzneimittel und durch die Verfolgung von Einzelfällen beträchtliche Verminderungen der Krankheitsraten
erreicht. Einige Beispiele zeigt die folgende Tabelle D.4.

Tabelle D.4.   Ausgewählte meldepflichtige übertragbare Krankheiten-
Veränderungen der Raten von 1975 bis 1977, Bundesrepublik Deutschland.

Krankheit	Veränderungen der Raten (1977-1975) in % von 1975
Tuberkulose	- 7,3
Geschlechtskrankheiten	- 17,9
Scharlach	- 30,5
Enteritis infectiosa	- 3,6
Übertragbare Hirnhautentzündung	- 18,3
Hepatitis infectiosa	+ 0,6

Tabelle D.4. zeigt auch, daß die infektiöse Hepatitis zwischen 1975 und 1977
leicht zunahm. Ein Zuwachs war auch für Syphilis zu beobachten (10.0 Fälle
1975 und 14.00 Fälle 1978 pro 100.000 Einwohner) (Statistisches Bundesamt,
1979).

Ein umfassenderes Bild über Krankheiten und deren Schweregrad bekommt man
aus Bevölkerungserhebungen zu dieser Thematik. Solche Erhebungen wurden in
Abständen von 1 bis 2 Jahren für die Bundesrepublik Deutschland durchgeführt (Mikrozensuszusatzerhebungen zur Gesundheit). Daraus geht hervor, daß
aus der Gesamtbevölkerung im Mai (Berichtszeitraum vier Wochen rückwirkend
vom Befragunstag) 1976 15,4 %, also etwas mehr als ein Sechstel der Bevölkerung krank in dem Sinne waren, daß sie ihrer üblichen, regulären Tätigkeit
nicht nachgehen oder ihre Aufgaben nicht voll ausführen konnten (Statistisches Bundesamt, 1978, S. 373).

Vergleicht man diese Krankheitsraten mit denen in zurückliegenden Jahren,
so zeigt sich, daß sie zwischen 19,5 (Oktober 1973) und 15,4 (Mai 1976) pro
100 Einwohner schwankten (Statistisches Bundesamt, 1978, S. 373; Berichtszeiträume jeweils vier Wochen rückwirkend vom Befragungstag).

Im Jahre 1976 waren folgende Krankheiten Hauptgründe für Funktionseinschränkungen von Personen: Krankheiten des Kreislaufssystems (3,3 % der
Bevölkerung), Krankheiten der Atmungsorgane (3,2 % der Bevölkerung), Krankheiten des Skeletts, der Muskeln und des Bindesgewebes (zusammen 1,9 % der
Bevölkerung), Krankheiten der Verdauungsorgane (1,3 % der Bevölkerung) und
Unfallverletzungen (1,1 % der Bevölkerung) (Statistisches Bundesamt 1978 S.
373). Diese Angaben sind aussagekräftiger, wenn nach Alter unterschieden
wird, weil dann normale Alterserscheinungen von Krankheiten von Personen
mittleren Alters unterschieden werden können.

Für Krankheiten des Kreislaufsystems variierten die Krankheitsraten zwischen 6,2 (Oktober 1970) und 3,5 (April 1974) pro 100 der Bevölkerung. Ob
diese Abnahme einen Trend beschreibt, ist fraglich. Sollte ein Abwärtstrend
vorliegen, so kann dessen Größenordnung aus diesen Zahlen nicht geschätzt
werden, weil die Erhebungsmethode in der Zwischenzeit geändert wurde. Außerdem variieren Krankheitsraten bekanntlich mit der Jahreszeit, so daß
auch aus diesem Grund eine Trendbeurteilung erschwert wird. Ähnliches gilt
für die Krankheiten der Atmungsorgane. Für sie wurden Raten zwischen 3,7%
(Oktober 1970) und 5,8 % (Oktober 1973) beobachtet (Bundesministerium für
Jugend, Familie und Gesundheit, 1977, S. 78-98). Hier wird also u. U. ein
Aufwärtstrend sichtbar. Verglichen mit einer Rate von 1,9 pro 100 Bevölkerung im Jahre 1976 für Krankheiten des Skeletts, der Muskeln und des Bindegewebes wurden in den Vorjahren vergleichbare Raten (Oktober 1973 von 2,0%
und April 1974 von 1,9%) (Bundesministerium für Jugend, Familie und Gesundheit 1977, S. 78-98) beobachtet. Für manche Krankheitsgruppen sind also die
Schwankungen der Raten erheblich, für andere hingegen sind sie gering. Ohne
Angabe der Standardabweichungen ist die Beurteilung der Schwankungen also
schwierig.

Weitere Auskünfte über den Gesundheitszustand der Bevölkerung geben die
Zugänge zur Rentenversicherung der Arbeiter und Angestellten wegen Berufs-
und Erwerbsunfähigkeit. Auskunft über das Krankheitsspektrum der Rentenzugänger geben die medizinischen Gründe für solche Zugänge. In den Jahren
1975/77 veränderte sich der Anteil der Zugänger kaum (1,03 % der Pflichtmitglieder und Beitragszahler seit 1924 im Jahre 1975 und 1,02 % im Jahre
1977). Unter den Gründen für den Rentenzugang ist die Gruppe der Kreislaufkrankheiten erneut als stärkste Gruppe vertreten. Auf sie sind etwa die
Hälfte aller Zugänge in den Jahren 1976 und 1977 zurückzuführen.

Darauf folgen nach ihrer Bedeutung die Krankheiten des Skeletts, der Muskeln und des Bindegewebes mit zusammen etwa einem Sechstel der Zugänger.
Personen mit Krankheiten des Nervensystems und seeliche Störungen tragen
mit etwa einem Zehntel zu den Zugängen bei. In ungefähr gleichem Umfang sind
Personen mit bösartigen Neubildungen an den Rentenzugängen beteiligt. (Statistisches Bundesamt 1979, S. 373, Statistisches Bundesamt 1978, S. 390).
Wie schon bei der Betrachtung der Todesursachen bemerkt, scheinen sich auch
bezüglich der Rentenzugänge zeitliche Trends abzuzeichnen, die zu einer

Tabelle D.5. Zugänge zur Rentenversicherung der Arbeiter und Angestellten wegen
Berufs- und Erwerbsunfähigkeit 1976 und 1977, Bundesrepublik Deutschland.

Zugänger pro 1000 Pflichtmitglieder und
Beitragszahlende

Ausgewählte Krankheitsgründe für den Rentenzugang	Rentenversicherung der			
	Arbeiter		Angestellten	
	1976	1977	1976	1977
Krankheiten des Kreislaufsystems	6,29	5,71	2,65	2,67
Krankheiten des Skeletts, der Muskeln und des Bindegewebes	1,95	1,94	0,86	1,09
Seelische Störungen und Krankheiten des Nervensystems	1,20	1,19	0,62	0,70
Bösartige Neubildungen	0,97	0,93	0,58	0,55
Zugänge insgesamt	13,96	13,09	5,88	6,23

Veränderung der Krankheitsstruktur der Rentner führen können. In den Jahren
1975 bis 1977 war eine Abnahme der auf Herz-Kreislauferkrankungen zurückzu-
führenden Rentenzugänger zu beobachten (47.8 % der Rentenzugänger der Rentenversicherung der Arbeiter und Angestellten wegen Berufs- und Erwerbsunfähigkeit im Jahre 1975 und 43,4 % im Jahre 1977). Demgegenüber nahmen
jeweils zwischen 1975 und 1977 die Zugänge aufgrund von seelischen Störungen und Krankheiten des Nervensystems (von 7,8 % auf 9,7 %), aufgrund von
bösartigen Neubildungen (von 6,9 % auf 7,6 %) und verursacht durch Krankheiten des Skeletts, der Muskeln und des Bindegewebes (von 13,5 auf 15,6 %) zu
(Statistisches Bundesamt 1976, S. 390; 1977, S. 372; 1978, S. 390 und 1979,
S. 373).

Bei diesem Vergleich muß beachtet werden, daß über den Zugang zur Rentenver-
sicherung auch die örtliche Lage am Arbeitsmarkt mitentscheidet (Frentzel-
Beyme und Seelos, 1981). Bei knappem Arbeitsplatzangebot werden also eher
Renten wegen Berufs- oder Erwerbsunfähigkeit gewährt als in Zeiten oder an
Orten mit guter Arbeitsmarktlage. Da nun die älteren Personen in höherem
Maße vom Risiko des Ausscheidens aus dem Arbeitsleben wegen Krankheit betroffen sind, werden die Statistiken des Rentenzugangs durch die Krankheiten jener Altersgruppen beeinflußt. Von Interesse wäre also eine Analyse
der Frühberentungen von Personen vor dem Alter von z. B. 50 Jahren.

Die in Tabelle D.5. gezeigten Ziffern deuten auch auf unterschiedliche
demographische und Berufsstrukturen der Rentenzugänger unter Arbeitern und
Angestellten und hin. Dieses ergibt sich wiederum aus den unterschiedlichen
Strukturen von Versicherten der Arbeiter- und Angestelltenrentenversiche-
rung. So unterscheiden sich sowohl die Anteile von Zugängen pro 1000
Pflichtmitglieder und Beitragszahlenden insgesamt als auch jene wegen ausgewählter Gründe in beiden Beschäftigtengruppen.

Anders als bei den Rentenzugängen zeigt sich beim Studium der Arbeitsunfähigkeit der Pflichtmitglieder der Allgemeinen Ortskrankenkassen, daß im
Jahre 1977 Krankheiten der Atmungsorgane für 27,0% der Fälle (d. h. Episo-
den) von Arbeitsunfähigkeit verantwortlich waren, dann folgen, nach ihrem
Anteil an den Arbeitsunfähigkeitsfällen Unfälle, Vergiftungen und Gewalt-
einwirkungen (16,5 % der Fälle), Krankheiten des Skeletts, der Muskeln und
des Bindegewebes (15,6 % der Fälle) und Krankheiten der Verdauungsorgane
(10,9 %) (Statistisches Bundesamt 1979, S. 373). Während die Krankheiten
des Kreislaufsystems mit 6% der Fälle entsprechend ihres Beitrags zu den
Arbeitsunfähigkeitsfällen erst an 7. Stelle rangieren, sind sie, gemessen
an der Gesamtheit der Arbeitsunfähigkeitstage der Pflichtmitglieder der
Allgemeinen Ortskrankenkassen, von größerem Gewicht, da pro Fall für sie
eine längere als durchschnittliche Krankheitsdauer zu beobachten ist (Statistisches Bundesamt 1979, S. 373).

D.II. Inanspruchnahme von Leistungen des Gesundheitswesens

Nachdem im vorigen Abschnitt Krankheit, Lebenserwartung und Sterblichkeit der Bevölkerung aus vorhandenen Quellen dargestellt wurden, geht es hier darum, zu beschreiben, in
welchem Umfang, in welcher Weise und welche Arten von Ressourcen des Gesundheitssystems
durch die Bevölkerung in Anspruch genommen werden. Unter den Bereichen Arzt, Krankenhaus, Medikamente, bestimmte Leistungsarten, nichtärztliches medizinisches Personal,
Laiensystem gibt die amtliche Statistik der Bundesrepublik Deutschland nur über die
Inanspruchnahme von Krankenhäusern Auskunft. Für diese Betrachtungen benutzen wir die
Zahlen der stationär behandelten Kranken, durchschnittliche Verweildauern und Bettenausnutzung pro Jahr für die Bundesrepublik Deutschland. Aus der nichtamtlichen Statistik wird auf die Inanspruchnahme des Kinderscreenings eingegangen.

Tabelle D.6. zeigt, daß zwischen 1968 und 1977 die Zahl der stationär behandelten
Kranken in der Bundesrepublik Deutschland von 149 auf 178 pro 1.000 Bevölkerung stieg,
daß in derselben Zeitperiode die durchschnittliche Verweildauer für die Kranken sank,
was sich wiederum auf die Bettenausnutzung auswirkte, die sich in dieser Periode von
89,8 % auf 82,9 % verminderte (Statistisches Bundesamt 1971, S. 68; 1973, S. 80, 1974,
S. 79 und 1979, S. 381).

Tabelle D.6. Stationär behandelte Kranke, Verweildauer der stationär behandelten Kranken und Bettenausnutzung in den Krankenhäusern 1968 -1977, Bundesrepublik Deutschland.

Jahr	Stationär behandelte Kranke pro 1.000 Bevölkerung	Verweildauer der stationär behandelten Kranken in Tagen pro Jahr	Betten-ausnut-zung
1968	149	25.9	89.8
1969	152	25.3	88.9
1970	154	24.9	88.5
1971	157	24.3	88.5
1972	159	23.9	87.4
1973	161	23.4	86.6
1974	166	22.7	85.7
1975	169	22.2	83.3
1976	173	21.5	82.6
1977	178	20.8	82.9

Da sich in diesem Zeitraum die Bevölkerung der Bundesrepublik zunächst zwischen 1968
und 1974 vergrößerte und seither wieder abnimmt, sind die Gründe für das kontinuierliche Anwachsen der Rate der stationär Behandelten nicht im Anwachsen der Gesamtbevölkerung zu suchen. Ob es nun durch die Veränderung des Altersaufbaus durch Veränderung des
Krankheitsspektrums, durch unterschiedliche Behandlungsmethoden oder anderes verursacht wurde, läßt sich anhand der vorhandenen Statistiken nicht entscheiden.

Neben der Inanspruchnahme von Einrichtungen des Gesundheitswesens ist die Untersuchung der Nutzung von Personal im Gesundheitswesens besonders wichtig. Über diese Art von Nutzung enthält die amtliche Gesundheitsstatistik der Bundes republik Deutschland keine Angaben auf Bevölkerungsbasis. Zu ergänzen wären solche Analysen durch das Studium der Nutzer ausgewählter Leistungsarten. Seit einiger Zeit werden Analysen über das Kinderscreening durchgeführt. Eine Diskussion der aus dem Programm zu ziehenden Schlüsse, besonders bezüglich seiner Rolle bei der Krankheitsüberwachung bei Kindern, findet sich bei Schwartz (1980).

D.III. Ressourcen des Gesundheitswesens

Dieser Abschnitt beschäftigt sich mit Struktur und Organisation der dem Gesundheitswesen zur Verfügung stehenden Ressourcen. Unterscheiden wir nach Personal-und Kapitalressourcen, dann sind für beide unterschiedliche Eigenschaften von Interesse. Bei der Beschreibung des Personals sind Angaben über Anzahl, Qualifikation, Alter, Art der Tätigkeit und Zeit im Patientenkontakt wichtige Merkmale. Kapitalressourcen werden dagegen vorwiegend durch Ausstattung, Zweckbestimmung, Alter und Standort beschrieben. Die amtliche Statistik enthält Angaben nur für wenige dieser Merkmale.

Wir entnehmen ihr bezüglich des Personals Zahlen über berufstätige Personen im Gesundheitswesen, berufstätige Ärzte und Zahnärzte nach Berufsausübung und Bundesländern, Krankenhauspersonal nach Geschlecht und Art des Krankenhauses (Akut-/Sonderkrankenhaus).

Aus Tabelle D.7. geht hervor, daß die berufstätigen Ärzte und Zahnärzte im Gesundheitswesen seit 1968 zunahmen (Statistisches Bundesamt 1971, S. 66; 1974, S. 77; 1977, S. 362 und 1979 S. 50 und S. 379). Die Zuwächse sind allerdings bei beiden Ärztegruppen unterschiedlich; nämlich für Ärzte pro 100.000 Einwohner 36 % und für Ärzte in freier Praxis pro 100.000 Einwohner nur 14 %. Für Zahnärzte pro 100.000 Einwohner beobachten wir einen Anstieg um 1,5 % und für Zahnärzte in freier Praxis pro 100.000 Einwohner eine Abnahme von 0,4 %. Obwohl also bei Ärzten und Zahnärzten Anstiege in den Anzahlen pro 100.000 Einwohner zu beobachten sind, kommen diese Anstiege den Patienten in der ambulanten Praxis nur zu einem Teil zugute. Nur 22 % der hinzugekommenen Ärzte ließen sich nämlich in freier Praxis nieder, während bei den Zahnärzten der Bevölkerung 1977 sogar weniger als 1968 in freier Praxis Tätige zur Verfügung standen.

Über diese Darstellung der allgemeinen Trends der Arztdichte gehen die Untersuchungen im Rahmen der ärztlichen Bedarfsplanung hinaus. Dort werden Arztdichten nach Bundes-

Tabelle D. 7. Berufstätige Ärzte und Zahnärzte nach Berufsausübung 1968-1977, Bundesrepublik Deutschland.

	Ärzte		Zahnärzte	
Jahr	pro 100.000 Einwohner	in freier Praxis pro 100.000 Einwohner	pro 100.000 Einwohner	in freier Praxis pro 100.000 Einwohner
1968	150,3	83,0	51,6	49,6
1969	153,5	82,3	50,9	48,7
1970	163,4	83,2	51,1	48,8
1971	169,0	83,2	51,1	48,6
1972	173,8	83,8	50,4	47,8
1973	178,7	84,5	50,2	47,3
1974	185,0	95,0	50,9	48,0
1975	192,6	90,3	51,5	48,8
1976	198,7	92,7	51,9	49,1
1977	204,2	94,9	52,4	49,4

ländern und kleineren "Planungsräumen" berechnet und ihre Entwicklung verfolgt. Eine Analyse der regionalen Verteilung von Ärzten und Zahnärz-ten in der Bundesrepublik enthält eine Schrift des wissenschaftlichen Instituts der Ortskrankenkassen (1978).

Tabelle D.8. Berufstätige Personen im Gesundheitswesen 1973 und 1977 [1], Bundesrepublik Deutschland: Rate pro 100 000 Bevölkerung.

Beruf	1973	1977	Veränderungen (1973-1977) in % von 1973
Ärzte	178,7	204,2	14,3
Fachärzte	76,6	95,8	25,0
Anästhesie	2,4	4,2	79,0
Augenheilkunde	4,4	5,2	19,4
Chirurgie	9,2	10,6	15,0
Frauenheilkunde und Geburtshilfe	8,1	10,8	33,7
Hals-Nasen-Ohren-heilkunde	4,2	4,7	11,6
Dermatologie und	3,1	3,4	8,9
Innere Medizin	20,8	25,9	24,9
Kinderheilkunde	6,3	7,7	22,9
Kinder- und Jugend-psychatrie	0,2	0,3	73,5
Labormedizin	0,9	1,1	23,9
Lungen- und Bronchial-heilkunde	2,1	1,7	-18,0
Mund- und Kiefer-heilkunde	0,5	0,6	23,9
Nervenheilkunde	5,3	6,7	25,9
Neurochirurgie	0,3	0,4	46,0
Orthopädie	3,1	4,2	35,6
Pathologische Anatomie	0,6	0,9	55,3
Pharmakologie	0,2	0,3	41,7
Radiologie	3,3	4,3	30,0
Urologie	1,9	2,8	47,2
Ärzte für Allgemeinmedizin	102,1	108,4	6,2
Zahnärzte	50,2	52,4	4,3
Heilpraktiker	5,0	7,9	59,4
Apotheker	38,7	43,7	12,8
Apoth.ass.	4,9	7,3	47,7
Pharm.tech.Ass.	8,4	15,1	79,1
Krankenschwestern und Pfleger	227,8	273,1	19,9
Kinderkrankenschwestern	31,2	38,6	23,5
Krankenpflegehelfer	55,7	72,4	30,0
Hebammen	10,1	9,2	-8,8
Wochenpflegerinnen	1,3	1,1	-13,0
Masseure	11,3	10,3	-8,4
Masseure und Bademeister	13,4	18,7	39,3
Krankengymnasten	11,6	15,2	30,7
Beschäftigungs- und Arbeitstherapeuthen	1,8	3,2	74,8
Med.-techn. Ass.	34,5	34,8	1,1
Med.-techn. Laborass.	-	5,8	-
Med.-techn. Radiologieass.	-	3,6	-
Diätassist.	4,1	4,9	19,2
Desinfektoren	3,4	3,3	-3,7

1) Jeweils am 31.12. des Jahres

Betrachtet man die Veränderungen aller Personalgruppen des Gesundheitswesens für die Jahre 1973 und 1977 (Statistisches Bundesamt 1975, 1979) , so zeigt sich, daß bei beinahe allen Kategorien von Personal Zuwächse zu verzeichnen waren (Tabelle D.8.). Die größten Zuwächse beobachten wir in den Kategorien der Ärzte für Kinder und Jugendpsychiatrie (+73,5%) und Anästhesie (+79%) und bei den Beschäftigungs-und Arbeitstherapeuten (+74,8%). Verminderungen waren für die Ärzte für Lungen-und Bronchialheilkunde (-18%), für Wochenpflegerinnen (-13%), für Hebammen (-8,8%) und für Masseure (-8,4%) zu beobachten. Tabelle D.8. gibt nur über die Veränderungen von Personen in diesen Berufsgruppen Auskunft. Über Veränderungen der Personalstunden im Patientenkontakt, über die regionale Verteilung und über die Altersverteilung des Personals kann dieser Tabelle keine Informationen entnommen werden. So kann sie auch nur grob dazu genutzt werden, Schwerpunkte bei den Veränderungen zu beschreiben.

Die nun folgenden Tabellen geben Auskunft über Art und Ausstattung der Krankenhäuser in der Bundesrepublik Deutschland. Zwischen 1968 und 1977 verringerte sich die Anzahl der Häuser um 2 auf 3416 (1977). In der gleichen Zeit stieg jedoch die Anzahl der planmäßi-

Tabelle D.9. Krankenhäuser und planmäßige Betten 1) nach Trägerschaft und ausgewählten Jahren 1968 - 1977, Bundesrepublik Deutschland.

	1968	1975	1976	1977
Häuser insgesamt mit planmäßigen Betten	3618	3481	3436	3416
Planmäßige Betten pro 100.000 Bevölkerung 2)	1106	1184	1183	1178
Öffentl. Krankenhäuser				
Anteil an Häusern insgesamt	37,37%	37,26%	36,99%	36,83%
Planmäßige Betten pro 100.000 Bevölkerung 2)	604	632	624	620
Freie gemeinnützige Häuser				
Anteil an Häusern insgesamt	35,21 %	34,10 %	33,73 %	33,40 %
Planmäßige Betten pro 100.000 Betten 2)	402	417	417	416
Private Krankenhäuser				
Anteil an Häusern gesamt	27,42 %	28,64 %	29,28 %	29,77 %
Planmäßige Betten pro 100 000 Bevölkerung 2)	95	135	141	143

1) jeweils am 31.12.
2) Betten pro 100.000 Jahresendbevölkerung

gen Betten in den Krankenhäusern der Bundesrepublik um 6,5 %, nämlich auf 1178 pro 100.000 Einwohner im Jahr 1977. Unterscheidet man die Krankenhäuser nach Trägerschaft, dann zeigt sich, daß sich die Anteile der öffentlichen und freien gemeinnützigen Häuser an allen Häusern leicht verminderten und die der privaten Krankenhäuser an allen Häusern zunahmen (Tabelle D.9., Statistisches Bundesamt 1970, S. 68 und 1979, S. 380). Es fand also eine Vergrößerung des Bettenangebots an planmäßigen Betten statt. Außerdem veränderte sich im Beobachtungszeitraum die Bettenstruktur nach Trägerschaft.

Insbesondere wuchs zwischen 1968 und 1977 pro 100.000 Einwohner die Zahl der Betten in öffentlichen Krankenhäusern von 604 auf 620, die der Betten in freien gemeinnützigen Häusern von 402 auf 416 und die der Betten in privaten Krankenhäusern von 95 auf 143 (Tabelle D.9.).

Betrachtet man die Krankenhäuser nach Größenklassen, dann ist zu beobachten, daß sich seit 1968 die durchschnittliche Bettenzahl pro Krankenhaus erhöhte (Statistisches Bundesamt 1970, S. 68 und 1979, S. 380) (Tabelle D.10.). Dieses wird insbesondere durch den Rückgang der Krankenhäuser mit weniger als 100 Betten und die Zunahme der Häuser mit 100 Betten und mehr zwischen 1968 und 1977 erklärt. Da die öffentlichen Häuser von allen planmäßigen Betten die meisten stellen, geht die für sie zu beobachtende Entwicklung mit der Gesamtentwicklung parallel. Eine ähnliche Entwicklung, nämlich Abnahme der kleineren Häuser (unter 100 Betten) und Zunahme der größeren Häuser ist auch für die Krankenhäuser der freien gemeinnützigen und privaten Träger zu beobachten. Für die letzte Trägergruppe sind die Zuwächse bei Größenklassen von 100 bis 400 Betten besonders hoch. Das kann bedeuten, daß sich damit der Zugang zu Krankenhäusern in dünn besiedelten Gebieten verschlechterte.

Untersucht man die Bettenstruktur der Fachkrankenhäuser nach der Zweckbestimmung und unterscheidet man nach Universitäts- und sonstigen Fachkrankenhäusern, dann ergeben sich die in Tabelle D.11. dargestellten Strukturen für 1968 und 1977. Insgesamt stieg in diesem Zeitraum der Anteil der Betten in Fachkrankenhäusern und Fachabteilungen für Akutkranke während derjenige in Sonderkrankenhäusern fiel. In der Gruppe der Fachkrankenhäuser und Fachabteilungen für Akutkranke nahm der Bettenanteil für Infektionskrankheiten (-44,4%), für Säuglings- und Kinderkrankheiten (-16,3%), für Chirurgie, einschließlich für Unfallverletzte (-2,0%), für Augenkrankheiten (-7,6%) und für Haut- und Geschlechtskrankheiten (-27,3%) ab. Für alle anderen Krankheitsarten waren zwischen 1968 und 1977 Zuwächse oder keine Veränderungen in den Bettenanteilen zu beobachten (Statistisches Bundesamt 1970, S. 68 und 1979, S. 380).

In der Untergruppe der Sonderkrankenhäuser wirkte sich die Reduktion der Betten unterschiedlich auf die einzelnen Bereiche aus. So sanken die Betten für Tuberkulosekranke um 64,3%, die in psychiatrischen Krankenanstalten um 9,1% und diejenigen in chronische und geriatrische Krankenhäuser um 21,7% (Tabelle D.11.).

Sowohl 1968 als auch 1977 wiesen die Betten in Universitätskliniken eine andere Struktur auf als die in sonstigen Fachkrankenhäusern. Die ersteren waren 1968 durch die Abwesenheit von Betten für Infektions- und urologische Krankheiten gekennzeichnet. Unter den Betten für Akutkranke sind ihre Bettenanteile sonst für alle Sparten der Akutversorgung größer als entsprechende Bettenanteile der sonstigen Fachkrankenhäuser. Unter den Betten in sonstigen Fachkrankenhäusern entfielen hingegen nur etwa 15% auf Betten für Akutkranke und etwa 85% der Betten auf Langzeitkrankheiten. In der letzten Gruppe von Krankenhäusern entfielen etwa 40 % aller Betten auf solche in psychiatrischen Kranken- und Pflegeanstalten. An den eben beschriebenen Bettenstrukturen für Universitäts- und sonstige Fachkrankenhäuser hat sich zwischen 1968 und 1977 schwerpunktmäßig folgendes geändert: der Anteil der Betten in Universitätskrankenhäusern verminderte sich, vor allem für innere Krankheiten (-28%), für Abteilungen der Gynäkologie und Geburtshilfe (-6,5%) und für Neurochirurgie (-35,7%). Er erhöhte sich für Säuglings- und Kinderabteilungen (+14,9%), für Chirurgie einschließlich der Unfallchirurgie (+25%), für die Orthopädie (+24,6%) und für die Zahn- und Kieferchirurgie (+13,6%).

Tabelle D.10. Krankenhäuser nach Bettenzahl und Trägerschaft 1968 und 1977, Bundes-

republik Deutschland .

Betten- zahl	1968				1977			
	insg. Kran- ken- häu- ser	Öffentl. Kranken- häuser	Freie gemein- nützige Kranken- häuser	Private Kranken- häuser	insg. Kranken- häuser	Öffentl. Kranken- häuser	Freie gemein- nützige Kranken- häuser	Private Kranken- häuser
	%	%	%	%	%	%	%	%
unter 25	11,55	4,96	4,00	30,24	8,40	3,74	1,84	21,53
25 - 50	15,92	10,21	12,24	28,42	12,85	7,79	7,89	24,68
50 - 100	21,01	18,27	19,00	27,32	17,97	13,91	15,34	25,96
100 - 150	13,02	14,79	14,76	8,37	13,93	15,66	15,51	10,03
150 - 200	9,84	12,13	12,56	3,23	11,89	13,91	13,67	7,37
200 - 300	12,24	14,87	17,74	1,61	14,58	16,06	19,63	7,08
300 - 400	6,61	8,21	9,81	0,30	7,85	8,43	12,71	1,67
400 - 500	3,26	4,07	4,95	-	4,22	5,17	6,40	0,59
500 - 600	1,63	1,92	2,43	0,20	2,28	2,78	3,33	0,49
600 - 800	1,91	3,33	1,81	0,10	2,40	3,74	2,72	0,39
800 - 1000	0,80	1,85	0,24	0,10	1,02	2,31	0,44	0,10
1000	2,21	5,40	0,47	0,10	2,61	6,52	0,53	0,10
Insges.	100.00	100.00	100.00	100.00	100.00	100.00	100.00	100.00

Tabelle D.11. Planmäßige Betten in Fachkrankenhäusern nach der Zweckbestimmung
1968 und 1977 1), Bundesrepublik Deutschland.

Zweckbestimmung	1968			1977		
	Insges.	Universi- tätskli- niken	Sonstige Fach- kranken- häuser	Insges.	Universi- tätskli- niken	Sonstige Fach- kranken- häuser
	%	%	%	%	%	%
Fachkrankenhäuser und Fachabteilungen für Akutkranke	64,1	86,7	15,8	65,1	87,4	15,1
Innere Krankheiten	20,1	19,3	3,5	21,4	13,9	3,5
Infektionskr.	1,8	-	0,0	1,0	-	-
Säugl. u. Kinderkr.	4.9	10,1	3,3	4,1	11,6	2,6
Chirurgie (einschl. Unfallverletzte)	19,7	14,2	3,3	19,3	17,7	3,1
Orthopädie	1,9	8,4	1,6	2,5	10,4	2,3
Urologie	1,5	-	0,3	2,2	0,5	0,3
Neurochirurgie	0,2	1,4	-	0,3	0,9	-
Zahn+ Kieferkrank- heiten	0,2	2,2	0,0	0,3	2,5	0,0
Gynäk. und Ge- burtshilfe	8,4	13,8	2,6	8,7	12,9	2,0
Entbindungsheime	0,1	..	0,1	0,0	-	0,0
Hals-, Nasen-, Ohren- krankheiten	2,5	4,0	0,3	2,6	4,2	0,3
Augenkrankheiten	1,3	6,7	0,5	1,2	6,2	0,3
Haut und Geschlechts- krankheiten	1,1	4,6	0,2	0,8	4,3	0,2
Röntgen. und Strahlenkrankheiten	0,6	2,0	0,1	0,6	2,1	0,1
Sonstige Fachrich- tungen	0,1	-	..	0,2	-	0,4
Sonderkrankenhäuser und Fachabteilungen	35,9	13,3	84,2	34,9	12,6	84,9
Tuberkulose	5,6	0,5	11,8	2,0	-	3,8
Psychiatr. Kranken- ananstalten (einschl. Pflegeanstalten)	17,5	10,0	40,8	15,9	10,2	40,3
Neurologie	0,8	2,7	0,5	1,6	2,4	0,7
Chron. u. Geriatr. Krankenhäuser	2,3	-	4,2	1,8	-	2,6
Sonstige Fach- krankenhäuser	9,7	-	26,8	13,7	-	3,8
Insgesamt	100,0	100,0	100,0	100,0	100,0	100,0
(Anzahl)	630275	11411	225292	705612	10301	248177

1) jeweils am 31.12. des Jahres

Die wesentlichste Veränderung bei den sonstigen Fachkrankenhäusern stellte die starke
Reduktion der Betten für Tuberkulose dar. Der entsprechende Bettenanteil an den Gesamt-
betten sank zwischen 1968 und 1977 von 11,8% auf 3,8%, also um 67,8%.

Tabelle D.12. Krankenhauspersonal 1972 und 1977 Bundesrepublik Deutschland: Personal
pro 1000 stationäre Patienten und dessen Veränderung

Stationäre Patienten pro Personaleinheit

Beruf	1972	1977	Veränderung in Prozent von 1972
Ärzte insgesamt	5,4	5,8	8,6
Hauptamt.	4,6	5,1	11,8
Belegärzte	0,7	0,6	-16,5
Sonstige	0,1	0,1	23,0
Ärzte ohne Facharzttätigkeit	2,9	3,6	4,9
Fachärzte, dar.	2,8	2,8	13,0
Chirurgen	0,5	0,5	2,9
Frauenärzte	0,3	0,3	5,2
Internisten	0,5	0,6	12,4
Medizinalass.	0,5	0,3	-39,7
Hauptamtl.Zahnärzte	0,1	0,1	2,3
Krankenpflegepers.davon	20,8	23,0	10,8
Krankenschw. u. -pfleger	12,3	14,3	16,4
Kinderkrankenschw.	1,6	1,9	15,4
Krankenpflegehelfer	3,0	3,1	26,6
Säugl. u. Kinderpfleg.	0,3	0,2	-20,6
Sonst. Pfleger ohne staatl. Prüfung	3,7	2,9	-20,9
Krankenpflegepers. in Ausbildung	5,8	6,3	8,1
Hebammen	0,6	0,5	-17,6
Hebammenschülerin.	0,1	0,1	-2,5
Wochenpflegerin.	0,1	0,1	-27,8
Apothekenpers.	0,3	0,4	16,6
Mediz. techn. Ass.	2,8	3,6	26,5
Krankegymn, Masseure + med. Bademeister	1,0	1,2	17,6
Sozialarbeiter	0,1	0,1	88,0
Beschäftg.therap.	0,1	0,2	82,5
Verwaltungskräfte	4,3	4,6	7,3
Wirtschaftskräfte	19,2	16,9	-12,0

Hatten wir schon bei der Betrachtung aller Ärzte im Gesundheitswesen (Tabelle D.7.) auf
die Tatsache aufmerksam gemacht, daß die Zuwächse an Ärzten vor allem den stationären
Patienten zugute kam, so soll die Tabelle D.12. zeigen, welche Veränderungen beim
Krankenhauspersonal insgesamt zwischen 1972 und 1977 zu beobachten waren. (Statistisches Bundesamt, 1976, S. 91 und 1979, S.381). Die Spalten der Tabelle D.12. zeigen
stationäre Patienten pro Personaleinheit jeweils am 31.12. im Jahre 1972 (Spalte 1) und
im Jahre 1977 (Spalte 2). Die dritte Spalte der Tabelle D.12. gibt die relativen
Veränderungen zwischen 1972 und 1977 in Prozent der Werte von 1972 an. Veränderungen
mit negativem Vorzeichen drücken eine Verringerung des Personals pro 1000 stationäre
Patienten im betrachteten 5-Jahreszeitraum aus - also eine Verschlechterung der Perso-
nalsituation - und solche mit positiven Vorzeichen bedeuten eine Vergrößerung der
Personalzahlen pro 1000 stationäre Patienten - also eine Verbesserung der Personalsi-
tuation. Einen besonders starken Rückgang beobachten wir im Geburtshilfebereich, nämlich bei den Säuglings- und Kinderpflegern (-20,6%), bei Hebammen (-17,6%) und Hebam-
menschülerinnen (-2,5%) und bei den Wochenpflegerinnen (-27,8%). Bei den Ärzten ist ein
entsprechender Rückgang nicht zu beobachten. Allerdings, gemessen an den Zuwächsen bei
Krankenhausärzten insgesamt (+8,15%), fällt auch der Zuwachs im Bereich Frauenheilkun-

de und Geburtshilfe geringer aus (+ 5,2%).

Unter den Krankenhausärzten beobachten wir eine Abnahme für Belegärzte (-16,5), und
Zunahmen für sonstige Ärzte (+23,0%) und Fachärzte (+13,0%) in dem betrachteten 5-
Jahreszeitraum. In der letzten Arztgruppe sind für Internisten (+12,4%) die stärksten
Zuwächse zu beobachten. Für das nichtärztliche Personal waren größere Zuwächse bei
Krankenschwestern und -pflegern (+16,4%), Kinderkrankenschwestern (+15,4%), Kranken-
pflegehelfern (+26,6%), Apothekenpersonal (+16,6%) und Krankengymnasten, Masseuren und
medizinischen Bademeistern (+17,6%) zu verzeichnen. Besonders günstig entwickelte sich
die Relation Sozialarbeiter (+88,0%) und Beschäftigungstherapeuten (+82,5%) zu stationären Patienten.

Aus diesen Angaben lassen sich also globale Strukturveränderungen beim Krankenhauspersonal ablesen. Es bleiben jedoch eine Reihe von Fragen unbeantwortet, die die
Organisation und den Einsatz der Ressourcen im Gesamtgesundheitssystem betreffen. Insbesondere wurde durch die Beschreibungen in diesem Abschnitt deutlich, daß das Material
über die ambulante Versorgung recht karg und unspezifisch ist.

D.IV. Gesundheitsausgaben

Neben den oben beschriebenen Bereichen des Gesundheitszustands, der Inanspruchnahme
von Leistungen und den Ressourcen ist für ein Gesundheitswesen von Interesse, wie hoch
die Gesundheitsausgaben sind, wie diese Ausgaben sich auf private und öffentliche
Haushalte verteilen, wie ihre Struktur nach Leistungsarten ist, wer die Träger der
Ausgaben sind und wie diese finanziert werden.

Diesen und anderen Fragen wandte sich ein kürzlich erschienener Bericht zu, aus dem wir
eine Reihe von Angaben entnehmen. Dieser Bericht bezog sich auf die Jahre 1970 bis 1975
(Der Bundesminister für Arbeit und Sozialordnung, 1978). Dem Bericht zufolge stiegen
die Ausgaben für die Erhaltung und Wiederherstellung der Gesundheit, für Krankheits-
vorbeugung und zur Milderung von Krankheitsfolgen in der Bundesrepublik Deutschland
von 70,3 Mrd. DM auf 137,7 Mrd. DM zwischen 1970 und 1975 (Der Bundesminister für
Arbeit und Sozialordnung, 1978 S. 35). Das entspricht einer Zuwachsrate von 96%. Real
stiegen die Ausgaben jedoch lediglich um 34%. Ausgaben werden dort noch nach Leistungsarten und Ausgabenträgern unterschieden.

Die Ausgaben der Gesundheit werden dort zunächst nach Leistungsarten dargestellt.
Diese Übersicht gibt Auskunft über die Ausgabenstruktur für einige wichtige Bereiche,
wie vorbeugende und betreuende Maßnahmen, Behandlung, Krankheitsfolgeleistungen, Ausbildung und Forschung und nicht aufteilbare Ausgaben. Bei der Betrachtung der Ausgaben
zeigt sich, daß in dem Zeitraum zwischen 1970 und 1975 für die Bundesrepublik überpro-
portionale Anstiege (im Vergleich zu allen betrachteten Gesundheitsausgaben) für vorbeugende und betreuende Maßnahmen (138%), für Behandlung (124%) und für Ausbildung und
Forschung (108%) zu beobachten waren (Der Bundesminister für Arbeit und Sozialordnung,
1978, S. 38). Krankheitsfolgeleistungen und nicht aufteilbare Leistungen stiegen im
gleichen Zeitraum unterproportional an (Der Bundesminister für Arbeit und Sozialordnung, 1978 S.37).

Die Struktur der Ausgaben nach Ausgabenträgern verlagerte sich zwischen 1970 und 1975
hin zu einem noch stärkeren Gewicht der Behandlung (1970: 50%, 1975: 57% der Ausgaben)
(Der Bundesminister für Arbeit und Sozialordnung, 1978, S. 37). Trotz eines relativ
großen Anstieges der Gesamtausgaben, nahmen auch 1975 die vorbeugenden und betreuenden
Maßnahmen 6,2 % der Ausgaben ein. Der Anteil der Krankheitsfolgeleistungen reduzierte
sich von 39,1% (1970) auf 30,8% (1975) (Der Bundesminister für Arbeit und Sozialordnung, 1978 S. 37). Trotz wohl kaum vermeidbarer Abgrenzungsprobleme zwischen den einzelnen Teilbereichen verhalten sich demnach Ausgaben für Vorbeugung und betreuende
Maßnahmen, zu Ausgaben für Behandlung und Krankheitsfolgeleistungen wie etwa 1:6:3 in
der Bundesrepublik Deutschland. Der Vorbeugung kommt also auf Grund dieser Angaben eine
relativ geringe Bedeutung zu, obwohl in den letzten Jahren eine Reihe von Leistungen
der Vorsorge und Früherkennung in den Leistungskatalog der gesetzlichen Krankenversicherung aufgenommen wurden. Es ist allerdings zu ergänzen, daß durch diese Zahlen nicht
alle direkten Kosten erfaßt werden.

Betrachtet man die Ausgabenveränderungen und -strukturen nach dem Merkmal Ausgabenträger, dann zeigt sich, daß in den Jahren 1970 bis 1975 die gesetzliche Krankenversicherung den stärksten Anstieg erlebte (+146%), darauf folgen mit einem Zuwachs von 104% die Ausgaben der privaten Haushalte. Unterprozentuale Zuwächse waren bei den Gesundheitsausgaben der öffentlichen Haushalte (+85%), der Rentenversicherung (+75%), der gesetzlichen Unfallversicherung (+72%), der privaten Krankenversicherung (+67%) und der Arbeitgeber (+46%) zu verzeichnen (Der Bundesminister für Arbeit und Sozialordnung, 1978, S. 42).

Strukturell nahm der Anteil der Ausgaben der gesetzlichen Krankenversicherung an den Gesamtausgaben von etwa 35% (1970) auf etwa 44% (1975) zu. Die Ausgabenanteile der privaten Krankenversicherung und der Arbeitgeber verminderten sich hingegen (Der Bundesminister für Arbeit und Sozialordnung, 1978, S. 42).

Wegen des großen Anteils der gesetzlichen Krankenversicherung (GKV) an den Gesamtausgaben für die Gesundheit, bestimmen die Ausgabenzuwächse dort auch die insgesamt zu beobachtenden Veränderungen. Jedoch waren bei allen Ausgaben nach Leistungsarten für die GKV stärkere Zuwächse als für die Leistungsart insgesamt zu beobachten. Auch weicht die Struktur der Ausgaben nach Leistungsarten der gesetzlichen Krankenversicherung von den Ausgaben nach Leistungsart insgesamt ab. Die Relation der Ausgaben für vorbeugende und betreuende Maßnahmen, für Behandlung und für Krankheitsfolgeleistungen verhält sich für die GKV wie 1:20:2 (Der Bundesminister für Arbeit und Sozialordnung, 1978, S. 44). Vorbeugende und betreuende Maßnahmen haben also innerhalb der GKV eine noch geringere Bedeutung als im Gesundheitswesen insgesamt.

Nach Ausgabenträgern unterschieden war sowohl im Jahr 1970 als auch im Jahr 1975 die GKV der wichtigste Ausgabenträger für Gesundheitsausgaben. Darauf folgen nach ihrer Bedeutung in beiden Jahren die Arbeitgeber, die öffentlichen Haushalte, die Rentenversicherung, die privaten Haushalte, die private Krankenversicherung und die gesetzliche Unfallversicherung (Der Bundesminister für Arbeit und Sozialordnung, 1978, S.60). In einem späteren Abschnitt des Berichtes wird versucht, Preis- und Mengenentwicklungen dieser Ausgabenzuwächse zu unterscheiden. Dabei zeigt sich, daß die verschiedenen Ausgabenarten in unterschiedlicher Weise von diesen Veränderungen betroffen zu sein scheinen (Der Bundesminister für Arbeit und Sozialordnung, 1978, S. 69). Während bei Arznei-, Heil- und Hilfsmitteln die Mengenkomponente dominiert, scheinen die Ausgabenveränderungen bei den anderen Leistungsarten stärker auf Preisveränderungen zu beruhen (Der Bundesminister für Arbeit und Sozialordnung, 1978, S.70). Inwieweit diese Aussagen tatsächlich zutreffen und wie sie im einzelnen weiter zu erklären sind, könnten derzeit nur Forschungsprojekte klären, weil Daten, die weitere Aufschlüsse ermöglichen könnten, nicht ausreichend analysiert werden. Die vom Bundesministerium für Arbeit und Sozialordnung geförderten Projekte anhand von Material der Gesetzlichen Krankenversicherung könnten hierzu weitere Hinweise liefern.

Setzt man einige Ausgabengrößen mit relevanten Mengengrößen in Beziehung, so ergeben sich Relationen, die detailliertere Einblicke gestatten. So wurde im Rahmen des Berichtes errechnet, daß ein stationärer Krankheitsfall 1970 1517 DM und 1975 3098 DM kostete. Bezieht man die durchschnittlichen Pflegetage pro Krankenhausaufenthalt in die Betrachtungen mit ein, so ergibt sich auf Grund dieser Angaben ein täglicher Durchschnittspflegesatz pro Krankenhaustag von 64 DM im Jahre 1970 und von 146 DM im Jahre 1975 (Der Bundesminister für Arbeit und Sozialordnung, 1978, S. 72).

In diesem Kapitel wurde versucht, Angaben über die Lebenserwartung, Krankheit und Mortalität der Deutschen, über die Inanspruchnahme von Leistungen des Gesundheitswesens, über die Ressourcen und über die Gesundheitsausgaben zu machen, soweit sie der amtlichen Statistik und anderen zugänglichen Quellen zu entnehmen sind. Dabei konnte nur ein Teil der im Rahmen eines voll ausgebauten Gesundheitsinformationssystems notwendigen Daten dargestellt werden. Außerdem wurde deutlich, daß oftmals Daten in anderer als der heute verfügbaren Form aussagekräftiger wären. Dieses wird im nächsten Kapitel weiter erläutert, und es wird dort auf Lücken und Mängel der Gesundheitsstatistik der Bundesrepublik Deutschland hingewiesen (Kapitel E).

E. Stand der Gesundheitsstatistik in der Bundesrepublik Deutschland

Dieses Kapitel stellt eine Ergänzung zu dem vorwiegend inhaltlich ausgerichteten Kapitel C dar. Während dort versucht wurde, bestimmte Aussagemöglichkeiten der deutschen Statistik mit Hilfe von Daten zu zeigen, werden hier Umfang und methodische Eigenschaften der Gesundheitsstatistik der Bundessrepublik Deutschland dargestellt, indem beide Aspekte jeweils mit Eigenschaften entsprechender Statistiken in anderen Ländern verglichen werden.

E.I. Inhalt und Methodik ausgewählter Gesundheitsstatistikbereiche

Die Einordnung der Gesundheitsstatistik eines Landes anhand von internationalen Vergleichen ermöglicht es uns, für den schnellen Überblick, in der Statistik erfaßte inhaltliche Bereiche darzustellen. Sie gestattet es auch, Aspekte der Methodik der Statistikbereiche zu vergleichen. Es werden auch hier beispielhaft einige Gebiete und methodischen Aspekte zur Darstellung herausgegriffen, da Vollständigkeit nicht zu erreichen wäre. Versucht man trotzdem den Vergleich, so muß man sich davor hüten, Nichtvergleichbares zu vergleichen und Ungleiches gleichzusetzen.

E.I.1. Der Gesundheitszustand der Bevölkerung.

Ausgehend von den oben dargestellten möglichen Komponenten des Gesundheitszustands der Bevölkerung wird in Tabelle E.1. gezeigt, zu welchen inhaltlichen Komponenten dazu Datenquellen in der Bundesrepublik Deutschland existieren.

Auf die Darstellung von Datenkörpern zur Beschreibung des Krankheitszustands wird hier wegen ihrer zentralen Rolle im Gesundheitsinformationssystem ausführlicher eingegangen als auf die Bereiche Inanspruchnahme von Leistungen, Beschreibung von Personal und Einrichtungen und Kosten des Gesundheitswesens.

Wie bereits dargestellt, sollte die Komponente Gesundheitszustand im Gesundheitsinformationssystem Auskunft über Umfang, Struktur und Verteilung der Krankheiten in der Bevölkerung geben, da diese Zustände Ausgangspunkt für gesundheitpolitisches und medizinisches Handeln sind. Sie dienen aber auch als Endpunkte zur Bewertung dieses Handelns.

E.I.1.1. Mortalitätsdaten

Ein wichtiger Baustein dieser Zustandsbeschreibung ist die Statistik über die Sterbefälle und deren Ursachen. Sie gibt nicht nur Auskunft über Ausmaß, Struktur und Verteilung sondern kann auch erste Hinweise auf mögliche Gründe für das Auftreten von Krankheiten liefern. Hinweise auf mögliche Erklärungsgründe für Krankheiten können Faktoren wie Alter, Geschlecht, Wohnort und Beruf geben. Um sich diese Erkenntnismöglichkeiten zu erschließen, begannen andere Länder z.T. schon sehr früh, entsprechende Merkmale der Verstorbenen zu erheben. Wie aus Tabelle E.1. hervorgeht, werden bis zum heutigen Tage jedoch in den Totenscheinen der Bundesrepublik Deutschland nur Alter, Geschlecht und Wohnort aber nicht der Beruf des Verstorbenen notiert. Dieses Merkmal wird in England bereits seit 1855 durch die amtliche Statistik erhoben (Alderson, 1974). Weiterhin ist die bundesdeutsche Mortalitätsstatistik dadurch gekennzeichnet, daß die Originaldaten nur für maximal 5 Jahre aufbewahrt werden, während diese wichtigen Daten in anderen Ländern bereits seit Jahrzehnten vollständig gespeichert und rückschreitend archiviert (z.B. in den Niederlanden) werden. Somit stehen Mortalitätsdaten für Langzeituntersuchungen für die gesamte Bundesrepublik nicht zur Verfügung. Zudem gewinnen Mortalitätsdaten an Wert, wenn sie mit anderen Datenkörpern verknüpft werden können, um gewisse Fragestellungen zu bearbeiten. Diese Möglichkeiten sind in der Bundesrepublik ebenfalls nicht gegeben. Im einzelnen gilt folgendes für die Mortalitätsstatistik der Bundesrepublik Deutschland:

     - Daten zur Betrachtung von Zeitreihen können nur stark aggregiert bereitgestellt werden.

Tabelle E.1. Landesweite, repräsentative, bevölkerungsbezogene Statistiken über
den Gesundheitszustand der Bevölkerung der Bundesrepublik Deutschland

Mortalität

Dokumente	Todesbebescheinigung
Offener Teil	ja
Geschlosse- ner Teil	ja
Ehebungsbereiche	
Todesursache	Grundleiden und unmittelbar zum Tode führende Krankheiten
Demographie	Alter, Geschlecht
Wohnort	letzter Wohnort und Ort des Todes
Beruf	nein
Sonderangaben	für Unfälle, Vergiftungen, Gewalteinwirkungen

Im Berichtswesen verwandte Variable

Todesursache	Grundleiden
Demographie	Alter, Geschlecht
Wohnort	Städte, Gemeinden, Bundesländer
Beruf	nein

Veröffentlichungen

-der Sterbefälle nach Alter, Geschlecht und Todesursachen(Grundleileiden),
Ra-
ten pro 100.000 Einwohner; standardisierte Raten für die Bundesrepublik
- der Säuglingssterbefälle nach Ländern pro 100.000 lebendgeborene
- der Müttersterblichkeit nach Bundesländern pro 100.000 Bev., Alter
und Todesursache

Morbiditätserhebungen bei den Kostenträgern

Berichte über Mitglieder, Versicherte und Ausgaben nach Leistungsarten für
einzelne Träger der privaten und gesetzlichen Versicherungen zusammen. Keine
Prävalenzraten von Krankheiten

Daten aus der gesetzlichen Rentenversicherung
-Angaben zu Arbeitsunfähigkeitsgründen(Diagnosen) bei Erwerbstätigen
-Zugänge zur Rentenversicherung wegen Berufs-und Erwerbsunfähigkeit

Daten aus der privaten Krankenversicherung
Angaben zu Arbeitsunfähigkeitsgründen (Diagnosen) und Dauer der Erwerbstätigkeit

Bevölkerungsbezogene Krankheitsregister für das ganze Land

-Meldepflichtige ansteckende Krankheiten (nicht zentral geführt)
-Lokale Krebsregister(Hamburg, Saarland, Baden-Würtemberg)
-MONICA-Register, Herzinfarktregister
-Fehlbildungen
-Schwangerschaftsabbrüche

Sonstige Datenquellen
-Daten aus Musterungsuntersuchungen
-Behinderungen von Kindern
-Straßenverkehrsunfälle
-Umwelt und Gesundheit

    - Angaben über die zeitliche Entwicklung der Mortalitätsdaten in kurzen Zeitperioden werden weder ausgewiesen noch zur Analyse zur Verfügung gestellt. Damit verschließt die Bundesrepublik sich die Möglichkeit, Studien auf der Basis kurzer Zeitperioden durchzuführen. Zu solchen Studien gehören Untersuchungen über Umwelteinflüsse, insbesondere der Luftverunreinigung, für die man Tages-oder Monatsdaten der Sterblichkeit benötigt (s. z.B. Schimmel, 1978), weil die Luftverschmutzung sehr starken kurzzeitigen Schwankungen unterliegt. Es ist daher auch kein Zufall, daß die wichtigsten Erkenntnisse über Umwelteinflüsse und Gesundheit aus den U.S.A. stammen, denn dort werden Mortalitätsdaten auf lokaler Ebene so gehalten oder zur Verfügung gestellt, daß sie sich für solche Studien eignen.

    - Veröffentlichungen erfolgen nur jährlich, relativ grob aggregiert und unter Verwendung nur einiger Merkmale (Alter und Geschlecht) zentral. Will man jedoch Daten auf Länderebene zusammenstellen, so muß man sich an jedes Statistische Landesamt gesondert wenden. Möchte man Städtedaten verwenden, richtet man sich an die jeweiligen Städte. Das alles ist sehr aufwendig und wird deshalb auch kaum in Angriff genommen. Hat man jedoch einige Datensätze (in aggregierter Form) gesammelt und auf Datenträgern abgespeichert, dann stellt man fest, daß die gewählten Gruppierungen in den Daten nicht immer übereinstimmen, sodaß man dann auf einige Details in der Analyse verzichten muß. Im Gegensatz dazu erfolgte kürzlich eine Veröffentlichung aus den U.S.A. über Herz- und verwandte Krankheiten für folgende Variable gemeinsam: Alter in 5-Jahresgruppen, Geschlecht und Health Service Area (insgesamt 14 für die U.S.A.) (Cohen and Kleinman, 1979) für die Jahre 1968-1972. Das Besondere daran ist, daß dort durch das National Center for Health Statistics Mortalitätsdaten auch für ausgewählte Krankheitsgruppen im Trend dargestellt werden und man so in die Lage versetzt wird, Zeitreihen nach Alter, Geschlecht und Region für die Mortalität von Herzkrankheiten studieren zu können. So dargestellt, sind die Daten für die Planung im Gesundheitswesen unmittelbar relevant. Die genannte Veröffentlichung wendet sich daher auch speziell an Personen, die auf der lokalen Ebene Planungsverantwortung im Gesundheitswesen haben. Solche, aktuellen Fragestellungen im Gesundheitswesen angepaßte, Darstellungen wurden insbesondere auch dadurch ermöglicht, daß das National Center for Health Statistics der U.S.A. seine Datensätze Interessenten auf Datenträgern zur Verfügung stellt oder sich selbst der eingehenderen Analyse annimmt.

    - In der Bundesrepublik Deutschland ist die Verknüpfung der Mortalitätsdaten mit anderen Datenkörpern auf individueller Ebene (horizontale Verknüpfung von Individualdaten für Forscher oder Institutionen außerhalb der amtlichen Statistik kaum möglich, während in Skandinawien über das Personenkennzeichen und in England über die National-Health-Servicekennung solche Verknüpfungen laufend durchgeführt werden. Bei diesen Verknüpfungen mit Mortalitätsdaten hilft sogar das britische Office of Population Censuses and Surveys englischen Forschern bei der Durchführung ihrer Studien, z.B. indem es ihnen mitteilt, wann die in ihre Studien einbezogenen Probanden verstarben. Ein Beispiel für eine Studie auf der Basis verknüpfter Individualdaten innerhalb der amtlichen Statistik ist die Studie über die Einflußgrößen der Säuglingssterblichkeit (Höhn, 1978).

    - Dateien mit Mortalitätsdaten auf Individualbasis werden in der Bundesrepublik Deutschland Forschungsinstitutionen oder Forschern nicht für weitere Analysen zur Verfügung gestellt werden. Im Gegensatz dazu ist dieses eine seit Jahren gepflegte Praxis in den U.S.A. (National Center for Health Statistics, 1972a), die zur Folge hatte, daß die Quellen sehr intensiv genutzt wurden und dies zu sehr eingehenden Kenntnissen über die Qualität dieser Daten bei amerikanischen Forschern führte. Auf diese Weise wurde z.B. die Kodierung multipler Todesursachen weiter vorangetrieben und Totenscheinangaben über den letzten Wohnort mit dem tatschächlichen Wohnsitz verglichen.

    -Vergleichsweise schwierig ist auch die Verknüpfung von aggregierten Mortalitätsdaten mit Aggregatdaten aus anderen von Quellen (horizontale Verknüpfung von Aggregatdaten). Voraussetzungen für solche Verknüpfungen sind die Verfügbarkeit der Daten auf Datenträgern, geeignete Verknüpfungsmerkmale und identische Aggregierung in beiden Datensätzen. Denkt man z.B. an regionale Aggregierungen, so hieße das, daß zahlreiche Datensätze gleiche geographische Untergliederungen enthalten müßten. Bei der Untersuchungen von Trends in Aggregatdaten stößt man in der Bundesrepublik aber für Regionaleinheiten unterhalb von Bundesländern wegen der Gebietsreform auf Schwierigkeiten, weil Gebiete vor und nach der Reform unterschiedlichen größeren Regionen zugeordnet werden und die Korrektur dafür aufwendig ist.

Eine weitere Voraussetzung für die horizontale Datenzusammenführung sind gleiche Merkmale, die zur Klassifikation herangezogen werden können (Alter, Geschlecht, Einkommen, etc., die in gleicher Weise kodiert und klassifiziert sein sollten. Anstrengungen zur Vereinheitlichung dieser Art bilden die Arbeiten der Entwicklungen des minimalen Grunddatensatzes, die in den U.S.A. schon weit fortgeschritten sind (s. Kapitel B). In der Bundesreppublik gehen solche Bestrebungen nicht von der amtlichen Statistik aus, Bemühungen in dieser Richtung nimmt z.B. ZUMA vor.

Vertikale Verknüpfungen von Mortalitätsdaten und z.B. Daten der Umweltbelastung scheitern i.a. an der mangelnden Vefügbarkeit von Mortalitätsdaten nach Krankheitsarten, Geschlecht und Alter etwa auf Kreiseben und an dem Nichtvorhandensein von Belastungsdaten für größere Regionen auf dieser Aggregationsstufe. Ein Beispiel aus der Bundesrepublik ist die Untersuchung über Umwelt und Gesundheit im Saarland (Brecht, Hanke, Schäfer, 1984).

- Die Güte der Mortalitätsdaten ist nur begrenzt bekannt. Obwohl es eine wichtige Studie zur Überprüfung der Validität der bundesdeutschen Mortalitätsdaten (Koller) gibt, sind Erfahrungen methodischer Art mit diesen Daten wegen ihrer vergleichsweise geringen Nutzung in der Bundesrepublik relativ wenig verbreitet (Frentzel-Beyme, U. Keil, 1981). In England und den U.S.A. ergaben sich solche Erfahrungen oft als Nebenprodukte inhaltlicher Analysen auf der Basis von Sterbedaten.

- Umfang und Art der Variabilität der Daten sind nicht bekannt. Daher fällt die Beurteilung von Anstiegen und Verminderungen von Mortalitätsraten schwer (Schach und Schach, 1980). Solche Analysen sind sind von Mitarbeitern des französichen statistischen Zentralamtes veröffentlicht worden. Als Beispiel sei eine Arbeit über die Zusammenhänge der Grippemortalität und der Schwankungen der Gesamtmortalität genannt (Aubenque, Damiani et Derueffe, 1965).

Diese Liste von Mängeln oder Begrenztheiten der Mortalitätsstatistik in der Bundesrepublik im Vergleich zu anderen Ländern dürfte ausreichen, um Ansatzpunkte für ihre Verbesserung zu liefern. Es sollte ferner darauf hingewiesen werden, daß uns kein Aspekt der Mortalitätsstatistik der Bundesrepublik Deutschland bekannt geworden ist, der richtungweisend für Entwicklungen in jüngster Zeit im Ausland wurde. Vielmehr enden Empfehlungen von Kennern der Daten immer in Aufrufen zur Anpassung von Standards der Mortalitätsstatistik der Bundesrepublik an die in anderen Ländern üblichen (Frentzel-Beyme, Keil, Pflanz, et. al., 1980; Frentzel-Beyme, Leutner, Wagner, et.al., 1979).

E.I.1.2. Daten zur Beschreibung des Krankheitsgeschehens.

Betrachten wir nun die Statistiken zur Beschreibung von Krankheiten in der Bevölkerung der Bundesrepublik Deutschland. Auch hier nehmen wir zunächst Rückgriff auf Tabelle E.1. und E.2., aus denen hervorgeht, welche Datenquellen zur Beschreibung des Gesundheitszustands zur Verfügung stehen (s. auch Armitage, 1977). Tabelle E.2. zeigt für einen Teilbereich (Bevölkerungserhebungen, Erhebungen in der ambulanten und stationären Versorgung) den Vergleich mit ausgewählten Ländern. Um die räumliche Verbreitung und die Verteilung auf Bevölkerungsgruppen (Sozialschichten, Berufsgruppen oder andere Unterteilungen) , die Struktur und möglicherweise die Gründe für Krankheiten in der Bevölkerung erkennen zu können, brauchen wir eine Gruppe von Datenquellen, die jeweils ihren spezifischen Beitrag zum Gesamtbild über den Gesundheitszustand leisten. Zu diesen gehören Erhebungen in der Bevölkerung, bei den Versorgern und Kostenträgern und die Einrichtung von Registern.

- Durch Erhebungen in der Bevölkerung erfahren wir über Krankheiten, Behinderungen, Funktionseinschränkungen der Betroffenen, ob sie nun zu Kontakten mit dem Gesundheitssystem führen oder nicht.

Tabelle E.2. Landesweite, repräsentative, bevölkerungsbezogene Erhebungen über den Gesundheitszustand, im ambulanten und stationären Bereich

	Bundes-republik Deutschland	Norwegen	Schweden	Finnland	Großbritannien	Frankreich	U.S.A.
Morbidität							
Erhebungen in der Bevölkerung							
	Mikrozensuszusatzerhebungen zur Gesundheit (alle 2 Jahre)	Health Survey 1975	Levels of Living Study	Mini-Finland Study (Erbungen des National Pensions Institute)	General Household Survey	Spezial-erhebungen 1970, 1980	Health Interview Survey, Health Examination Survey
Erhebungen bei den Versorgern in der ambulanten Versorgung							
	keine bundesweite Repräsentativerhbg. der amtl. Statistik. Repräsentative Erhebung im 6 KV en 1981/82	nein	nein	nein	National Morbidity Study 1974-1975	Les malades en médicine libérale 1982	National Ambulatory Medical Survey Care (laufend seit 1973)

Tabelle E.2. - Fortsetzung

Erhebungen in der stationären Versorgung

-keine -Erfassung der Krankheiten der Krankenhauspatienten in Schleswig-Holstein (jährliche Stichtagserhebung)	kein einheitliches Berichtssystem für alle Krankenhäuser, aber drei große Berichtssysteme	umfassendes System zur Berichterstattung über alle Krankenhausentlassungen	10%Stichprobe aller Krankenhausentlassungen (HIPE), Vollerhebung aller Krankenhausentlassungen (HAA)	Umfassendes,einheitliches Berichtssystem für Krankenhausaufenthalte ist im Entstehen	Erhebung einer Stichprobe von Krankenhausentlassungen nach einheitlichen Gesichtspunkten

Führen wir diese als Befragungen der Betroffenen durch, so erfahren wir über persönlich empfundene Einschränkungen und Behinderungen, deren Schweregrad und Dauer und darüber, wie die Betroffenen diese Schwierigkeiten bewältigen. Werden diese Erhebungen als Untersuchungen von medizinisch geschultem Personal durchgeführt, dann lernen wir über Krankheiten aus der Sicht der Fachkundigen, jedoch ohne zusätzliches Material über vom Betroffenen empfundenen Schweregrad, Grad der Einschränkung bei der üblichen Tätigkeit, etc.

- Durch Erhebungen bei den Versorgern erfahren wir, welche Gesundheitsprobleme an sie herangetragen werden, wie sie diese versorgen und u.U. wie der Gesundheitszustand der Versorgten sich durch diese Versorgung verändert.

- Durch Erhebungen bei den Kostenträgern bekommen wir ein Bild über die versorgten Krankheiten und darüber, wie sich die Leistungen auf die Krankheitsgruppen verteilen.

- Durch die Errichtung von Registern, d.h. Sammelstellen für Fälle bestimmter Krankheiten, Mißbildungen, Behinderungen, etc. bekommen wir einen Eindruck von Umfang, Art, Schweregrad und räumlicher Verteilung der in einem festen Zeitraum neu hinzukommenden Fälle der an einer bestimmten Krankheit erkrankten Personen, wobei die regionale Zuordnung der Fälle erste Hinweise auf mögliche Ursachen liefern kann.

Sollen diese Erhebungen wirklich nützlich sein, dann müssen sich die einzelnen Erhebungsbereiche zum Gesundheitszustand ergänzen, oder es sollte eine Verknüpfung im Bedarfsfalle möglich sein.

Wie aus Tabelle E.2. hervorgeht, haben nur wenige Länder (darunter die Bundesrepublik Deutschland) unter den betrachteten sieben Ländern keine laufende Spezialerhebung über den Gesundheitszustand der Bevölkerung. Im Rahmen der Deutschen Herzkreislaufpräventionsstudie läuft derzeit die erste Phase eines Spezialsurveys, die hoffentlich wiederholt werden wird. Sowohl in England (Office of Population Censuses and Surveys, 1973) als auch in der Bundesrepublik Deutschland wurden die Gesundheitsfragen in eine Mehrthemenerhebung integriert. Diese Strategie begrenzte die Anzahl der Gesundheitsfragen in der Bundesrepublik auf ein Minimalmaß, was zur Folge hatte, daß hier inhaltlich sehr viel weniger als in den Spezialerhebungen anderer Länder erfragt werden konnte. Die aus dem Mikrozensuserhebungen veröffentlichten Daten werden oben dargestellt (Kapitel C). Wegen des Vielzweckcharakters der Mikrozensuserhebungen wurde auch die Methodik für die Gesamterhebung entworfen und weniger spezifisch auf die Fragen zur Gesundheit abgestellt, wie es in einer Spezialerhebung gelingen könnte. Andererseits bieten Mehrzweckerhebungen den Vorteil, daß zur eingehenden Analyse eine größere Vielfalt von Variablen zur Verfügung stehen. Leider können die aus den Mikrozensuszusatzerhebungen erwachsenden Analysemöglichkeiten in der Bundesrepublik nur sehr unvollständig genutzt werden, da die amtliche Statistik diese Daten nicht zur Weiteranalyse zur Verfügung stellt und selbst über die Schätzung von Krankheitsraten nach Krankheitsgruppen (28 Gruppen), Alter und Geschlecht keine weiteren Schätzungen vornimmt.

Außerdem haften den Mikrozensuszusatzerhebungen zur Gesundheit erhebliche methodische Mängel an, wie z.B. Beschränkung auf die schwerwiegendste Krankheit (nach Einschätzung des Probanden), keine Fragen zur Inanspruchnahme von Leistungen ohne Krankheit, keine Zusammenhangsanalyse des Datenmaterials (Brennecke, 1981).

Zusätzlich zu diesen Erhebungen in der Bevölkerung, die bekanntlich nur einen Teil der Beschreibung des Gesundheitszustands von Bevölkerungen liefern können, gibt es in Finnland (Reunanen, 1977) und in den U.S.A. (Miller, 1973) landesweit repräsentative Gesundheitserhebungen der Bevölkerung, in denen medizinisches Fachpersonal den Gesundheitszustand beurteilt. Solche Erhebungen existieren in der Bundesrepublik nicht.

Betrachtet man Erhebungen über den Gesundheitszustand von Patienten in der ambulanten Versorgung, so sind einmalige Erhebungen aus England (1955/56 und 1970/71; Whitehead 1977) und Frankreich (Guidevaux, Colvez, Michel, et al, 1975) und laufende Erhebungen aus den U.S.A. (National Ambulatory Medical Survey; Ezzati and McLemore, 1980) bekannt. Eine repräsentative Erhebungen in der Bundesrepublik wurde 1981/82 vom Zentralinstitut für die Kassenärztliche Versorgung durchgeführt (Kerek-Bodden, Schach, Schach, et al, 1984).

Auch über die in der stationären Versorgung behandelten Kranken und deren Krankheiten wird in der Bundesrepublik weder durch ein spezielles Berichtssystem Auskunft erteilt noch gibt es bundesweite Hochrechnungen der Krankheiten der Krankenhauspatienten. Damit entfallen alle Möglichkeiten der Nutzung der Kran kenhausstatistikdaten zur Schätzung der Krankheitsraten oder zur Nutzung dieser Daten zur Erforschung von Krankheitsgründen oder für Effizienzvergleiche von Krankenhäusern oder Versorgungsstufen. Außer in Norwegen fanden wir in allen anderen betrachteten Ländern solche Berichtssyteme vor (Kozak and Andersen, 1980), weil die Krankheitsdaten aus dem stationären Bereich als wichtige Datenkörper zur Beschreibung der Morbidität und zur Evaluation von Maßnahmen im Gesundheitswesen angesehen werden.

In allen betrachteten Ländern existieren Berichtssysteme der gesetzlichen und privaten Krankenversicherungen, die jährlich über Versicherte, Ausgaben, Leistungsarten und Krankheiten Auskunft geben. Im Zusammenhang mit der Beschreibung von Krankheiten der Bevölkerung ist von Interesse, inwieweit die Sozialversicherungssysteme zu einer solchen Beschreibung beitragen. Dabei gilt unsere Aufmerksamkeit insbesondere Ländern, in denen eine einheitliche Krankenversicherung beinahe alle Mitglieder der Bevölkerung umfaßt, wie das z.B. für die Bundesrepublik Deutschland gilt. Im Rahmen dieser Systeme wäre es nämlich möglich, die Prävalenzraten solcher Krankheiten zu schätzen, die vom Gesundheitswesen versorgt werden. Zu diesen Krankheiten gehören alle Langzeiterkrankungen. Länder, in denen solche Schätzung von Krankheitsraten möglich wären, sind Norwegen, Schweden, Finnland, England, Frankreich und die Bundesrepublik Deutschland. Nicht alle Länder nutzen diese Möglichkeiten.

Am Beispiel von Finnland wollen wir nun das Potential der im Rahmen von Sozial-und Krankenversicherungssystemen zur Verfügung stehenden Daten aufzeigen. Dazu bedarf es zunächst einiger Erklärungen. In Finnland obliegt die Gesamtverantwortung für alle bevölkerungsbezogenen Teilbereiche der Sozialversicherung der Sozialversicherungsinstitution (The Social Insurance Institution (SII), 1978). Diese Verantwortung beinhaltet insbesondere die Zuständigkeit für die Renten- und Krankenversicherung. Zur Wahrnehmung ihrer Aufgaben unterhält die SII eine Datenbank über die Gesamtbevölkerung Finnlands -ihre Anspruchsbevölkerung. Außerdem gelang es der SII durch entsprechende Planung ein integriertes Statistiksystem zur Berichterstattung über die Vorgänge in der Sozialversichung zu schaffen. Einige wichtige Eigenschaften des Systems bestehen darin, daß:

   - das System seine Anspruchsbevölkerung laufend zur Verfügung hat, seine Größe und Struktur (Alter, Geschlecht. Beruf, etc.) kennt.
   - das System Kranken- und Rentenversicherung gemeinsam verwaltet und daher auch aus beiden Bereichen Daten über Krankheiten und Behinderungen in der Bevölkerung beziehen kann,
   - das System wegen seiner Gesamtverantwortung für Kranken- und Rentenversicherung Mengen und Kosten von Leistungen beider Versicherungsbereiche in der Lage ist aufzuzeichnen und dieses auch vornimmt.

Ein solches System ermöglicht die Berichterstattung über systeminterne Vorgänge entsprechend den in Kapitel A genannten Prinzipien. Es werden z.B. folgende Tabellen erstellt (The Social Insurance Institution, 1978), die sich auf Krankheiten in der Bevölkerung oder definierbare Untergruppen dieser Bevölkerung beziehen:

   - Krankheitsraten pro 1000 Bevölkerung für 46 verschiedene chronische Krankheiten. Für Personen mit diesen 'anerkannten' chronischen Krankheiten übernimmt die SII nämlich alle Kosten für verschriebene Medikamente. Zu diesen Krankheiten gehören auch die chronische Hypertonie (6,53% der Bevölkerung im Jahre 1977), der Diabetes mellitus (1,55% der Bevölkerung im Jahre 1977), symptomatische Herzkrankheiten (4,27% der Bevölkerung im Jahre 1977), ausgewählte Krankheiten des rheumatischen Formenkreises, nämlich Arthritis und verwandte Krankheiten, Polyarthritis und verwandte Krankheiten.

Für keine dieser Krankheitsarten existieren zuverlässige Prävalenzraten für die Bundesrepublik Deutschland. Dieses hat gravierende Folgen z. B. für die Planung der Projekte zur Prävention von Kreislaufkrankheiten. Zur Bewertung der Erfolge von Präventionsmaßnahmen sollten nämlich die Krankheitsraten für diese Krankheiten bekannt sein. Für die Bundesrepublik müssen entsprechende Daten jedoch erst erhoben werden.

- Die Statistik der Rentenzugänger für Finnland weist diese nach 13 ICD-Hauptgruppen aus. Aus dieser Statistik kann man das wichtige Faktum entnehmen, daß sich in den Jahren 1975 bis 1977 die Zugänge zur Rentenversicherung wegen Invalidität auf Grund von Kranhkheiten des Kreislaufsystems vermindert haben. Im Jahr 1975 wurde eine Abnahme der Rentenzugänger gegenüber 1974 um 16,8%, im Jahre 1976 gegenüber 1975 eine Abnahme um 9,9% und im Jahre 1977 gegenüber 1976 eine Abnahme der Zugänge um 18,4% für diese Krankheitsgruppe gemeldet (The Social Insurance Institution, 1978).

- Die Zugänger zur Rentenversicherung wegen Invalidität (d.h. wegen Berufs- und Erwerbsunfähigkeit) werden in einer anderen Tabelle des Berichts zur gesunden Bevölkerung im Arbeitsalter in Beziehung gesetzt. Daraus geht hervor, daß 1977 2,9 pro 1000 dieser Bevölkerungsgruppe wegen Krankheiten des Kreislaufsystems verfrüht ihren Arbeitsplatz aufgaben. Zu den gesamten Neuzugängen zur Rentenversicherung wegen Invalidität trugen die Zugänge wegen Krankheiten des Kreislaufsystems im Jahre 1977 einen Anteil von 28,6% bei.

- Weitere Tabellen zeigen Anzahlen und Anteile von Empfängern von Renten nach Krankheitsarten (18 ICD-Hauptgruppen mit jeweils mehreren Untergruppen), Alter und Geschlecht für das Jahr 1977 und nach Krankheitsarten und Verwaltungsbezirken von Finnland. Diese Tabellen geben über die Alters- und Geschlechtsverteilung und die örtliche Verteilung der Rentenzugänge Auskunft. Aus solchen Statistiken läßt sich entnehmen, daß der Anteil der Invaliditätsrentenempfänger wegen Krankheiten des Kreislaufsystems im Jahre 1977 in der Region Kuopio etwa 37% der arbeitenden Bevölkerung betrug. In der Provinz Aland war dieser Prozentsatz etwa 8%. Die Region Kuopio gehörte im Jahre 1977 zu den am stärksten von dieser Krankheitsgruppe betroffenen Finnlands.

- Weiter geht aus diesen Darstellungen hervor, inwieweit die einzelnen Alters-und Geschlechtsgruppen Mitglieder mit Invaliditätsrenten für Krankheiten des Kreislaufsystems enthalten (Prävalenz) und wie diese Gruppen unter den Neuzugängern vertreten sind (Inzidenz).

Die anhand der Information der finnischen Sozialversicherung gezeigten Kennziffern wären für Planungsaufgaben im Gesundheitswesen der Bundesrepublik von großer Wichtigkeit. Daten über Größenordnungen der Raten von Personen mit Herz-Kreislaufkrankheiten fehlen für die Bevölkerung der Bundesrepublik. Ebenso fehlt es an Information über die Verläufe von Krankheitsraten für diese wichtige Krankheitsgruppe. Prinzipiell dürfte es nicht unmöglich sein mit Hilfe der Daten der Rentenversicherung der Bundesrepublik entsprechende Statistiken für Rentenzugänge auch hier zu erstellen. Jedoch müßte versucht werden, den Bevölkerungsbezug zu relevanten Bevölkerungsgruppen herzustellen.

Aus der sozialen Krankenversicherung der Bundesrepublik ist wohl für längere Zeit keine bevölkerungsbezogene bundesweit repräsentative, personenbezogene Krankheitsartenstatistik zu erwarten. Das ist dadurch zu erklären, daß

   - die Verantwortung für die Erstellung der Statistiken nicht in einer Institution sondern bei den Einzelkassen und den einzelnen Kassenarten liegt und darauf, daß die zusammenfassende Aufbereitung des angehäuften Materials recht schwierig ist.
   - die Anspruchsbevölkerung in Größenordnung und Struktur den Kassen im allgemeinen nicht bekannt ist (Schach, 1981). Das bedeutet, daß ein Bevölkerungsbezug für die Daten nur indirekt erreichbar wäre.
   - die Daten über Krankheiten der Versicherten nicht systematisch und auf Personen bezogen ausgewertet werden. Daher wären Schätzungen von Krankheitsraten auf der Basis von Kassenunterlagen z.Z. in der Bundesrepublik, wenn überhaupt, nur mit großem Aufwand durchführbar.

Wenden wir uns nun den Registern zu. Sie sind eine weitere wichtige Quelle zur Gewinnung von Information über Krankheiten in der Bevölkerung. Üblicherweise beziehen sich Register auf eine spezifische Krankheit oder eine Krankheitsgruppe. Dabei wird dann versucht, alle an dieser Krankheit oder Krankheitsgruppe erkrank ten Personen in das Register aufzunehmen. Zu den heute in Registern erfaßten Krankheiten gehören Krebs und Herzkrankheiten (insbesondere Infarkte). Register erfüllen aber auch andere Funktionen außer der reinen Aufzeichnung von Krankheiten. Sie sind nämlich auch als Mittel zur Frühwarnung vor Häufungen von Schäden geschaffen worden. Diese Aufgabe erfüllen Register über Mißbildungen bei Kindern und Register, die Medikamentennebenwirkungen festhalten. Besonders den skandinavischen Ländern ist es gelungen, zahlreiche bevölkerungsbezogene Register aufzubauen.

Unter den zahlreichen Funktionen von Registern ist für diese Diskussion besonders ein Aspekt wichtig, nämlich die Schätzung der Raten der Neuzugänge zu der registrierten Krankheit (Inzidenz). Die Schätzung der Neuzugänge zu Krankheiten oder sonst berichtenswerten Tatbeständen im Gesundheitswesen ermöglicht es uns, Zugänge, die über die üblichen Größenordnungen hinausgehen, schnell zu entdecken (Monitoring). Die Kenntnis dieser Zugänge erachtet man deshalb als wichtig, weil man nach dem Eingehen von Berichten über außergewöhnlich hohe Zuwächse sofort nach Gründen für solche Zuwächse zu fahnden beginnen kann. So werden z.B. im Rahmen des norwegischen Geburtenregisters monatlich die Raten der Mißbildungen unter Neugeborenen ausgewiesen. Die Raten werden mit Schwankungsbereichen versehen und Raten, die außerhalb des Bereiches von zwei Standardabweichungen fallen, werden besonders gekennzeichnet. So sind besonders hohe Mißbildungsraten sofort erkennbar und die Suche nach Gründen für den beobachteten Anstieg kann ohne Verzögerung beginnen. In den skandinavischen Ländern existieren Register für: Geburten, Sterbefälle, Krebs, Mißbildungen, Tuberkulose, Schwangerschaftsabbrüche.

Auch in der Bundesrepublik werden Fehlbildungen bei der Geburt vollständig erhoben, jedoch ist nicht bekannt, inwieweit diese Berichte umgehend bundesweit mit Regionalbezug aufbereitet werden, damit sie die ihnen zugedachte Funktion des Monitoring (Anzeige von außergewöhlichen Zuwächsen) auch erfüllen können. Ohne die schnelle Analyse, zentrale Aufbereitung und Darstellung dieser Daten werden die Berichte nicht zu Information über unser Gesundheitssystem.

Außer für die meldepflichtigen übertragbaren Krankheiten kann das deutsche Gesundheitsstatistiksystem eine solche Überwachungs- und Nachfaßfunktion für keine Krankheitsgruppe ausüben, denn es existieren keine bundesweiten, bevölkerungsbezogenen Register für andere Krankheitsgruppen. Im Gegensatz dazu haben die skandinavischen Länder Register besonders für die heute wichtigen Langzeiterkrankungen aufgebaut, deren Überwachung man dort für wichtig hält. An erster Stelle sind hier die Krebsregister zu nennen, in denen z.T. seit vielen Jahren Neuzugänge an Krebs aller Lokalisationen für das ganze Land aufgezeichnet werden. Auf Grund dieser Register werden die Inzidenz- und Prävalenzraten an Krebs geschätzt, um zu beurteilen, wie sich die Krankheits- und Sterbefälle für diese Krankheit entwickeln und wie sich Therapieveränderungen auswirken. Außerdem stellen diese Register eine wichtige Datenquelle für die epidemiologische Forschung dar, zu der in den letzten Jahren besonders jene Länder beigetragen haben, bei denen solche Datenressourcen gewartet werden. Als Beispiele der Nutzung solcher Daten für die Erforschung von Krankheitsursachen seien die Studien von Pedersen (1973) über Krebs unter Arbeitern der Nickelindustrie und die Arbeiten von Bjelke über Magenkrebs unter Norwegern und norwegischen Emigranten unter Bürgern der U.S.A. genannt. Beide Forscher griffen auf Unterlagen des norwegischen Krebsregisters zurück.

In der Bundesrepublik Deutschland gibt es nun zwar kein bundesweites aber statt dessen drei regionale Krebsregister, nämlich in Baden-Würtemberg, im Saarland und in Hamburg. Das letztere besteht seit 1929. Es ist als Nachsorgeregister konzipiert und enthält Meldungen über Krebskranke in der Hansestadt. Doppelzählungen können ausgeschaltet werden und eine Abgrenzung auf die Hamburger Wohnbevölkerung ist möglich (Bundesministerium für Jugend, Familie und Gesundheit, 1977). Das Krebsregister des Saarlandes - seit 1966 im Betrieb- erhält Meldungen über alle Krebspatienten aus dem ambulanten und stationären Bereich. Dabei sind Doppelmeldungen über einen Patienten zu erwarten. Andererseits führen diese zu einem hohen Erfassungsgrad, wenn auch die Versorgungs-

institutionen außerhalb der Landesgrenzen zur Berichterstattung gewonnen werden können. Dieses gelang im Saarland (Bundesministerium für Jugend, Familie und Gesundheit,
1977). Das Krebsregister Baden-Würtemberg begann 1971 zu arbeiten und nimmt landesweit
nur Neuerkrankungen an Krebs der Brust, des Mastdarms, der weiblichen Geschlechtsorgane und der Prostata auf.

So haben alle drei deutschen Krebsregister spezielle Eigenschaften. Wegen der unterschiedlichen Bezugspopulationen und der unterschiedlichen Berichtswege ist nicht auszuschließen, daß sich auch die dort berichteten Inzidenzraten für die gleichen Krebslokalisationen unterscheiden. So berichteten die drei Register die folgenden Inzidenzraten für bösartige Neubildungen der Prostata unter Männern in der Bevölkerung (Bundesministerium für Jugend, Familie und Gesundheit, 1977):

Register	Jahr	Inzidenz pro 100.000 Männer (ICD 1968 No. 185 oder DAS 236)
Hansestadt	1970	44,0
Hamburg	1972	41,7
	1973	52,8
	1974	47,2
Saarland	1970	30,5
Baden-Würtem- berg	1973	18,5
	1974	23,5

Die höchste und die niedrigste Rate unterscheiden sich also um einen Faktor von etwa
3. Ob die gezeigten Unterschiede auf tatsächlichen Unterschieden in der Inzidenz, auf
Altersunterschieden der Bevölkerungen beruhen oder nur auf Erfassungsunterschiede
zurückzuführen sind, bleibt offen. Jedoch wäre es wohl notwendig, solche Unterschiede
zu kommentieren. Hinzu kommt, daß ein angemessener Vergleich erst durch die Schätzung
standardisierter Inzidenzraten möglich wird, also nachdem gleiche Altersstrukturen der
Nennerbevölkerung für die Ratenschätzung verwendet werden. Außerdem würde eine
Beurteilung der Raten vereinfacht, wenn die Register Schwankungsbereiche der
geschätzten Inzidenzraten angäben. Varianzen der Raten werden jedoch von keinem der
Register veröffentlicht. In einem kürzlich erschienen Bericht über eine
Expertenanhörung werden spezifische Empfehlungen zum Ausbau der Krebsregistrierung in
der Bundesrepublik gemacht (Hofmeister und Lingk, 1981).

Daten über Krankheiten oder Zustände mangelnder Gesundheit sind noch anderen
Datenquellen zu entnehmen. Zu diesen gehören Daten über die Musterungsuntersuchungen
(Bundesministerium für Jugend, Familie und Gesundheit, 1977) und über Behinderungen,
die den Mikrozensuszusatzerhebungen zur Gesundheit der letzten Jahre zu entnehmen
waren. Demgegenüber bestehen in Finnland z. B. zusätzlich Daten über folgende Aspekte
der Gesundheit der Bevölkerung:

- Müttergesundheit,
- Aspekte der Krankheit von Kindern,
- Zahnprobleme,
- Berufsgesundheit,
- Gesundheit der Studenten,
- Umwelt- und Gesundheit und
- Strahlenbelastung

(National Board of Health, 1978).

Wie oben berichtet, befindet sich für die Bundesrepublik eine Vollerhebung der
Schwangerschaftsabbrüche im Aufbau, für die das Statistische Bundesamt zuständig ist.
Aus den dort vorhandenen Daten wurden bereits erste Berichte erarbeitet, die die Raten
des Vorkommens der Abbrüche nach Bundesländern und Alter der Frauen ausweisen (Sta

tistisches Bundesamt, 1979; Korporal und Tietze, 1981). Diese Berichte zeigen ein deutliches Nord-Südgefälle der Abbruchhäufigkeiten und geben damit Auskunft über Versorgungsaspekte des Gesundheitswesens der Bundesrepublik Deutschland. Somit ist dieser Datensatz dazu genutzt worden, Information über das Gesundheitswesen zu gewinnen.

Zusammenfassend kann gesagt werden, daß die Statistik über den Gesundheitszustand der Bevölkerung der Bundesrepublik Deutschland im Vergleich zu anderen Ländern eine Reihe inhaltlicher Mängel aufweist. Die wichtigen sind:

- Das Fehlen einer eigenständigen Erhebung über den Gesundheitszustand der Bevölkerung.
- das Fehlen von Daten auf Bundesebene über die in der ambulanten Praxis versorgten gesundheitlichen Probleme der Bevölkerung,
- das Fehlen von Daten über die in den Krankenhäusern versorgten Kranken nach Krankheitsart,
- das Fehlen von Registern für wichtige Langzeitkrankheiten auf Bundesebene.

E.I.2. Die Inanspruchnahme von Leistungen des Gesundheitswesens

Wie in Kapitel B begründet, wird die Messung der Inanspruchnahme von Leistungen des Gesundheitswesens aus zweierlei Gründen vorgenommen. Zum einen soll das Funktionieren des Versorgungssystems dahingehend überwacht werden, inwieweit die Anspruchsberechtigten das Angebot an Leistungen nutzen und wie diese Nutzung geschieht. Weiterhin wird durch Analyse der Inanspruchnahme eine Beurteilung des Systemfunktionierens ermöglicht. Die Möglichkeiten solcher Analysen wurde durch eine internationale Studie über die Inanspruchnahme von Leistungen des Gesundheitswesens (Kohn and White, 1976) und durch die internationale Studie über die zahnmedizinische Versorgung (Barnes and Cohen) gezeigt. Wie bereits oben ausgeführt werden in beinahe allen Ländern, mit deren Gesundheitssystem wir uns beschäftigten, die Erhebungen von Krankheiten in der Bevölkerung und der Leistungsinanspruchnahme in Mehrzweckerhebungen kombiniert. Dabei wird aber darauf geachtet, daß die erhobene Inanspruchnahme von Leistungen und die erhobenen Krankheiten sich auf die Gesamtbevölkerung beziehen lassen. Eben dieses gilt nicht für die Bundesrepublik Deutschland. Welche bedauerliche Datenlage für die Bundesrepublik auf diesem Gebiet herrscht, zeigt die Tabelle E.1. Es existieren nämlich für kaum eine Sparte der Inanspruchnahme von Leistungen Raten mit Bevölkerungsbezug für die Bundesrepublik Deutschland. Einige Beispiele sollen dieses erläutern:

- für die Bundesrepublik Deutschland kennen wir den Bevölkerungsanteil nicht, der im Verlaufe eines Jahres mindestens einmal den Arzt aufsucht. Was wir kennen, ist die Inanspruchnahme von Leistungen durch Personen, die während eines ausgewählten Monats des Erhebungsjahres krank waren und deshalb den Arzt aufsuchten. Da Krankheitsraten saisonalen Schwankungen unterliegen (ebenso die Inanspruchnahme) -also im Sommer niedrig und im Winter hoch sind- werden in anderen Ländern in Kenntnis dieser Tatsache Stichproben so angelegt, daß sie diese Schwankungen in die Schätzungen mit einbeziehen können. Es werden also Stichproben solcher Erhebungen über das ganze Jahr verteilt und nicht, wie in der Bundesrepublik, nur in einem Monat durchgeführt.

- Außerdem ist Krankheit nicht unbedingt Voraussetzung für einen Arztbesuch. Erhebt man jedoch Arztinanspruchnahme nur für Kranke, so hat das allerdings zur Folge, daß Arztbesuche ohne einen solchen Anlaß nicht in die Erhebung eingehen. Zu nennen sind alle Besuche wegen einer Vorsorgeuntersuchung oder zur Durchführung einer Schutzimpfung. Aus der internationalen Studie über die Inanspruchnahme von Leistungen ist bekannt, daß für nur etwa 60% aller Arztbesuche in zwei Wochen (Median der Raten für 12 Studienregionen) Krankheit als Hauptgrund angegeben wurde (Kohn and White, 1976). Gelten gleiche Bedingungen auch für die Bundesrepublik Deutschland, dann ist auf Grund dieser Beobachtungen zu erwarten, daß die sich auf Grund des Mikrozensus ergebenden Inanspruchnahmeraten von Ärzten die tatsächlichen Raten erheblich unterschätzen.

- Auch ein weiterer Teil der Inanspruchnahme von Leistungen fehlt. Bei der Zusatzerhebung 1978 zum Mikrozensus über die Gesundheit wurden Fragen zur

Leistungsinanspruchnahme nur für die schwerwiegendste Krankheit gestellt. Sofern es den Probanden überhaupt gelang, die gefragte Unterscheidung zwischen der Inanspruchnahme für verschiedene Krankheiten zu treffen, berichten sie daher nur wiederum über einen Ausschnitt ihrer Gesamtinanspruchnahme in der Berichtsperiode. Die Leistungsinanspruchnahme wegen anderer als der schwerwiegendsten Krankheit ist ausdrücklich aus der Erhebung ausgeschlossen.

- Die eben ausgeführten Bemerkungen gelten analog für die Personen, die in einem festen Zeitraum (Monat, Jahr) mindestens einmal im Krankenhaus behandelt wurden und die mindestens einmal arbeitsunfähig waren. Das ist auch die Erklärung dafür, daß eine kürzlich vom National Center for Health Statistics der U.S.A. ergangene Anfrage bezüglich der Rate von Personen, die mindestens einen stationären Krankenhausaufenthalt im Jahr zu verzeichnen hatten, für die Bundesreplik Deutschland nicht zu beantworten war (Kozak and Andersen, 1979).

- Die Anteile der Bevölkerung der Bundesrepublik Deutschland, die in einem festen Zeitraum (Monat, Jahr) Medikamente einnehmen, nichtärztliches medizinisches Personal oder einen Zahnarzt aufsuchen oder sich vorsorglich untersuchen lassen, kennen wir nicht.

Dieser Mangel an Information über die Inanspruchnahme von Leistungen des Gesundheitswesens ist einmalig unter allen betrachteten Ländern. Über die Länder Norwegen, Schweden, Finnland, England, Frankreich und die U.S.A hinaus verfügen eine Reihe weiterer Länder über diese Information. Zu nennen wären: Österreich, die Niederlande, Japan, Kanada und Australien. Die Tatsache, daß solche Daten in zuverlässiger Form für die Bundesrepublik Deutschland fehlen, zeigt, daß in diesem Land die notwendige Information zur Beurteilung der Funktionsweise des Gesundheitswesens nicht zur Verfügung steht. Ressourcenallokationen ohne solche Daten und ohne zuverlässige Information über die Morbidität in der Bevölkerung erscheint unter diesen Gegebenheiten schwer durchführbar.

E.I.3. Ressourcen des Gesundheitswesens

In Abschnitt D.III. wurden die im Rahmen der amtlichen Statistik möglichen Beschreibungen von Personal und Einrichtungen im Gesundheitswesen aufgeführt. Die Darstellung beschränkte sich dabei vorwiegend auf Personal und Betten.

Erinnern wir uns der Rolle dieses Bereichs im Rahmen des Gesundheitswesens. Die Ressourcen sind Inputgrößen, die wir nach Art, Menge, Struktur, Eigenschaften, Auslastungsgrad beschreiben können sollten. Diese Beschreibung bildet aber nur einen Teil der notwendigen Aufgabe, die ja auch darin besteht, den Output dieser Ressourcen durchschaubar zu machen. Dabei sind die Anzahl der Verrichtungen, ihre Art, der notwendige Zeitaufwand, die dabei zu erwartenden Fehler in der Anwendung von Interesse. Setzt man die letzteren Größen in Beziehung zu den Gesamtleistungen der ausführenden Einrichtungen oder der ausführenden Personalgruppen, dann bekommt man Hinweise für die Quantität und erste Anhaltspunkte für die Qualität der Versorgung.

Zur Überwachung der Funktionsweise des Gesundheitswesens und um dessen Leistungen beurteilen zu können, müssen wir charakteristische Eigenschaften der Einrichtungen kennen und über deren Output informiert sein. Diese Größen sind leistungserbringer- oder einrichtungsbezogen erforderlich und zwar so, daß sie miteinander vergleichbar sind. Außerdem ist es nötig, daß diese Daten auf Individualbasis oder auf sehr niedrigem Aggregationsniveau vorliegen, sodaß sie entsprechend den Notwendigkeiten spezifischer Sachfragen aggregiert werden können. Liegen Daten in dieser Form vor, dann sind auf dieser Grundlage folgende Sachfragen zu beantworten:

- Wie vergleicht sich der Output an Leistungen pro Patient oder pro Pflegetag in den Einrichtungen unterschiedlicher Trägerschaft?
- Wie vergleichen sich die Kosten für ein und denselben Sachverhalt in den verschiedenen Krankenhäusern, also z.B. wieviel kostet eine typische normal verlaufende Entbindung in den verschiedenen Häusern?

- Was kostet eine Krankheitsepisode für eine Krankheit, die ambulante und stationäre Versorgung und die Heilmittelbehandlung mit einbezieht?

Diese und andere Fragen, die Input- und Outputgrößen miteinander in Beziehung zu setzen versuchen, können wir in der Bundesrepublik derzeit mit vertretbarem Aufwand nicht bearbeiten. Uns fehlen dazu:
- Daten über Outputgrößen, die nach Leistungserbringern oder Einrichtungen zusammengefaßt werden können.
- Eine ausreichende Beschreibung von Personal und Einrichtungen, die über die Feststellung von deren Anzahlen hinausgehen. Für Personal im Gesundheitswesen werden z. B. nur die Merkmale Geschlecht und Facharztgruppe (bei Ärzten) oder Berufsgruppe und der Arbeitsort erhoben. Das für eine Bestimmung der Outputs notwendige Datum 'Zeit im Patientenkontakt' kommt nicht vor, obwohl diese Zeit sehr starken Schwankungen unterliegen kann. Da, wie gezeigt, wichtige Merkmale der Ressourcen des Gesundheitswesens fehlen, kann eine Analyse der Effizienz oder der Effektivität für das Gesundheitswesen der Bundesrepublik nicht erfolgen.

E.I.4. Kosten des Gesundheitswesens

Wie aus Tabellen C.3. und C.4. hervorgeht, muß man, will man die Kosten im Gesundheitswesen beurteilen, den Datenzugang auf verschiedenen Wegen versuchen. Es interessieren in diesem Zusammenhang zunächst die Kosten, die Mitgliedern der Bevölkerung durch mangelnde Gesundheit, durch Vorbeugungsmaßnahmen gegen Krankheiten und durch Maßnahmen zur Wiederherstellung ihrer Gesundheit direkt und indirekt entstehen. Beziehen wir in die Beschreibung der Kosten neben den monetären auch noch die nichtmonetären Kosten mit ein, dann ist die Erfassung dieser Kosten keine einfache Aufgabe. Diese Kosten müssen wir jedoch kennen, um über die Effizienz des Gesundheitswesens Aussagen machen zu können. Einblicke in die genannten Kostenkomponenten lassen sich mit Hilfe von Befragungen der Bevölkerung gewinnen. Entsprechende Erhebungen gibt es für die Bundesrepublik nicht. Sowohl in Frankreich als auch in den U.S.A. werden solche Erhebungen in der Bevölkerung durchgeführt. Welche Einblicke in die Funktionsweise des eigenen Gesundheitswesens mit Hilfe solcher Information gewonnen werden können, zeigen die zahlreichen Veröffentlichungen des CREDOC (jetzt CREDES).

Die Transparenz der Kosten des Gesundheitswesens nach Trägern, Stellen, Komponenten und Verteilung führt auch dazu, daß eine mit den Ausgaben im Gesundheitswesen verfolgte Wirkung überprüfbar wird. So ließe sich z.B. feststellen, ob von der Gesundheitspolitik angestrebte distributive Wirkungen tatsächlich erzielt wurden oder ob die beabsichtigten Allokationswirkungen auch erreicht werden konnten. Solche Beurteilbarkeit wird von Henke (1981) als wünschenswert angesehen. Jedoch ist eine solche Überprüfung derzeit in der Bundesrepublik nicht durchführbar.

In der Bundesrepublik durchführbar ist die Aufteilung der Ausgaben im Gesundheitswesen nach Trägern, Empfängergruppen und Leistungsarten. Diese Daten bilden aber nur den Anfang für eine Information über die Kosten des Gesundheitswesens. Von der Erstellung der Kosten pro Anspruchsberechtigten oder pro Leistungsnehmer sind wir heute in der Bundesrepublik noch weit entfernt, denn den Kassen der gesetzlichen Krankenversicherung ist ihre Anspruchsbevökerung garnicht bekannt. Andere Kostengrößen über die Ausgaben der gesetzlichen Krankenversicherung hinaus sind unvollständig (Der Bundesminister für Arbeit und Sozialordnung, 1978). Im einzelnen weisen Mitarbeiter des Statistischen Bundesamtes (Der Bundesminister für Arbeit und Sozialordnung, 1978) und Henke (1981) auf fehlendes Material und auf Unvollständigkeiten in den vorhandenen Daten hin.

E.II. Unzulänglichkeiten der Gesundheitsstatistik der Bundesrepublik Deutschland

Kapital B stellte die Fragenkomplexe vor, zu denen in einem gut ausgebauten Informationssystem Daten zur Verfügung stehen sollten. Diese Fragenkomplexe werden in Tabelle E.3. aufgeführt, und es wird angegeben, ob es entsprechende Datenkörper für die Bevölkerung der Bundesrepublik gibt. Ein Blick auf Tabelle E.3. zeigt bereits, daß die beiden wichtigen Datengebiete -Gesundheitszustand der Bevölkerung und die Inanspruchnahme von Leistungen- nur sehr unvollständig mit Daten bestückt sind. Außerdem ist der

Tabelle zu entnehmen, daß wir in der Bundesrepublik nur grob über die Inputgrößen
(Personal und Einrichtungen) im Gesundheitswesen informiert werden, daß aber auch die
Statistik der Outputgrößen wiederum sehr unvollständig ist. Diese Aussage gilt glei-
chermaßen für Outputgrößen zur Beurteilung der Systemaktivitäten wie für Größen, die
der Beschreibung von Gesundheitszustand und der Leistungsinanspruchnahme dienen. Wie
in einem komplizierten System, wie dem Gesundheitswesen, ohne solche Outputgrößen
geplant werden kann, ist schwer ersichtlich. Diese Größen sollten nämlich einerseits
Indikatoren für die Ziele und andererseits auch Mittel zur Ordnung der Ziele im Gesundheitswesen sein. Fehlen solche Daten in zuverlässiger Form, so ist es kaum möglich,
Wirkungen von Entscheidungen im Gesundheitswesen verbindlich zu beurteilen.

Die Problematik soll anhand eines Beispiels erläutert werden. Stellen wir uns vor, die
Gesundheitspolitik habe sich zum Ziel gesetzt, die Krankheitsraten und die Mortalität
an Herz- Kreislaufkrankheiten in der Bevölkerung der Bundesrepublik zu reduzieren.
Nehmen wir weiter an, daß man dieses durch eine groß angelegte Aktion der strukturellen
Intervention zur Beseitigung oder Reduktion des Risikofaktors Rauchen erreichen möchte. Zur Beurteilung des Erfolgs einer solchen Aktion möchte man nach einer gewissen
Laufzeit des Programmes dessen Auswirkungen auf die Krankheitshäufigkeit (Krankheitsraten und Sterberaten) untersuchen. Dazu sind natürlich Daten zur Krankheitshäufigkeit
und zur Mortalität der betrachteten Krankheitsgruppe für den Zeitraum vor der Interven

Tabelle E.3. Daten für ein Gesundheitsinformationssystem in der Bundesrepublik
Deutschland

Datenkörper für die Gesamtbevölkerung	Situation in der Bundesrepublik Deutschland
Datenkörper zur Beur- teilung des Gesundheitswesens	Repräsentative Daten für die Bevölkerung vorhanden
Gesundheitszustand der Bevölkerung	Mortalitätsdaten: ja Morbiditätsdaten: sehr unvollständig
Inanspruchnahme von Leistungen	nein
Gerechtigkeit	nein
Persönliche Freiheit	nein
Qualität der Ver- sorgung	nein
Ressourcenallokation	nein
Risikoabsicherung	nein
Beschreibung der Funktions- weise des Gesundheitswesens	
Inanspruchnahme	nein
Ressourcen	
Personal	ja (aber nur Personen, nicht Zeiten)
Betten u. Einrichtungen	ja
Leistungen von Personal und Einrichtungen	
Personal	nein
Einrichtungen	nein
Kosten des Gesundheits- wesens	
für Personen	nein
für die Gemeinschaft	nein

tion, während dieser und nach der Aktion notwendig. Diese Daten sind unbedingt notwendig, um die unmittelbaren Auswirkungen des Programmes beurteilen zu können. Daten vor Interventionsbeginn sollten wenigstens für einige Jahre vorliegen, da es dann möglich wird festzustellen, ob vor Interventionsbeginn schon ein erkennbarer Trend vorgelegen hat. Daten nach Beendigung der Intervention sollten ebenfalls für einige Jahre erhoben werden, um festzustellen, ob sich eventuelle, durch die Intervention verursachte, Veränderungen der Raten auch langfristig stabilisieren. Nun reichen Daten nur über die untersuchte Krankheitsgruppe nicht für eine Gesamtbeurteilung des Erfolges von Interventionsmaßnahmen aus, denn es ist nicht auszuschließen, daß Veränderungen in der Struktur des Krankheitspektrums mit der Intervention einhergehen. So wäre z. B. denkbar, daß sich die Krankheitsraten der einen untersuchten Krankheit verändern, daß sich aber die Gesamtmortalität oder Morbidität nicht wesentlich wandelt, z.B. gemessen an der Beeinträchtigung von Personen durch Krankheit oder am Anteil der Frührentner in der Bevölkerung. Strebt man eine solche weitergehende Beurteilung an, dann braucht man Information (aus verschiedenen Quellen) über das Krankheits-und das Mortalitätsspektrum der Bevölkerung.

Den hierfür notwendigen Daten über Mortalität und Morbidität in der Bevölkerung stehen in der Bundesrepublik nur Daten zur Mortalität gegenüber. Diese Daten sind nur mühsam für die Fragestellung nutzbar, da sie nur grob geographisch aggregiert sind und auf Datenträgern nicht zur Verfügung stehen. Krankheitsraten für die genannte Krankheitsgruppe existieren bisher nicht, als Folge davon gibt es auch die geforderten Trenddaten über den Zeitraum vor der Intervention nicht. Es müssen also als Teil des Interventionsprogramms erst die Daten erhoben werden, die zu seiner Beurteilung notwendig sind. Diese Strategie wäre sinnvoll, wenn die Erhebung der Daten nicht sehr auffwendig und teuer wäre. Zudem besteht die Gefahr, daß für solche Spezialprogramme erhobene Daten sich anschließend nicht in ein Gesamtprogramm für ein Gesundheitsinformationssystem einbetten lassen. Bei der Strategie, Daten für den jeweils speziellen Zweck zu erheben, ist u. U. schwer durchzusetzen, daß Daten über das gesamte Kranheitsspektrum erhoben werden. Aber nur solche Daten lassen eine Beurteilung der Wirkung der Maßnahmen auf das Krankheitsspektrum zu.

Als Konsequenz aus diesen Überlegungen ergibt sich die Empfehlung, daß es sinnvoll und notwendig ist, nun auch in der Bundesrepublik daran zu gehen, eine Beschreibung des Gesundheitszustands der Bevölkerung zu versuchen. Dabei hätten wir den Vorzug, bei der Entwicklung der Verfahren auf bekanntes Wissen aus dem Ausland zurückgreifen zu können.

Wenden wir uns nun kurz den methodischen Eigenschaften vorhandener Datenkörper zu. Zu ihrer Beurteilung verwenden wir die in Kapital C genannten sieben Merkmale von Datensätzen und untersuchen, inwieweit diese Eigenschaften auf vorhandene Datenkörper der Bundesrepublik Deutschland zutreffen. Es handelt sich um die Merkmale:

- Personenbezug,
- Populationsbezug,
- Problembezug (Bezug zu einer Krankheit oder einem medizinischen Problem),
- Zeitbezug,
- Versorgerbezug,
- Verfahrensbezug,
- Orts-/Raumbezug.

Wie aus Kapitel C hervorgeht, werden qualitativ gute Datensätze beinahe alle Kriterien auf sich vereinigen. Das trifft jedoch auf keinen der in Tabelle E.4. aufgeführten Datensätze zu. Die unter diesen Gesichtspunkten besten Datensätze erfüllen höchstens fünf der genannten sieben Kriterien. Damit ergibt sich auch unter methodischen Gesichtspunkten der Eindruck, daß die Gesundheitstatistik der Bundesrepublik Deutschland verbesserungsbedürftig ist.

Hatten wir bereits auf inhaltliche Lücken hingewiesen, so zeigt Tabelle E.4. nun einige methodische Mängel der bundesdeutschen Gesundheitstatistik auf. Greifen wir uns nur hintereinander die Merkmale der Tabelle E.4. heraus, so ist festzustellen, daß ein Personenbezug nur für die Mortalitätsstatistik, die Mikrozensuserhebungen und für das Personal im Gesundheitswesen gegeben ist. Der Bezug zu definierbaren Bevölkerungen

Tabelle E.4. Methodische Eigenschaften von Datenquellen in der Bundesrepublik Deutschland 1980.

Datenkör- per und Erhebungs- gegenstand	Perso- nenbe- zug	Bevölke- rungsbe- zug	Problem- bezug	Zeitraum- bezug	Versor- gerbe- zug	Ver- fahrens- bezug	Regio- nal- bezug
Gesundheits- zustand der Bev.							
Mortalitäts- statistik	ja	ja	ja	ja	nein	nein	ja
Morbiditäts- statistik							
- Mikrozen- suszusaterhebg.	ja	ja	nein	ja (1 Monat)	nein	nein	ja
- Krankenhaus- statistik	nein	ja	nein	nein	nein	nein	ja
- Statistik der GKV	nein	nein	nein	ja	ja	ja	nein
Inanspruchnah- me v. Leist.	ja	ja	nein	ja	nein	nein	ja
Ressourcen des Ges.wesens							
- Personal	ja	ja	nein	nein	ja	nein	ja
- Einrichtung.	-	ja	nein	nein	nein	nein	ja
Leistungen von Pers. u. Einr.	nein	nein	nein	ja	ja	ja	nein
Kosten des Gesundheit' swes.	nein	nein	nein	ja	nein	ja	nein

fehlt für die Statistik der gesetzlichen Krankenversicherung, also auch für die Leistungen der GKV. Einen Problembezug -also den Bezug zu gesundheitlichen Problemen der Bevölkerung- können wir nur für die Mortalitätstatistik beobachten. Er ist für die Zusatzerhebungen zum Mikrozensus nur eingeschränkt vorhanden, weil dort Tatbestände nur zur schwerwiegendsten Krankheit erhoben werden und nicht bekannt ist, welchem Ausschnitt des Morbiditätspektrums dies entspricht. Auch einen Zeitraumbezug können wir nicht für alle Aspekte der Gesundheitsstatistik beobachten. Bei der Krankenhausstatistik und den Erhebungen zu den Ressourcen des Gesundheitswesens handelt es sich um jährliche Stichtagserhebungen. Beachtenswert ist auch, daß ein Versorgerbezug nur für die Daten der gesetzlichen Krankenversicherung besteht (außer, wenn Versorger und Einrichtungen erhoben werden). Für diese Daten kann auch ein Bezug zu durchgeführten Verfahren hergestellt werden.

So angelegte Gesundheitstatistiken bieten derzeit nicht die Möglichkeiten, ihre einzelnen Teile flexibel zu verknüpfen oder diese in einer Input/Outputabelle des Gesundheitswesens zusammenzustellen. Unter diesen Gesichtspunkten betrachtet, weist die deutsche Gesundheitsstatistik deutliche Mängel im Vergleich zu Teilbereichen der Gesundheitsstatistiksysteme der betrachteten Länder Norwegen, Schweden, Finnland, England, Frankreich und der U.S.A. auf. Es muß allerdings festgestellt werden, daß keines der genannten Länder ein Gesundheitsinformationssystem besitzt, das allen oben aufgestellten Anforderungen genügt. Jedoch werden besonders in den skandinavischen Ländern (Finnland, Norwegen, Schweden) und in Enland Vorgänge im Gesundheitswesen anhand von empirischem Material verfolgt und als Grundlage von Entscheidungen im Gesundheitsversorgungssystem verwendet. Diese Notwendigkeiten hatten zur Folge, daß inhaltliche und methodische Eigenschaften von Daten im Gesundheitswesen realisiert wurden, die eine vielfältige Datennutzung ermöglichen. Dieser Sachverhalt hat auch zum Nachdenken über das Gesundheitsinformationssystem und dessen Verbesserung geführt. Die Tatsache, daß die Gesundheitsstatistik der Bundesrepublik Deutschland im Vergleich zum internationalen Stand als nicht ausreichend angesehen werden muß, gibt auch zu der Vermutung Anlaß, daß entsprechende Daten nicht als Grundlage für Entscheidungen im Gesundheitswesen dienen. Daß sie den Anforderungen eines modernen Gesundheitswesens nicht voll gerecht werden, glauben wir gezeigt zu haben.

NUTZEN UND WEITERENTWICKLUNGSMÖGLICHKEITEN VON INFORMATION IM GESUNDHEITSWESEN DER
BUNDESREPUBLIK DEUTSCHLAND

Einführung
E. Schach

Die folgenden Beiträge wurden auf einer Tagung mit dem Titel 'Nutzen und Weiterentwicklungsmöglichkeiten von Information im Gesundheitswesen der Bundesrepublik Deutschland' gehalten. In Ergänzung zu dem Bericht 'Von Gesundheitsstatistiken zum Gesundheitsinformationssystem' sollte diese Tagung der Diskussion von Nutzungsbeispielen von
Daten im Gesundheitswesen dienen. Dabei ging es vor allem darum, von klärungswürdigen
Fragestellungen im Gesundheitswesen ausgehend, festzustellen, ob in der Bundesrepublik
oder im Ausland (für die ausländischen Referenten) Daten zur Verfüfung stünden, um
diese Frage zu beantworten. Die Referenten waren daher gebeten worden, eine ihnen
wichtige Sachfrage zu formulieren, dann zu beschreiben, welche Quellen in welcher Form
dazu nötig wären und ob diese Quellen in der gewünschten Form vorliegen oder verfügbar
gemacht werden können. Sie waren weiterhin aufgefordert worden, auf Datenlücken und auf
methodische Mängel in den Daten hinzuweisen und auf Verbesserungsmöglichkeiten einzugehen. Da nach diesen Vorschlägen verfahren wurde, geben die im folgenden präsentierten
Nutzungsbeispiele Anregungen für Nutzungsmöglichkeiten von Daten im Gesundheitswesen
der Bundesrepublik Deutschland. Sie zeigen aber auch vielfältige Mängel in diesen Daten
auf, an deren Verbesserung, insbesondere auch durch die aktive Beteiligung vieler
Datennutzer, gearbeitet werden sollte.

I. Die Überwachung von Krankheiten

. Der Beitrag von Krankheitsregistern zum Gesundheitsinformationssystem unter
besonderer Berücksichtigung der Erfahrungen des Krebsregisters Baden-Würtemberg

G. Neumann

. Epidemiologische Überwachung von Umwelt und Gesundheit kleiner Bevölkerungsgruppen mit Hilfe geomedizinischer Methoden

Th. Schäfer

DER BEITRAG VON KRANKHEITSREGISTERN ZUM GESUNDHEITSINFORMATIONSSYSTEM
UNTER BESONDERER BERÜCKSICHTIGUNG DER ERFAHRUNGEN DES KREBSREGISTERS
BADEN-WÜRTTEMBERG

GERHARD NEUMANN

Zusammenfassung

Krankheitsregister sind nur für besonders wichtige Erkrankungen berechtigt und nötig, sicher für den Krebs. Das seit 1971 bestehende baden-
württembergische Krebsregister beweist die Machbarkeit auch in einem
größeren Flächenstaat. Die Grundziele: Auskünfte über den Beitrag der
Krebsfrüherkennung im Rahmen der gesetzlichen Krankenversicherung, Ermittlung der Inzidenz, der regionalen Verteilung, Information über Mehrfachneubildungen konnten weitgehend erreicht werden. Die inhomogene Verteilung der bösartigen Neubildungen mit lokalen Schwerpunkten ist evident, die Bedeutung unter dem Gesichtspunkt der Umweltbeeinflussung
noch nicht abzusehen. Darüber hinaus lassen sich Aussagen zum Gesundheitssystem überhaupt gewinnen. Der hohe Auslesecharakter der von Tumorzentren betreuten Patienten und damit deren mangelnde Repräsentanz für
das Tumorgeschehen insgesamt ist eine wichtige zusätzliche Erkenntnis.

1. Einleitung

Register befassen sich nicht mit Gesundheit sondern mit Krankheit, immer punktuell, nie universell. Ein allgemeines "Kranken-Register" ist
nur für sehr kleine Bereiche realisierbar. Ein Register liefert bestenfalls über ein Teilgebiet eine umfangmäßig begrenzte, dafür sehr detaillierte Information. Ein auf medizinische Begriffe aufgebautes Register
kann nur die Fälle enthalten, die das professionelle Gesundheitssystem
in Anspruch nehmen und von ihm zutreffend diagnostiziert werden. Die
Zahl der entgehenden Fälle hängt von der Struktur des Registers und dem
Stand des Gesundheitswesens ab.

Unter einem Register werden "laufend aktualisierte, personenbezogene
Datensammlungen für spezielle Erkrankungen auf Bevölkerungsbasis" verstanden (2). Nur eine bedeutsame Erkrankung wird Gegenstand eines Registers sein. Die Bedeutung kann in der Schwere, der Zahl oder dem Aufwand pro Fall liegen. Die Schwere kann durch die Prognose, die Belastung für die Betroffenen, seine Familie oder die Gesellschaft bedingt
sein. Der Erfassungsgegenstand ist möglichst genau zu definieren. Er
muß unter Routinebedingungen erfaßbar sein. Objektive Kriterien für die
Diagnose sind zu verlangen. Die Zahl der ungeklärten Verdachtsfälle
sollte sich in engen Grenzen halten.

2. In der Bundesrepublik bestehende Register (außer Krebsregistern)

Nur eine Einrichtung bezeichnet sich offiziell als "Register". Tatsächlich gibt es aber weitere Datensammlungen von Registercharakter.

2.1 Herzinfarkt-Register

In Heidelberg wird als Teil einer kooperativen Studie der WGO ein Herzinfarkt-Register geführt (2, 11), neuerdings durch ein Schlaganfall-Register erweitert (2).

2.2 Tuberkulose-Register

Da nach dem Bundesseuchengesetz alle Erkrankungen und Todesfälle an Tuberkulose jeder Art dem zuständigen Gesundheitsamt zu melden sind, besteht ein dezentralisiertes Register aller Tuberkulosekranken auf der Erhebungsebene der Gesundheitsamtsbezirke. Alle Zu- und Abgänge werden mit einem Lochkartenbeleg dem zuständigen Statistischen Landesamt gemeldet, das die Zugangs- und Bestandsstatistik erstellt. Weitere Stichtagerhebungen sind im Prinzip möglich und könnten Auskunft über zahlreiche zusätzliche Faktoren geben, wie Dauer der Symptome, Ausdehnung der Erkrankung, ermittelte Quellen, Dauer der Erregerausscheidung, nachgewiesene Ausbreitung usw. Alles dies ist nicht systematisiert und wird von der offiziellen Statistik nicht abgefragt. Lediglich in Bayern wird seit einigen Jahren routinemäßig das weitere Schicksal der erfaßten Patienten landesweit weiter verfolgt (1).

Da die Tuberkulose ständig an Bedeutung verliert, ist das Interesse an solchen Zusatzinformationen gering. Dabei sichert die im Bundesseuchengesetz festgelegte Auskunftspflicht den erforderlichen Datenfluß.

2.3 Blinde

Jedes Bundesland mit einem Blindengesetz oder vergleichbaren Regelungen verfügt von praktisch allen Blinden über die vollen Personalien, Grad, Ursache und Dauer der Blindheit sowie zusätzliche Informationen über die soziale Situation. Im wesentlichen dienen die Unterlagen der Regelung von Hilfeleistungen im Einzelfall. In Baden-Württemberg befinden sich diese Daten bei den Landeswohlfahrtsverbänden in Stuttgart und Karlsruhe.

2.4 Rentenbezieher

Weitgehend die Prämissen erfüllen die Unterlagen über die Bezieher von Rente aus der gesetzlichen Renten- und Unfallversicherung sowie aus der

Kriegsopferversorgung. Immer sind die personenbezogenen Grunddaten vorhanden, mit Ausnahme der Altersrentner auch medizinische Befunde, grundsätzlich auch Daten über den weiteren Verlauf, freilich unterschiedlich ausführlich oder vollständig. Rein theoretisch wäre es leicht, die vorhandenen Daten über den originären Zweck, die Entscheidung über Rentengewährung, hinaus für allgemeine Informationen zu nutzen. Die Größe der vorhandenen Kollektive läßt verallgemeinerungsfähige Auskünfte erwarten. Erfassungsmerkmal ist keine Krankheit sondern die Erfüllung eines rechtlich definierten Tatbestandes (Berufs- oder Erwerbsunfähigkeit, Minderung der Erwerbsfähigkeit usw.) aufgrund eines medizinisch festgestellten Sachverhaltes.

2.5 Neugeborene

Über fortgeführte Studien zur perinatalen Mortalität entstehen de facto Neugeborenen-Register, zugleich Register von Risikokindern oder Neugeborenen mit Mißbildungen. Inwieweit Langzeitbeobachtungen möglich werden, muß offen bleiben.

2.6 Behinderte

Was für Rentenbezieher gesagt wurde, gilt sinngemäß für amtlich anerkannte Behinderte. Auch hier liegen die personenbezogenen Daten vor, ergänzt durch einen ärztlichen Befund. Die zeitliche Limitierung der Anerkennung sorgt für eine gewisse Verlaufsbeobachtung, freilich bisher ohne jegliche Systematik und sicher lückenhafter als für Rentenbezieher.

2.7 Schlußbemerkung

Vermutlich verstehen sich die in den Abschnitten 2.3 bis 2.6 genannten Institutionen nicht als registerführend. Die Transformation in ein offizielles Register wäre ohne weiteres mit der eigentlichen Zielsetzung zu vereinbaren. Neu wäre im wesentlichen eine systematische Auswertung. Sie würde vorrangig Probleme des Gesundheitssystems im allgemeinen berühren und dafür zusätzliche Informationen liefern.

3. Krebsregister

Unter den Krankheitsregistern nehmen die Krebsregister eine bevorzugte Stellung ein; sie haben deshalb auch einen entsprechenden publizistischen Niederschlag gefunden (3,4,5,6,9,10,12,13). Man unterscheidet zwischen

1. Epidemiologischen Registern,
2. Klinikregistern,
3. Spezialregistern.

Epidemiologische Register gibt es in der Bundesrepublik in Hamburg, im
Saarland und in Baden-Württemberg. Klinikregister - besser wäre die Be-
zeichnung: Klinische Tumor(patienten)dokumentation - werden zunehmend
von den Tumorzentren und Onkologischen Arbeitskreisen eingerichtet. Das
klinische Register beim Tumorzentrum Münster/Westf. tendiert zusätzlich
in Richtung epidemiologisches Register. Organregister gibt es für Tumoren im Kindesalter sowie des Hodens, der Knochen, Lymphknoten und Prostata (4).

4. Das Krebsregister Baden-Württemberg

4.1 Verlauf

Vom 1.4.1969 bis 31.3.1970 wurde in den damaligen Regierungsbezirken
Nordwürttemberg und Südwürttemberg-Hohenzollern eine arbeitsaufwendige
Fall-Kontroll-Studie über Risiko-Faktoren des Kollumkarzinoms durchgeführt (7). Es beteiligten sich alle Frauenkliniken, die Famuli beschäftigen durften. Alle waren nach Abschluß der Aktion bereit, in stark ver-
einfachter Form weiterhin Kollumkarzinomfälle zu erfassen, vor allem
deshalb, weil der Träger der Studie und der fortlaufenden Registrierung
(damals: Landesverband Württemberg zur Erforschung und Bekämpfung des
Krebses) in den beiden Regierungsbezirken ab 1968 die Früherkennung des
Kollumkarzinoms flächendeckend zustande gebracht hatte und maßgeblich
in die Finanzierung eingeschaltet war. Diese Startbedingungen: Vereinfa-
chung und anlaufende Krebsfrüherkennung waren ausgesprochen vorteilhaft.
Es gab (und gibt) im ganzen Bereich nur einen Gynäkologen, der sich bewußt nicht beteiligt.

Ab Sommer 1970 zeichnete sich ab, daß die Krebsfrüherkennung im Rahmen
der gesetzlichen Früherkennung auf weitere Lokalisationen erstreckt würde. Deshalb wurden Vorbereitungen getroffen, das Kollumkarzinom-Register
in ein allgemeines bevölkerungsbezogenes Krebsregister umzuwandeln, zunächst nur für den Regierungsbezirk Südwürttemberg-Hohenzollern, dessen
Bezirksärztekammer und Kassenärztliche Vereinigung das Projekt vorbehalt·
los unterstützten. Die ärztliche Schweigepflicht erschien mit Weglassen
des Namens hinreichend gewahrt. Die am Kollumkarzinom-Register bereits
mitwirkenden Gynäkologen wurden gebeten, ihre chefärztlichen Kollegen
zur Mitarbeit zu bewegen, was auch weitgehend gelang. Das Vorhandensein

von Kristallisationspunkten begünstigte zusätzlich die Verwirklichung des Krebsregisters.

Aus organisatorischen Gründen konnte das allgemeine Krebsregister erst am 1. April 1971 beginnen. Für den Fragebogen wurden die Erfahrungen mit der EDV-Auswertung der Studie und des Kollumkarzinom-Registers herangezogen, aber auch Erkenntnisse aus Besuchen beim Dänischen und Hamburgischen Krebsregister.

Die zum 1. Januar 1973 wirksam gewordene Gebietsreform zwang dazu, das Kerngebiet, den nunmehrigen Regierungsbezirk Tübingen, um die Regionen Nordschwarzwald und Schwarzwald-Baar-Heuberg zu erweitern. Dieser als Erfassungsstufe 1 bezeichnete Bereich hatte 1980 eine mittlere Bevölkerung von 1.182.115 Männern und 1.268.612 Frauen, zusammen 2.450.727. Hier wird Totalerfassung aller bösartigen Neubildungen und deren Vorstadien (Dysplasien, Präkanzerosen, Carcinoma in situ) angestrebt. Aufgefordert zur Mitarbeit sind sämtliche Krankenanstalten, niedergelassene Urologen und Dermatologen sowie pathologisch-anatomischen Institute.

Die Erfassung wurde ab 1. Januar 1974 auf das ganze Land Baden-Württemberg ausgedehnt (= Erfassungsstufe 2), allerdings nur für alle gynäkologischen Tumoren sowie Lokalisationen, die der gesetzlichen Früherkennung unterliegen: Brust, Prostata, Blase, Niere, Rektum, Kolon. Um Beteiligung sind die Krankenhäuser für Chirurgie, Gynäkologie und Urologie gebeten.

4.2 Ziele, Methodik

Die Ziele des Krebsregisters sind eindeutig formuliert:
1. Beurteilung des Einflusses der Krebsfrüherkennung im Rahmen der gesetzlichen Krankenversicherung auf das Tumorgeschehen.
2. Bestimmung der regionalen Verteilung, mit der Gemeinde als kleinste Einheit.
3. Erfassung von Mehrfachneubildungen.
4. Beobachtung des allgemeinen Trends hinsichtlich Lokalisation, Altersverteilung, Stadium zum Zeitpunkt der Diagnose.

Als Basis dient die Erfassung folgender Daten:
 1) Meldeeinheit (Klinik, Praxis, Path.-anat. Institut)
 2) Signatur der Klinik (Journal-Nummer usw.)
 3) Geburtstag
 4) Geschlecht

5) Nationalität (bis 31.12.1980)

6) Wohnort

7) Diagnose

8) Aufnahmetag (bis 31.12.1980)

9) Ersterkrankung/Wiederaufnahme bzw. Rezidiv

10) Einfach-/Mehrfachneubildung

11) TNM-System

12) Sonstige Stadieneinteilung

13) Art der Neubildung (Karzinom, Sarkom usw.)

14) Histologie

15) Differenzierung

16) Diagnosesicherung

17) Anlaß zur Diagnose (Symptome, Früherkennung usw.)

18) Ausgang

19) Verlegung bzw. Zuweisung von

20) Behandlung der zeitlich ersten Neubildung.

Der EDV-gerechte Fragebogen erforderte bis heute folgende Änderungen:
1. Trennung zwischen Erst- und Wiederaufnahme.
2. Gesonderte Frage nach Mehrfachneubildung.
3. TNM-Stadium getrennt nach prätherapeutisch und postoperativ.
4. Zusatzfrage nach Therapie der zeitlich ersten Neubildung.

Das Grundprinzip des Bogens blieb unangetastet. In letzter Zeit wurde wegen der ungeklärten Zukunft des Registers von Änderungen abgesehen.

Zur Klassifikation werden verwendet:
1. Das amtliche Gemeindeverzeichnis für den Wohnort.
2. Die ICD, vierstellig, 8. bzw. 9. Revision, für die Diagnose.
3. Das TNM-System.
4. Die FIGO-Klassifikation für gynäkologische Tumoren.
5. Das Manual of Tumor Nomenclature & Coding, 1968 Edition, der American Cancer Society, für die Histologie.

1975 wurden die Richtlinien für die Ausfüllung des Bogens in Form einer "Arbeitsanleitung" (Broschüre im Format DIN A 5, mit 9 Seiten Text) zusammengefaßt und ausgeteilt.

Der anonyme Charakter des baden-württembergischen Krebsregisters schließt eine Verlaufsbeobachtung und Ermittlung von Überlebensraten aus. Doppelerfassungen können weitgehend, aber nicht mit allerletzter Sicherheit erkannt werden. Die EDV-gerechte Anlage des Meldebogens garantiert eine

systematische Auswertung, die auch erfolgt. Bereits für die Studie
konnte der Chefprogrammierer der LVA Württemberg gewonnen werden. Die
LVA erlaubt dem Krebsverband gegen Unkostenersatz die Benutzung ihrer
Großrechenanlage. Vor allem in den ersten Jahren wurde Wert auf eine
schnelle Veröffentlichung gelegt; jetzt steht mehr das Streben nach
Vollständigkeit im Vordergrund. Jeder Teilnehmer erhält einen Ausdruck
mit den von ihm gemeldeten Daten, ggf. mit individuellem Kommentar. Außerdem wird der allgemeine Jahresbericht (ab 1972, z. Zt. Bericht 1980
im Druck) zugesandt. Fehlende oder offensichtlich falsche Daten werden
nachgefragt. Erfreulicherweise wird dies als Ausdruck des Bemühens um
optimale Zuverlässigkeit gewürdigt. Gelesen wird offensichtlich die
Aufstellung der meldenden Institutionen in jedem Jahresbericht, wie
Einsprüche anläßlich eines bedauerlichen Übertragungsfehlers beweisen.

4.3 Ergebnisse

Soweit nicht ausdrücklich anders erwähnt, sind alle Daten den erschienenen bzw. im Druck befindlichen Jahresberichten (14) entnommen.

4.3.1 Ergebnisse der Krebsfrüherkennung

Vermutlich wird im Krankenhaus nicht in jedem Fall die Entdeckung durch
Früherkennung notiert, eine gewisse Untererfassung ist zu unterstellen.
In den Jahren 1978 bis 1980 bewegt sich der Anteil der Früherkennung bei
den einzelnen Lokalisationen in einem relativ engen Rahmen (s. Anhang,
Tab.1). Hoch ist der Anteil beim Kollumkarzinom, über 10 % beim Brust-
krebs, um 10 % beim Prostatakarzinom. Praktisch bedeutungslos ist die
Früherkennung für bösartige Neubildungen der Haut, der Harnorgane und
der männlichen Geschlechtsorgane. Für die bösartigen Neubildungen des
Kolons, des Rektums, der Mamma, der Cervix uteri und der Prostata werden
die Ergebnisse in den Jahresberichten detailliert mitgeteilt. Eine zusammenfassende Wertung enthält Tabelle 2 (s. Anhang).

4.3.2 Inzidenz

Eine Untererfassung liegt mit Sicherheit beim Lungenkrebs sowie bei den
Tumoren des Magen-Darmkanals vor, allgemein im hohen und höchsten Lebensalter. Dies schränkt den Wert der Aussagen zur Inzidenz ein. Beim Brust-
krebs besteht gute Übereinstimmung mit dem Hamburgischen Krebsregister.
In Baden-Württemberg sind relativ mehr Fälle von Korpuskarzinom und, vor
allem, bösartige Neubildungen der Haut registriert als in Hamburg.

4.3.3 Regionale Verteilung

Hier handelt es sich um das zweite Grundanliegen des Registers. Technische Probleme gibt es nicht, wohl bereitet aber die Anonymisierung größte Schwierigkeiten. Theorie und Praxis der Identifikation von Personen mit partieller Anonymisierung klaffen weit auseinander. In kleinen Gemeinden können schon relativ wenig Einzelfälle zum Überschreiten des gewählten Grenzwertes führen. Nach einer Sonderauswertung für die Jahre 1975 bis 1980 gibt es in der Erfassungsstufe 1 24 Gemeinden mit mehr als 1000 Einwohnern, wo pro Jahr, ohne Basaliom, aber einschließlich Carcinoma in situ, mehr als 300 Fälle je 100 000, gemeldet wurden (s. Anhang, Tab.3). Die Zusammenfassung von immerhin 6 Jahren schließt Zufallswerte weitgehend aus. Eine inhomogene Verteilung mit regionalen Schwerpunkten ist somit für Baden-Württemberg erwiesen.

4.3.4 Mehrfachneubildungen

Die unikausale Signierung der Todesursachen läßt Mehrfachneubildungen in der Todesursachenstatistik völlig untergehen. Dabei sind von 1978 bis 1980 immerhin 1888 Mehrfachneubildungen gemeldet worden, gut zweimal soviel bei Frauen wie bei Männern (s. Anhang, Tab.4). Die Jahresberichte enthalten Aufstellungen über die Kombinationen, die Altersverteilung und die Länge des Intervalls zwischen den Mehrfachneubildungen.

Praktisch bedeutsam ist die Frage nach der Therapie der zeitlich ersten Neubildung. Der Großteil der betroffenen Patienten ist nur chirurgisch behandelt worden. Es folgt die Strahlentherapie, allein oder in Kombination. Medikamente erhielten bisher nur wenige Patienten (s. Anhang,Tab.5. Das Auftreten von Zweittumoren kann bisher dadurch nur in Einzelfällen ausgelöst sein.

1980 hätte sich die Zahl der Neubildungen beim männlichen Geschlecht um 1,2 %, beim weiblichen um 1,1 % erhöht, wenn der Sitz und nicht die Person gezählt würde.

4.3.5 Operationelle Informationen

Die bisher erwähnten Daten des Krebsregisters werden im Jahresbericht ergänzt durch zusätzliche Beiträge über den M.Hodgkin, die Tumoren der Haut, Wiederaufnahmen und Präkanzerosen. Daneben fallen Informationen über das Gesundheitssystem an (8).

An erster Stelle steht die Aufschlüsselung der Meldeeinheiten nach der

Zahl der erstatteten Meldungen, 1980 meldeten 96 (24,9 %) weniger als 10
Fälle, 160 (41,5 %) 10-49, 68 (17,6 %) 50-99, 46 (11,9 %) 100-249,
9 (2,3 %) 250-499, 2 (0,5 %) 500-999 und 5 (1,3 %) 1000 und mehr. Demnach sehen zwei Drittel (256 = 66,3 %) aller Kliniken, Krankenhausab-
teilungen und Praxen noch nicht einmal jede Woche einen neuen Tumorpatienten, vollständige Meldung vorausgesetzt. Die Diagnostik ist demnach
stark dezentralisiert und erfolgt weitgehend in Einrichtungen mit begrenzter Fallzahl. Es ist zu fragen, inwieweit so die nötige Erfahrung
gesammelt und erhalten bleiben kann.

Von den als Neuerkrankung gemeldeten Patienten sind 1980 7,9 % bereits im
Rahmen der Erstbehandlung gestorben; 1978 waren es 9,3 %, 1979 8,4 %. Daraus darf kaum auf eine erfolgreichere Therapie geschlossen werden, denn
1980 wurde die Meldung in 6,1 % noch während der stationären Behandlung
abgesandt, gegen nur 3,7 bzw. 3,6 % in den beiden vorausgegangenen Jahren.

Die Quote der nach kurzer bekannter Krankheitsdauer Verstorbenen ist deshalb von Bedeutung, weil diese Patienten nicht um Zustimmung zur Meldung
gefragt werden können. Sie ist mit Sicherheit zu hoch, um auf diese Fälle
verzichten zu können. Sofern eine Meldung an das Krebsregister nur nach
Zustimmung des Patienten erfolgen darf, ist es sinnlos.

Verlegungen von Tumorpatienten werden sicherlich nur unvollständig dokumentiert. Jetzt wurde eine Zusatzauswertung für einige ausgewählte Lokalisationen für die Jahre 1978 bis 1980 vorgenommen. Beim Kolonkarzinom
überwiegen Verlegungen von der inneren zur zugehörigen chirurgischen Abteilung des Krankenhauses (32 von 53 Fällen). Nur viermal wurde eine
fremde Chirurgie gewählt. Relativ häufig (162) sind Mehrfachmeldungen
beim Kollumkarzinom. 76mal kamen sie von einer Universitätsfrauenklinik
und vom Strahleninstitut des gleichen Klinikums, 36mal handelte es sich
um Verlegungen von einem Krankenhaus in eine Universitätsfrauenklinik,
10mal um die direkte Verlegung vom Krankenhaus in eine Strahlenklinik.
Auch Patienten mit Prostatakarzinom werden öfter (84mal) mehrfach gemeldet. 18mal ging es um eine Verlegung von einer Urologischen Universitätsklinik zur Strahlenklinik, 29mal waren chirurgische Abteilungen von Krankenhäusern beteiligt, 17mal niedergelassene Urologen.

Zu den Standarddaten eines Krebsregisters gehört die Angabe über die Art
der Diagnosesicherung. Leider hat das TNM-System bei einer seiner Änderungen eine ausgesprochene Verschlechterung erfahren. Es wurde deshalb
die alte Gliederung beibehalten. Danach beruhten 1978 bis 1980 lediglich

0,5 % der Diagnosen auf einem bloßen Verdacht. Eine rein klinische Diagnose lag konstant bei 1,2 % vor, die Diagnostik auf der Basis von Röntgen, Endoskopie u. a. zwischen 5,2 und 5,9 %. In 1,7 bis 2,0 % wurde auf histologische Sicherung trotz Operation verzichtet. Angaben überhaupt fehlten in 0,4 bis 1,2 %. Alle anderen Fälle, also die ganz überwiegende Mehrheit, sind morphologisch bestätigt. Dieser Standard ist sehr beachtlich. Er ist angesichts der Untererfassung im hohen und höchsten Lebensalter zu relativieren, auch ist die Situation in den nicht mitwirkenden Institutionen unbekannt.

Der Anteil von Fällen, der von Institutionen des jeweiligen Kreisgebietes gemeldet wurde, schwankte 1979 zwischen 20,1 und 89,4 %, 1980 zwischen 14,0 und 84,9 %. Beschränkung eines Krebsregisters auf eine begrenzte Region bedeutet Verlust an Informationen. Erst ein großräumiger Verbund schafft Abhilfe. Das vergleichsweise niedrige Maximum - mindestens jeder zehnte, teilweise jeder siebente Patient wird auswärts behandelt - gewinnt deshalb besondere Bedeutung, weil immerhin zwei Universitätskliniken in der Erfassungsstufe 1 liegen. Das Maximum betrifft den Stadtkreis Pforzheim mit Kliniken verschiedener Träger.

Des weiteren kann nach Gruppen von Meldeeinheiten unterschieden werden (s. Anhang, Tab.6). Das Verteilungsmuster der ausgewählten Lokalisatione: ist ganz ungleichmäßig. So werden 1,3 bis 49,5 % aller Fälle von den Universitätskliniken gemeldet. Große andere Krankenhäuser haben ihre Domäne bei bösartigen Neubildungen der Verdauungs- und Geschlechtsorgane. Unter "Sonstiges" befinden sich Thoraxspezialkliniken mit entsprechend hohem Anteil beim Lungenkrebs, niedergelassene Dermatologen für den Hautkrebs, speziell das Basaliom.

Auch das Alter beeinflußt die Verteilung (s. Anhang, Tab.7). Mit Ausnahm des Ösophaguskarzinoms und des Kollumkarzinoms ist der Anteil der nichtuniversitären Einrichtungen ab 60 Jahren immer höher als bei jüngeren Patienten, in der Regel ab 70 am höchsten.

Damit ist der erhebliche Auslesecharakter der Patienten, die einer Universitätsklinik bzw. einem Tumorzentrum zugewiesen werden, wohl hinreichend demonstriert. Es handelt sich um weder nach Alter, noch Sitz, noch Prognose repräsentative Patienten. In Wirklichkeit ist die Diskrepanz noch größer, da gerade bei den unterrepräsentierten Patienten ein besonderes Erfassungsdefizit besteht. Tumorzentren können somit für die deskriptive Epidemiologie nur einen äußerst begrenzten Beitrag liefern. Gegenteilige Äußerungen sind Ausdruck mangelnder Sachkenntnis.

Entsprechend der unterschiedlichen Altersverteilung ist der Anteil von Ausländern unter den Tumorpatienten niedriger als in der Gesamtbevölkerung. Beim Lungenkrebs (Männer) und beim Kollumkarzinom finden sich mehr Ausländer unter den Früherkennungsfällen als Deutsche, bei allen übrigen der Früherkennung zugänglichen Lokalisationen weniger. Keiner der Unterschiede ist statistisch signifikant, auch dann nicht, wenn sich unter Ausländern gar kein Früherkennungsfall findet. Das relativ günstige Abschneiden der Ausländerinnen beim Kollumkarzinom ist vermutlich durch das niedrigere Durchschnittsalter bedingt. Nach diesen Daten ist eine geringe Nutzung der Früherkennung durch Ausländer nicht wahrscheinlich.

5. Schlußbesprechung

Ungeachtet aller bestehenden und stets freimütig bekannten Lücken und Limitierungen beweist das baden-württembergische Krebsregister die Machbarkeit in einem relativ großen Flächenstaat. Klare Zielvorgaben, stufenweises Vorgehen, regelmäßige Rückkoppelung, nachprüfbare Analysen sind wesentliche Voraussetzungen für einen Erfolg. Die erhaltenen Informationen sind auch für das Gesundheitssystem an sich von Bedeutung. Eine unzweideutige gesetzliche Grundlage ist jedoch unabdingbar. Hier sind die Politiker aufgerufen.

Ohne weiteres möglich ist ein intensives Monitoring, sei es nach Gemeinde, der Klinik, dem Sitz, einer bestimmten Form oder einem histologischen Typ. Die Bedeutung eines derartigen Systems kann unter modernen Aspekten der Umweltgefährdung überhaupt nicht unterschätzt werden. Im übrigen wird Entscheidendes davon abhängen, inwieweit es gelingt, Auffälligkeiten nachgehend abzuklären.

Literatur:

1. Blaha, H., Koemm, St., Hoenig, E. M., Merk, H.:
   Zum Problem der medikamentösen Behandlung der Tuberkulose, dargestellt an 1759 nicht ausgewählten stationären Behandlungsfällen des Zentralkrankenhauses Gauting (1976 bis 1978) Prax. Pneumol. 35, 582 (1981)
2. Brennecke, R., Greiser, E., Paul, H. A., Schach E.:
   Datenquellen für Sozialmedizin und Epidemiologie (Medizinische Informatik und Statistik Bd. 29) Springer, Berlin-Heidelberg-New York 1981
3. Clemmesen, J.:
   Statistical studies in malignant neoplasms, I. Review and results Munksgaard København 1965
4. Hoffmeister, H., Lingk, W. (Hrsgb.):
   Krebsregistrierung in der Bundesrepublik Deutschland, Möglichkeiten und Grenzen (= Berichte Bundesgesundheitsamt 1/1981) Reimer Berlin 1981

5. Knowelden, J., Mork, T., Phillips, A. J.:
   The registry in cancer control (= UICC Technical Report
   Series Vol. 5) International Union Against Cancer Geneva 1970
6. Larsson, L.-G., Sandström, A.:
   The value of regional cancer registries connected with cancer
   centers in: Grundmann, E., Cole, J. W. (Hrsgb.): Cancer centers
   - Interdisciplinary cancer care and cancer epidemiology
   Cancer Campaign Vol. 3, Fischer Stuttgart-New York 1979
7. Neumann, G.:
   Früherkennung des Kollumkarzinoms - Möglichkeiten der Abgren-
   zung von Risikogruppen, Geburtsh. Frauenheilk. $\underline{32}$, 564 (1972)
8. Neumann, G.:
   Epidemiological aspects of malignant tumors of the female
   reproductive organs in a nonurban region in: Grundmann, E.,
   Cole, J. W. (Hrsgb.): Cancer centers - Interdisciplinary
   cancer care and cancer epidemiology, Cancer Campaign Vol. 3,
   Fischer Stuttgart-New York 1979
9. Office of Population and Surveys:
   Report of the Advisory Committee on Cancer Registration
   London 1970
10. Wagner, G., Ott, G.:
    Krebsregister in: Koller, S., Wagner, G. (Hrsgb.): Handbuch
    der medizinischen Dokumentation und Datenverarbeitung
    Schattauer Stuttgart 1975
11. WHO, Regional Office for Europe:
    Myocardial infarction community registers (= Public Health
    in: Europe Vol. 5) Copenhagen 1976
12. World Health Organization:
    Cancer statistics, Technical Reports Series 632 Geneva 1979
13. World Health Organization:
    WHO handbook for standardized cancer registries, WHO Offset
    Publication No. 25 Geneva 1976
14. Jahresberichte 1972 - 1979 des Krebsregisters Baden-Württemberg

ANHANG

Tabelle 1

Anteil der Früherkennung an den gemeldeten Neuerkrankungen
Baden-Württemberg 1978 - 1980

Sitz	1978[1]		1979[1]		1980	
	n	%[2]	n	%[2]	n	%[2]
Kolon	1390	2,4	1281	2,0	1441	2,2
Rektum	979	2,1	1070	2,1	987	2,9
Mamma[3]	2662	13,5	2731	11,6	2858	12,2
Collum uteri	1548	53,6	1496	49,4	1396	50,1
Prostata	787	12,5	683	8,9	912	6,5
Lunge und Bronchien[4]	1503	6,7	1531	4,6	1389	7,1
Corpus uteri	1102	4,5	1171	2,7	1108	3,8
Ovar	601	7,2	635	4,1	594	4,2
Melanom der Haut	145	2,8	170	2,4	179	0,6
sonstige bösartige Neubildungen der Haut	428	0,2	265	1,5	334	0
Basaliom	1157	0,5	1216	0,3	1273	0,1
Hoden	91	3	89	0	95	2,1
sonstige männliche Geschlechtsorgane	16	(6)	15	(7)	16	0
Blase	463	0,9	535	0,8	589	1,0
Niere	294	1,0	322	0,9	411	1,5

[1] mit Nachmeldungen

[2] Anteil der Früherkennungsfälle

[3] nur Frauen

[4] Entdeckung durch RRU

Tabelle 2

Bewertung der Früherkennung

Lokalisation	Bewertung der Früherkennung			
	Anteil an allen Fällen [1]	Frühstadien bei Früherkennungsfällen	bevorzugte Erfassung jüngerer Patienten	
			Altersgrenze	
Dickdarm (m)	gering	nicht häufiger	50	nein
Dickdarm (w)	gering	eindeutig häufiger	50	nein
Mastdarm (m)	gering	nicht häufiger	50	nein
Mastdarm (w)	gering	nicht häufiger	50	nein
Brust (w)	begrenzt	eindeutig häufiger	45	Trend
Gebärmutterhals	groß	wesentlich häufiger	45	sehr ausgeprägt
Gebärmutterkörper	gering	nicht häufiger	50	deutlich
Eierstöcke	gering	nicht häufiger	45	ja
Prostata	begrenzt	häufiger	60	ja
Haut (m/w)	minimal	keine Aussage	.	keine Aussage
Hoden	gering	keine Aussage	45	(ja)
Blase (m)	minimal	nicht häufiger	60	ja
Blase (w)	.	.	.	.
Niere (m)	minimal	nicht häufiger	60	nein
Niere (w)	minimal	nicht häufiger	60	ja

[1]

< 2 %:	minimal		$15 - < 25$ %:	erkennbar
$2 - < 5$ %:	gering		$25 - < 50$ %:	deutlich
$5 - < 15$ %:	begrenzt		$50 +$:	groß

130

Tabelle 3

Gemeinden mit überdurchschnittlicher
Häufigkeit von bösartigen Neubildungen
1975 - 1980

Gemeindegröße	gemeldete Fälle pro Jahr und 100.000		
	300,1 - 330,0	330,1 - 360,0	Sa.
1 000 - 1 999	4	1	5
2 000 - 4 999	6	4	10
5 000 - 9 999	2	0	2
10 000 - 19 999	4	1	5
20 000 - 49 999	1	0	1
50 000 - 99 999	1	0	1
Sa.	18	6	24

Tabelle 4

Mehrfachneubildungen
1978 - 1980

Neubildungen	♂	♀
drei- und vierfach	21	62
doppel (synchron)	229	311
zweifach (metachron)	374	891
Sa.	624	1264

Tabelle 5

Mehrfachneubildungen

Art der Behandlung der Erstneubildung

Behand-lung	♂					♀				
	Jahr			Sa.		Jahr			Sa.	
	1978	1979	1980	n	%	1978	1979	1980	n	%
n	116	135	136	387	100,1	352	332	337	1021	100,1
keine Angabe	12	21	18	51	13,2	86	22	32	140	13,7
Operation	61	59	69	189	48,8	117	145	149	411	40,3
Strahlen	9	16	7	32	8,3	35	49	41	125	12,2
Operation + Strahlen	16	14	19	49	12,7	100	90	98	288	28,2
Medika-mente	9	10	5	24	6,2	3	5	3	11	1,1
Operation + Medika-mente	3	8	9	20	5,2	0	3	7	10	1,0
Strahlen + Medika-mente	0	1	1	2	0,5	1	3	1	5	0,5
Operation + Strahlen + Medika-mente	0	0	0	0	-	6	9	4	19	1,9
Keine	6	6	8	20	5,2	4	6	2	12	1,2

Tabelle 6

Herkunft der Meldungen nach Gruppen von Meldeeinheiten
Ausgewählte Lokalisationen 1978 - 1980

Sitz (ICD)		Zahl	davon gemeldet durch (in %)				
			A	B	C	D	E
146	Rachenring	109	49,5	12,8	34,9	0,9	1,8
150	Speiseröhre	171	44,4	19,9	19,3	0	16,4
151	Magen	1338	14,2	45,3	21,0	0,2	19,3
153	Dickdarm	1378	12,0	48,0	26,7	0,3	13,0
154	Mastdarm, Übergang des Colon sigm., Anus	963	17,9	41,0	20,6	0,9	19,6
161	Kehlkopf	181	45,3	10,5	37,6	0	6,6
162	Luftröhre, Bronchien, Lunge	1258	21,1	24,6	20,6	0,2	33,7
173	sonstige bösartige Neubildungen der Haut	598	5,2	5,7	45,8	40,0	3,3
(175)	Basaliom	2277	1,3	2,3	37,0	56,3	3,1
174[1]	Brustdrüse	2514	32,7	39,7	12,0	0,1	15,4
180[2]	Cervix uteri	1205	25,0	44,6	12,9	0	17,4
182[2]	Corpus uteri	976	25,5	44,3	11,0	0	19,3
185	Prostata	1029	15,5	28,7	32,7	10,0	13,0
188	Harnblase	819	18,6	26,0	40,5	11,4	3,5
193	Schilddrüse	233	23,6	42,1	15,9	0	18,5
204 + 205	Leukämie	136	44,1	34,6	8,8	0	12,5

A = Universitätskliniken, B = Krankenhäuser ab Regelversorgung, C = path.-anat. Institute,
D = niedergelassene Ärzte, E = Sonstiges 1) nur Frauen 2) einschließlich Carcinoma in situ

Tabelle 7
Herkunft der Meldungen nach Gruppen von
Meldeeinheiten und Lebensalter 1978 - 1980

Sitz [1]	Zahl	davon					
		< 60		$60 - < 70$		≥ 70	
		n	%[2]	n	%[2]	n	%[2]
150	171	75	39	31	26	65	38
151	1338	324	58	355	67	659	67
153	1378	340	56	367	64	671	62
154	963	232	57	264	59	467	65
161	181	92	17	38	18	51	16
162	1258	466	55	434	57	358	80
173	598	126	43	146	49	326	52
(175)	2277	645	56	657	62	975	65
174[3]	2514	1160	50	685	57	669	62
180[4]	1205	878	64	181	57	146	58
182[4]	976	399	59	309	67	268	67
185	1029	85	46	295	41	649	57
188	819	187	29	236	42	396	46
193	233	118	63	63	68	52	54

1) Erläuterung s. Tab. 6
2) davon nicht von Universitätskliniken und path.-anat.
   Instituten gemeldet
3) nur Frauen   4) einschließlich Carcinoma in Situ

Tabelle 8
Anteil der Früherkennungsfälle
nach der Nationalität   1980

Sitz[1]	Geschlecht	Deutsche		Ausländer	
		n[2]	davon Früh-erkennung (%)	n[2]	davon Früh-erkennung (%)
153	♂	504	3,0	7	0
	♀	649	2,5	6	0
154	♂	432	3,7	11	0
	♀	447	2,9	4	0
162	♂	1065	7,3	62	12,9
	♀	199	6,5	10	0
174	♀	2610	13,1	52	11,5
180	♀	1249	52,3	71	59,2
185	♂	757	7,8	11	0

1) Erläuterung s.Tab.6   2) Fälle mit Angabe über Anlaß zur Diagnose

EPIDEMIOLOGISCHE ÜBERWACHUNG VON UMWELT UND GESUNDHEIT
KLEINER BEVÖLKERUNGSGRUPPEN MIT HILFE GEOMEDIZINISCHER
METHODEN

THOMAS SCHÄFER

ABSTRACT

Some methodological issues, and the usefulness and deficiencies of
existing data are discussed, with regard to the epidemiological surveillance of environmental risks and adverse long-term environmental
health effects. This paper is based on a pilot-study which 1981 was
carried out in a West-German Bundesland (Saarland).

EINLEITUNG

Nach Definition der WHO-Arbeitsgruppe für epidemiologische Überwachungs-
systeme ist unter Beobachtung (monitoring) die bloße Erhebung und Aufzeichnung von gesundheits- und umweltbezogenen Daten zu verstehen, während der weitergehende Begriff der "Überwachung (surveillance)" die
Prüfung der Daten, die Interpretation sowie eine Absicht zur Ergebnis-
umsetzung umfaßt (vgl. /27/). Die generelle Zielsetzung liegt dabei
nicht in der Überprüfung spezieller Hypothesen der Krankheitsgenese,
sondern in dem Versuch, Bevölkerungsgruppen mit besonders hohen oder
besonders niedrigen Risiken zu identifizieren, sprunghafte Veränderungen
zu registrieren, den Bezug zur Umweltsituation dar- und Hypothesen über
umweltbedingte Gefährdungen aufzustellen.

Hierbei sind kurzfristige Umweltepisoden naturgemäß mehr im Zusammenhang mit akuten Krankheitsepisoden zu sehen, während schädigende Auswirkungen langfristiger Umweltbedingungen, die Strukturcharakter haben,
spät einsetzen und zumeist in chronischen Krankheiten ihren Niederschlag
finden.

Eine Überwachung auf der Basis bestehender Daten (sekundäranalytischer
Ansatz) wird sich für viele Regionen auf solche Langzeiteffekte beziehen
müssen, da Daten über kurzfristige Umweltepisoden, anders als solche
über Strukturcharakteristika der Umwelt, in der Regel kontinuierliche
Messungen voraussetzen. Die hierzu erforderlichen Meßnetze weisen aber
regional eine stark variierende räumliche Dichte auf und sind insbesondere in vielen Gebieten zu grob. Darüber hinaus ist der Rückschluß von
im Raum nur punktweise verfügbaren Meßwerten auf die durchschnittliche
Exposition generell nicht unproblematisch (s. u.).

Die folgenden Überlegungen beziehen sich auf eine sekundäranalytische
Vorgehensweise und basieren auf einer 1981 im Saarland durchgeführten
Vorstudie (s. /25/).

KARTOGRAPHISCHE UND REGRESSIONSANALYTISCHE ANSÄTZE

Das Studium des Zusammenhanges zwischen Umweltbedingungen und Gesundheit der betreffenden Wohnbevölkerung im Rahmen regressionsanalytischer
Modelle, deren Untersuchungseinheiten Gebiete mit administrativ definierten Grenzen sind (wie z. B. Gemeinden, Wahl- oder Stadtbezirke), erfreut
sich großer Beliebtheit. So lassen sich eine ganze Reihe von solchen
Studien (sog. ökologische, häufig auch wenig präzise "korrelative"
Studien genannt) aufzählen, welche die Beschaffenheit des Trinkwassers
und ihre   Auswirkungen untersuchen (so z. B. Page et al. in /22/ im
Hinblick auf die Krebsmortalität; einen Überblick über Studien im Zusam-
menhang zwischen Wasserhärte und kardiovaskulären Krankheiten gibt
Comstock in /5/).

Aber auch im lufthygienischen Bereich finden sich zahlreiche "ökologische
Ansätze (z. B. in /3/; vgl. die Übersichtsarbeit von Holland et al. in
/10/). Besonders bekannt wurde eine ausführliche Untersuchung von Lave
und Seskin (/14/), die neben regressionsanalytischen ergänzend noch viel
andere multivariate statische Modelle eingesetzt haben, ohne jedoch die
geringe Akzeptanz ihrer Ergebnisse infolge des hohen Aggregationsniveaus
der verwendeten Daten und mangelnder Kontrolle des Rauchverhaltens wesentlich verbessern zu können (s. auch /10/).[+]

[+] Ähnlich kontrovers ist auch die Diskussion von Ergebnissen im Trink-
wasserbereich häufig verlaufen (s. z. B. /5/, /6/).

Der Vorteil analytisch-statistischer Modelle, eine exakte Quantifizierung
von Effekten zu ermöglichen, ist bei hochaggregierten Daten im betrachteten Kontext in der Tat von zweifelhaftem Wert, da die Zusammenhänge
nur auf der Ebene von Indikatoren quantifiziert werden, wobei vom Modell
her ein Anspruch an Exaktheit erhoben wird, der bei einer interpretati-
ven Rückübertragung auf die eigentlich interessierenden Variablen bei
unzureichender modellhafter Erfassung des Zusammenhanges

$$\text{Indikator} \longleftrightarrow \text{Variable}$$

nicht aufrecht erhalten werden kann.

Außerdem begibt man sich des Vorteils, die räumliche Struktur der Verteilung der Untersuchungseinheiten auszunutzen. Während für Zeitreihenanalysen eine Adjustierung der üblichen Regressionsmodelle an die spezielle unterliegende Struktur der Untersuchungseinheiten (Zeitabschnitte)
theoretisch seit langem geleistet wurde, und solche verfeinerten Methoden
sich auch in der Praxis durchgesetzt haben, ist das bei Daten, denen eine
räumliche Struktur unterliegt, nicht der Fall.

Beschränkt man sich dagegen auf eine mehr deskriptive Vorgehensweise,
die nach geeigneter Verdichtung der Originaldaten eine möglichst ver-
zerrungsfreie und dabei ansprechende, visuelle Darstellung anstrebt,
so ist der Raumbezug bei Wiedergabe in Form von Karten in natürlicher
Weise gewahrt.

Solche Darstellungen von Verbreitung und Häufigkeit einzelner Krankheiten und Krankheitsgruppen und die zug. Methoden sind Gegenstand der medizinischen Geographie oder Geomedizin, für die nach Anfängen in der
ersten Hälfte des 19. Jahrhunderts seit Mitte der siebziger Jahre welt-
weit eine Art Renaissance zu beobachten ist (vgl. den Übersichtsartikel
/13/ von Jusatz). Hier sind insbesondere die sog. Krebsatlanten für eine
Reihe von Ländern zu nennen (1975: USA, /16/, 1976: Schweiz, /2/, 1977:
Japan, /26/, 1979: Bundesrepublik Deutschland, /7/, 1980: Kanada, /20/),
in denen geschlechtsspezifische und altersstandardisierte Sterbeziffern
als Merkmale geeigneter statistischer Bezirke für wichtige Krebslokalisationen (und/oder Gruppen solcher) kartographisch dargestellt wurden.
Ähnliche Atlanten für das gesamte Mortalitätsspektrum gibt es in England (1970, /11/) und wiederum in Kanada (1980, /20/).

Der Nutzen kartographischer Darstellungen standardisierter Mortalitäts-
oder Morbiditätsraten wurde dabei mehrfach unter Beweis gestellt. So

lieferte der amerikanische Krebsatlas unter anderem Hinweise auf frühere
Expositionen von Bevölkerungsteilen gegenüber Asbest in Werften an der
Ostküste, die später stillgelegt wurden, sowie auf einen Zusammenhang
des Vorhandenseins chemischer Industrie mit dem Auftreten von Blasen-
krebs. In Australien wurde von McGlashan (z. B. /17/, /18/) in einer
Reihe von Arbeiten demonstriert, daß geomedizinische Methoden erfolgreic̈
sogar gezielt für Einzelthemen und spezifische Fragestellungen eingesetzt werden können. Auch in einigen früheren Studien konnten mit geo-
medizinischen Analysen räumlich begrenzte Krankheitsvorkommen bzw. Häu-
figkeitsspitzen erstmals identifiziert und teilweise sogar in ihren
Ursachen aufgeklärt werden (vgl. /13/).

Im Zusammenhang und in Kombination mit Kartierung von Krankheits- und
Umweltrisiken sind multivariate statistische Verfahren (insbes. die
multiple logistische Regressionsanalyse) auf ökologischer Ebene kaum
eingesetzt worden. Dabei dürfte (bei Herabsetzung des methodischen An-
spruches) gerade hier ihre Stärke im betrachteten Kontext liegen, insbesondere, wenn ihre Ergebnisse (z. B. die Residuen) in Teilen wiederum
kartographisch präsentiert werden. Eine quantitative Abschätzung der
relativen Effekte einer größeren Anzahl von möglichen Einflußgrößen ist
wichtig, um die darzustellenden Raten bezüglich der richtigen Variablen
zu standardisieren und Anhaltspunkte für die Interpretation der Karten
zu gewinnen.

DER ÖKOLOGISCHE FEHLSCHLUSS UND ANDERE METHODISCHE PROBLEME

Welche methodischen Schwierigkeiten mit welchem Gewicht ein Überwachungs·
projekt belasten, hängt auch von der Größe des Planungsraumes bzw. dem
Umfang der betrachteten Wohnbevölkerung ab. Je größer der Planungsraum
wird, desto mehr gewinnen Probleme der Vergleichbarkeit der Daten an
Gewicht. Bezüglich der Gesundheitsindikatoren sind hier vor allem unterschiedliche Erhebungs- und Registriermethoden sowie unterschiedliche
Signierpraktiken bei der Erfassung von Morbidität und Mortalität zu nennen.

Wendet man sich kleinen Bevölkerungsgruppen zu, so verlieren solche
Fehlerquellen an Bedeutung und zwar umso mehr, je standardisierter Erhebung und Veröffentlichung amtlicher Statistiken etwa auf nationaler Eben
erfolgen.

Dagegen birgt das Arbeiten mit aggregierten Daten stets das Risiko eines
sog. ökologischen Fehlschlusses in sich. Unter diesem Begriff werden

Fehlerquellen zusammengefaßt, die durch Interpretation bzw. Übertragung
der auf der Ebene von "ökologischen Einheiten" (Gemeinden, Kreise, Länder, etc.) gewonnenen Einsichten auf das Individuum entstehen. Unter
vereinfachenden Annahmen lassen sich diese Trugschlüsse mit Hilfe einer
geeigneten Kovarianzzerlegung nach Art des Forschungsdesigns typisieren
(vgl. Alker, /1/, oder Hummel, /12/). Der Wechsel von der individuellen
zur ökologischen Ebene erfordert nämlich zwangsläufig auch ein Übergang
zu anderen, analog definierten Variablen. So wird etwa das individuelle
Alter zum Durchschnittsalter oder zum "Anteil der Personen über 65",
oder die Variable "Familienstand" führt zu den analogen Variablen

- Anteil der Verheirateten
- Anteil der Ledigen
- Anteil der Verwitweten

(woraus sich dann der Anteil der Geschiedenen rechnerisch ergibt).

Generell werden stetige, intervallskalierte Variable durch Mittelwerte
oder Quantile (Perzentile, Quartile, Mediane, etc.) ihrer Verteilung
innerhalb der ökologischen Einheiten und diskrete, nominalskalierte
Variable durch alle oder - bei weitergehendem Informationsverlust -
einige Parameter der zugehörigen Multinomialverteilungen ersetzt.

Im Zusammenhang mit ökologischen Trugschlüssen, aber logisch strikt zu
unterscheiden von ihnen, sind sog. Spezifikationsfehler zu beachten.
Jeder multiple Regressionsansatz, auch wenn er sich auf Variable bezieht,
welche direkt an Individuen erhoben wurden, führt in der Regel zu Fehl-
interpretationen, wenn wesentliche Einflußgrößen (Regressoren) im Modell
nicht berücksichtigt werden (da dann im allgemeinen die Modellvorausset-
zungen verletzt sind)[+], insbesondere dann, wenn sie mit bereits inkor-
porierten Variablen korreliert sind (vgl. z. B. Schach und Schäfer in
/24/ Abschn. 2.1).

Für raumbezogene Analysen ist daher zu empfehlen, Koordinaten, welche
die relative Lage der Untersuchungseinheiten kennzeichnen, einzubeziehen. Solche Variablen sind geeignet, die Effekte mancher bedeutsamer,

---

[+] Weitere Fehlerquellen stecken in der unkritischen (gelegentlich auch
   unbewußten) Annahme einer multivariaten Normalverteilung des Fehler-
   vektors mit einer Kovarianzmatrix, die sich nur um einen skalaren
   Faktor von der Einheitsmatrix, unterscheidet. Hier erweist sich häufig
   die Verwendung geeigneter Variablentransformationen und der Einsatz
   modifizierter Regressionsmodelle als vorteilhaft.

aber unbekannter bzw. unberücksichtigter Erklärungsvariable in sich aufzunehmen. Es könnte sich z. B. herausstellen, daß die Lagekoordinaten den
höchsten Anteil der Varianz der Zielvariable erklären, womit ein deutlicher Hinweis gegeben wäre, daß eine oder mehrere mit der räumlichen
Lage variierende wesentliche Einflußgrößen unberücksichtigt geblieben
sind. Bei der Vielzahl der bekannten oder vermuteten, die Gesundheit
beeinflussenden Variablen, die neben den Indikatoren für die Umweltkon-
tamination (contaminants) und der konsumbezogenen Exposition gegenüber
einer Reihe von potentiellen Schadstoffen (consumables) auch eine Anzahl
von Hintergrundvariablen umfaßt (vgl. Abb. 1), sind Fehlerquellen der
geschilderten Art nicht zu unterschätzen.

Die in Abb. 1 in Anlehnung an McLure und MacMahon (s. /15/) getroffene
Unterscheidung zwischen "consumables" und "contaminants" erscheint schon
deshalb zweckmäßig, da erstere in unvergleichlich höherem Maß der individuellen Steuerung unterliegen als letztere. Darüber hinaus erweist sie
sich auch zur Charakterisierung der qualitativ sehr unterschiedlichen
Informationsbasen als sinnvoll.

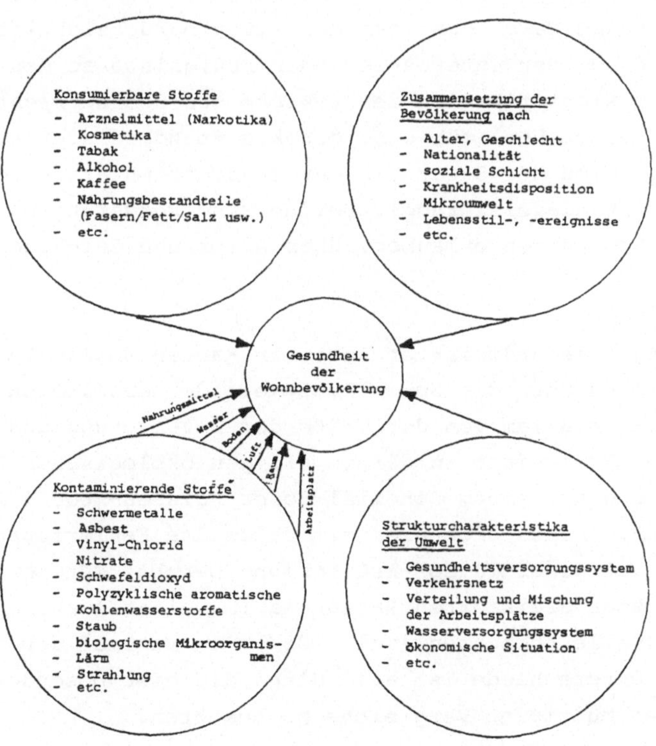

Abb. 1: Determinanten der Gesundheit der Wohnbevölkerung

Der sog. Mikroumwelt des Menschen ist in den letzten Jahren verstärkt
Aufmerksamkeit geschenkt worden. So kann etwa der Einfluß eines stark
rauchenden Kamins oder eines hohen Asbestanteils im Baumaterial innerhalb eines einzelnen Hauses, der sich aus aggregierten Daten gar nicht
herausfiltern läßt, alle externen Umweltvariablen dominieren und deren
Effekt verdünnen (vgl. etwa /4/).

Ebenso wie das Rauchverhalten oder der Lebensstil stellen die Umwelt-
bedingungen innerhalb der Wohnungen bzw. der Häuser somit wichtige
Hintergrundvariable dar, die kaum kontrollierbar sind, deren möglichen
Effekte man sich aber bei jeder Analyse vergegenwärtigen sollte.

Obwohl die voranstehenden Überlegungen sich zunächst auf (multiple) Regressionsmodelle bezogen, lassen sie sich weitgehend auf Methoden der
kartographischen Darstellung übertragen. Diese basieren auf Seiten der
Zielvariablen am besten auf krankheits- und geschlechtspezifischen standardisierten (Mortalitäts- und, sofern vorhanden, Morbiditäts-)Raten.
Eigentlich müßte man dabei bezüglich der Gesamtheit aller bekannten oder
potentiellen Hintergrundvariablen simulatan standardisieren. In der Regel
wird aber neben dem Geschlecht nur das Alter berücksichtigt, da man entweder die Zuordnung der interessierenden Ereignisse zu den Strata benötigt, die durch Klassifikation des Vektors aus den betrachteten Hintergrundvariablen entstehen (für eine direkte Standardisierung) oder aber
die Besetzungszahlen der Strata in der Studienpopulation kennen muß (für
eine indirekte Standardisierung). Beides sind Forderungen, die es von
der Datenlage her selten erlauben, über Alter und Geschlecht hinauszu-
gehen.

Die Darstellung standardisierter Raten in Karten sollte in jedem Fall
auch Informationen über die Zuverlässigkeit der erhaltenen Schätzungen
enthalten, die vor allem von der Größe der Bevölkerung und der Zahl der
stattgefundenen Ereignisse in der jeweiligen ökologischen Einheit abhängen. Basierend auf einem Binomial- oder Poisson-Modell für die spezifischen Raten, lassen sich hier mit Hilfe des Fehlerfortpflanzungs-
gesetzes (das auf einer Taylor-Entwicklung beruht) Näherungen für die
Varianzen der standardisierten Raten und im weiteren asymptotische
Konfidenzintervalle berechnen (vgl. /25/). Im Verlauf der Interpretation
signifikanter Unterschiede ist allerdings die hier besonders ausgeprägte
Problematik der multiplen Vergleiche zu beachten.

VORTEILE UND GRENZEN RÄUMLICHER DISAGGREGATION

Das Bestreben, ein Überwachungskonzept im geschilderten Sinn auf kleine
Bevölkerungsgruppen, d. h. kleine Gebiete im Rahmen regionaler Analysen
anzuwenden, begründet sich auf klassische Prinzipien der Versuchsplanung.
Damit soll die Voraussetzung geschaffen werden, daß innerhalb der Gebiete
möglichst homogene Umweltbedingungen herrschen können und sich zwischen
den ökologischen Einheiten eine möglichst große Variabilität ergibt.
Auffälligkeiten in spezifischen, standardisierten Mortalitätsraten etwa
auf der Ebene von Bundesländern sind sehr schwer zu interpretieren und
insbesondere kaum spezifischen Umweltbedingungen zuschreibbar, da innerhalb der Länder sowohl die interessierenden Umweltvaiablen als auch demographische und sozioökonomische Hintergrundvariable in der Regel eine
viel zu hohe Variabilität aufweisen.

Auf der anderen Seite findet jedoch die räumliche Disaggregation ihre
Grenzen in

- der Erfassung der Bevölkerung unter Risiko

- den kleinen Zahlen der betrachteten Ereignisse und der damit
  zusammenhängenden hohen Zufallsvariabilität der verwendeten
  Schätzungen.

Die Bevölkerung unter Risiko (den Nenner) benötigt man zur Ermittlung
spezifischer Raten bzw. zur Berechnung der darauf beruhenden Mortali-
täts- und Morbiditätsindizes mindestens gegliedert nach Geschlecht und
Altersklassen. Hier tritt schon ein erstes Problem auf. Das Studium von
Krebsmorbidität oder -mortalität erfordert infolge der starken Alters-
abhängigkeit eine sehr feine Altersgliederung. International üblich ist
die Bildung von 5-Jahres-Altersklassen. Die Veröffentlichungen der statistischen Ämter weisen - sofern sie regional untergliedert sind - in
der Regel aber eine andere Altersdifferenzierung, nämlich die Gruppen

    "unter 6", "6 bis unter 15", "15 bis unter 18", "18 bis unter 21",
    "21 bis unter 45", "45 bis unter 60", "60 bis unter 65",
    "65 und mehr"

auf. Ein Mangel, der sich nur durch Rückgriff auf die Originalbänder der
Volkszählung und der alters- und geschlechtsspezifischen Fortschreibungen
beheben läßt. Zusätzlich erschwert wird die Rekonstruktion des Nenners
durch die Gebietsreform am 1.1.1974, da sich die Fortschreibung der

Bevölkerungszahlen von da ab auf die neuen Gemeinden und Kreise bezieht. Überdies sind die neuen Gemeinden im allgemeinen um ein Mehrfaches größer als die alten, so daß die Bevölkerungsstatistik seit der Gebietsreform beträchtlich an räumlicher Schärfe verloren hat. Ohnehin wurden und werden die Zahlen auf Gemeindeebene häufig nur geschlechtsspezifisch fortgeschrieben, während man fortgeschriebene Besetzungszahlen der verschiedenen Altersklassen erst auf Kreisebene vorfindet. Dies ist umso bedauerlicher, je länger eine aktuelle Volkszählung auf sich warten läßt. Alters- und geschlechtsspezifische Bevölkerungszahlen für die "Alt"- bzw. bzw. "Neugemeinden" müssen aus den entsprechenden Zahlen für Kreise und den nur geschlechtsspezifischen für Gemeinde hochgerechnet werden, will man die räumliche Schärfe nutzen, die sich aus den Angaben zum Wohnort im Datensatz der Todesursachenstatistik bzw. (im Saarland) des Krebsregisters erzielen läßt (zum Hochrechnungsverfahren s. /25/). Die Altgemeinden selbst eignen sich allerdings für eine Regionalanalyse schlecht, da sie extrem in ihren Bevölkerungszahlen schwanken und im Durchschnitt die Zahl der zu erwartenden Ereignisse viel zu klein ist.

Wählt man als Indikatoren für die Gesundheit alters- und geschlechtsspezifische (Mortalitäts- und, sofern möglich, Morbiditäts-)Raten für im Kontext wichtige Krankheitsgruppen wie z. B.

- alle natürlichen Todesursachen
- alle bösartigen Neubildungen
- bösartige Neubildungen (und andere chronische Krankheiten) der Atmungso gane
- bösartige Neubildungen (und andere chronische Krankheiten) der Verdauungs- und Harnorgane, der Mundhöhle und des Rachens
- kardiovaskuläre Krankheiten

sowie

- Mütter- und Säuglingssterblichkeit
- angeborene Mißbildungen,

so erfordert schon die Betrachtung aller bösartigen Neubildungen einen Umfang der Wohnbevölkerung von ca. 80.000 pro Geschlecht und pro ökologische Einheit. Dies ergibt eine Abschätzung, wenn man die alters- und geschlechtsspezifischen durchschnittlichen jährlichen Krebsinzidenzen des Saarlandes der Jahre 1968 - 1972 zugrunde legt, die Normalapproximation der Binomialverteilung verwendet und verlangt, daß ein Risikoverhältnis (Paarvergleich) von 1:1,5 mit 95-%iger Wahrscheinlichkeit bei einer Sicherheitswahrscheinlichkeit von $\alpha = 0,01$ entdeckt werden soll.

Das Studium einzelner Krebslokalisationen führt noch zu erheblich
größeren Zahlen.

Diese Erörterungen zeigen, daß die beiden Ziele

- Homogenität der Umweltbedingungen
- Präzision der Schätzungen

miteinander im Konflikt stehen. Zur Bewältigung der Aufgabe, diesen
Zielkonflikt aufzulösen, hat man allerdings die Möglichkeit, auf den
drei Ebenen des Raumes, der Zeit und der Krankheit flexibel zu aggre-
gieren. So lassen sich aus mehreren Jahren Durchschnittswerte für
spezifische Raten errechnen, sofern keine systematischen Trends zu
beobachten sind (wobei die Zusammenfassung von k Jahren die Standab-
weichungen der Schätzungen im wesentlichen auf den k-ten Teil reduziert)
Jedoch auch bei einer Berechnung von z. B. Sechs-Jahresdurchschnitts-
werten sind im Hinblick auf einzelne Tumorlokalisationen (mittlerer
Häufigkeit) Bevölkerungszahlen von ca. 50.000 pro regionaler Einheit
angezeigt. Hier hilft die Bildung größerer räumlicher Aggregate,
die sich aber nicht ausschließlich an administrativen Grenzen (Kreise,
Mittelbereiche, Gemeinden, etc.) orientieren muß, sondern die auch unter
naturräumlichen Gesichtspunkten (Wassereinzugsgebiete, Wasserversorgungs
gebiete, orographische Einheiten, etc.) erfolgen sollte, um die Umwelt-
homogenität möglichst weitgehend zu erhalten.

Schließlich kann das für Zeitreihenanalysen so fruchtbare Verfahren der
gleitenden Durchschnittsbildung auch im Raum erfolgversprechend eingesetzt werden.

Um das alles mit vertretbarem Aufwand durchführen zu können, benötigt
man allerdings ein rechnergestütztes kartographisches System zur Erfassung und Darstellung raumbezogener Sachverhalte.

Die kleinsten räumlichen Einheiten, die Alt - oder Neugemeinden (bzw
im Umweltbereich häufig: geometrische Raster) stellen in einem solchen
Konzept nur die Aggregationseinheiten dar, die zur Erhöhung der Flexibi·
lität umso mehr beitragen, je kleiner sie gewählt werden können und die
damit dem Korn eines Filmes vergleichbar sind, dessen Größe erst, zusam·
men mit der Optik des Aufnahmegerätes, das Auflösungsvermögen eines
Fotoapparates bestimmt.

INDIKATORKONZEPT IM UMWELTBEREICH

Die methodischen Schwierigkeiten, Auswirkungen der Luftverschmutzung auf
die Gesundheit quantitativ zu erfassen und Grenzwerte für Schadstoffkon-
zentrationen festzusetzen, sind von vielen Autoren (z. B. /4/, /21/,
/23/), insbesondere von Holland et al., /10/ in aller Ausführlichkeit
diskutiert worden. Großen Raum nimmt dabei das Problem ein, die Exposition gegenüber Schadstoffen zu bestimmen. In der Tat gilt z. B. im
lufthygienischen Bereich für die gedankliche Kette

$$\text{Emission} \longrightarrow \text{Immission} \longrightarrow \text{persönliche Dosis} \longrightarrow \text{Dosiswirkungsbeziehung,}$$

daß die Zahl der offenen Fragen immer mehr zu- und der Umfang des gesi-
cherten Wissens immer mehr abnimmt, je weiter man sich in der Kette
nach rechts bewegt. Immissionsmeßwerte, die in Raum und Zeit (insbesondere im Raum) nur punktweise vorhanden sind, stellen dabei höchst
unzureichende Indikatoren für die persönliche Dosis dar. Sie bilden
nicht einmal hinreichend zuverlässig die Immissionsbelastung in der
näheren Umgebung ab (vgl. Gläser & Buck in /8/).

Die für die epidemiologische Forschung ideale Situation wäre durch eine
kontinuierliche und lebenslange Messung der individuellen Schadstoff-
exposition an einer Zufallstichprobe aus der zu überwachenden Bevölkerung bezüglich aller potentiellen Schadstoffe gekennzeichnet. Selbst dann
treten noch genügend meßtechnische und andere Probleme auf. So ist die
kumulative Gesamtexposition vermutlich als Variable zu undifferenziert,
und das Expositionsmuster, d. h. die Verteilung der Intensität über die
verschiedenen Lebensabschnitte, als Erklärungsvariable ebenfalls von
entscheidender Bedeutung (vgl. z. B. Prinz in /23/).

Berücksichtigt man noch, daß die Situation in anderen Umweltsektoren
kaum besser ist, so ist vor diesem Hintergrund klar, daß die Verwendung
relativ grober Indikatoren im Umweltbereich im Hinblick auf Gesundheits-
effekte nicht unbedingt zu größeren Verzerrungen führt als eine Synopse
von Immissionsmeßwerten mit Gesundheitsindikatoren. Hanke et al. haben
in /9/, ursprünglich zu planerischen Zwecken ("Handbuch zur ökologischen
Planung"), ein Indikatorkonzept zur Umweltbelastung vorgeschlagen und im
Saarland im Rahmen einer Pilotuntersuchung getestet, das z. B. im lufthygienischen Bereich für die fünf Schadstoffe bzw. -gruppen

Kohlenmonoxid (CO)/Schwefeldioxid (SO_2)/Stickoxide (NO_x)/
Kohlenwasserstoffe (C_nH_m)/Feststoffe (Stäube)

mit Hilfe einer vereinfachten Emissions-Immissionsberechnung nach vier
Verursachergruppen

Hausbrand/Verkehr/Industrie/Kraftwerke

Jahresmittelwerte der Immissionen auf rechnerischem Wege schätzt (vergleichbare Indikatoren können mit höherem Aufwand auch für Blei, Cadmium, Asbest sowie für die polyzyklischen aromatischen Kohlenwasserstoffe, PAH, gebildet werden).

Die entstehende Immissionsverteilung, die für das Saarland auf einem
500 x 500 m-Raster berechnet und dargestellt wurde (ein Beispiel zeigt
Abb. 2) wird mit Hilfe vorhandener Meßwerte (im Saarland: fünf Dauermeßstellen und Stichprobenmessungen in Belastungsgebieten) gewissermaßen
geeicht, so daß die ganze Methode auch als eine Art intelligentes Interpolationsverfahren aufgefaßt werden kann.

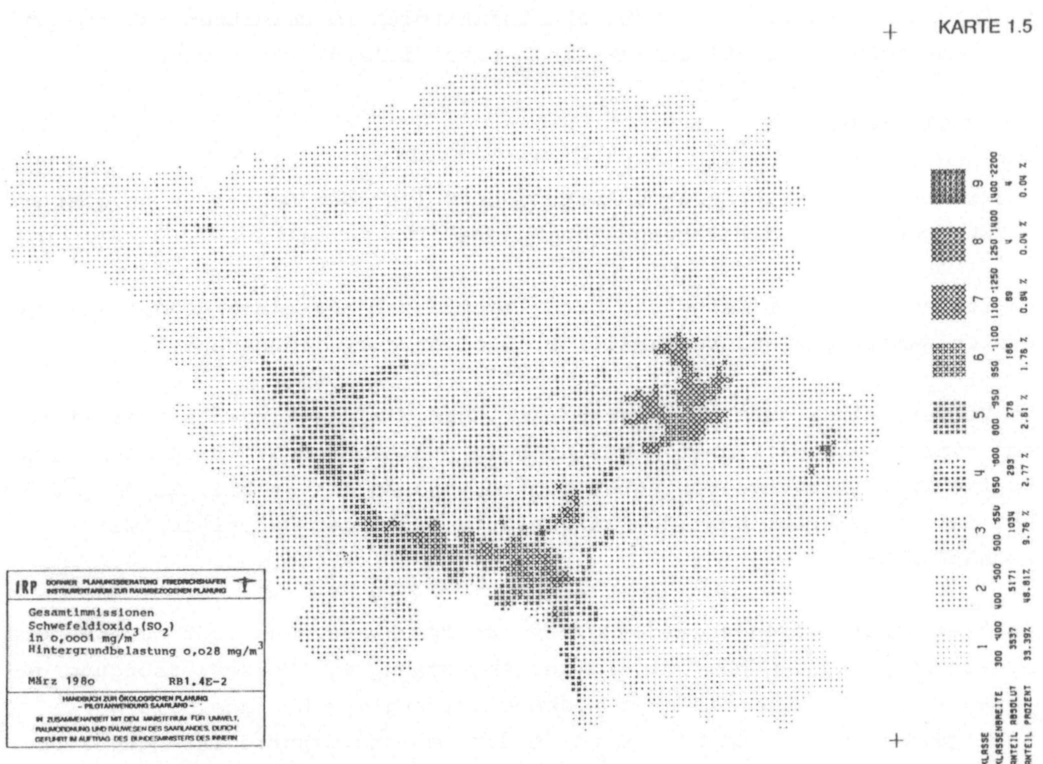

Abb. 2: Geschätzte Immissionsverteilung (SO_2) im Saarland
(Quelle: Handbuch zur ökologischen Planung, /9/)

Die ebenfalls im Handbuch zur ökologischen Planung vorgeschlagenen Indikatoren für

- bioklimatische Gegebenheiten
- Lärmbelastung
- Ausstattung mit erholungsgeeigneten Flächen

sollen zusammen mit der Siedlungsdichte und dem Anteil der Berufspend-
ler an der Wohnbevölkerung sowie dem mittleren Zeitaufwand für den Weg
zur Arbeit (s. Abb. 3 und 4) in einem Indikator "Umweltstreß" als Maß
für die nichtschadstoffgebundene Umweltbelastung zusammengefaßt werden.
(zum Aggregationsverfahren für mehrdimensionale Indikatoren, die sog.
Präferenzmatrix, s. ebenfalls /9/). Da die berufsbedingte Exposition
von derjenigen am Wohnort separiert werden muß, ist weiterhin ein Indikator "berufliche Exposition" vorgesehen, der aus dem Anteil der branchenspezifischen Beschäftigten an den Arbeitsplätzen sowie schadstoff-
und branchenspezifischen Gefährdungsindizes zu berechnen ist.

Als Informationsbasis für sämtliche Indikatoren im Umweltbereich dienen
neben amtlichen Statistiken zum einen eine Vielzahl von Karten

- Verwaltungskarten
- topographische Karten
- Straßen- und Verkehrsmengenkarten, Netzpläne der Deutschen Bundesbahn
- Raumordnungs- und Flächennutzungspläne

und zum anderen eine Reihe von Unterlagen der Landesplanung, der Gewerbeaufsichtsämter und anderer amtlicher Stellen auf Landesebene.

Der Vorteil eines solchen Ansatzes ist, daß man die Eingangsinformati-
onen zwar immer spärlicher, aber doch in ausreichendem Umfang auch noch
für frühere Jahrzehnte verfügbar machen, und so die Stabilität der regional differenzierten Umweltbelastungen im Laufe der Expositionszeit
abschätzen kann.

Zusätzlich herangezogen werden Daten zur Trinkwasserqualität des Wassers
(Inhaltsstoffe und Gesamthärte), zur Abgrenzung von Wasserversorgungsge-
bieten sowie zur Mobilität der Wohnbevölkerung sowohl innerhalb des
Planungsraumes als auch hinsichtlich der Im- und Exporte in angrenzende
Gebiete.

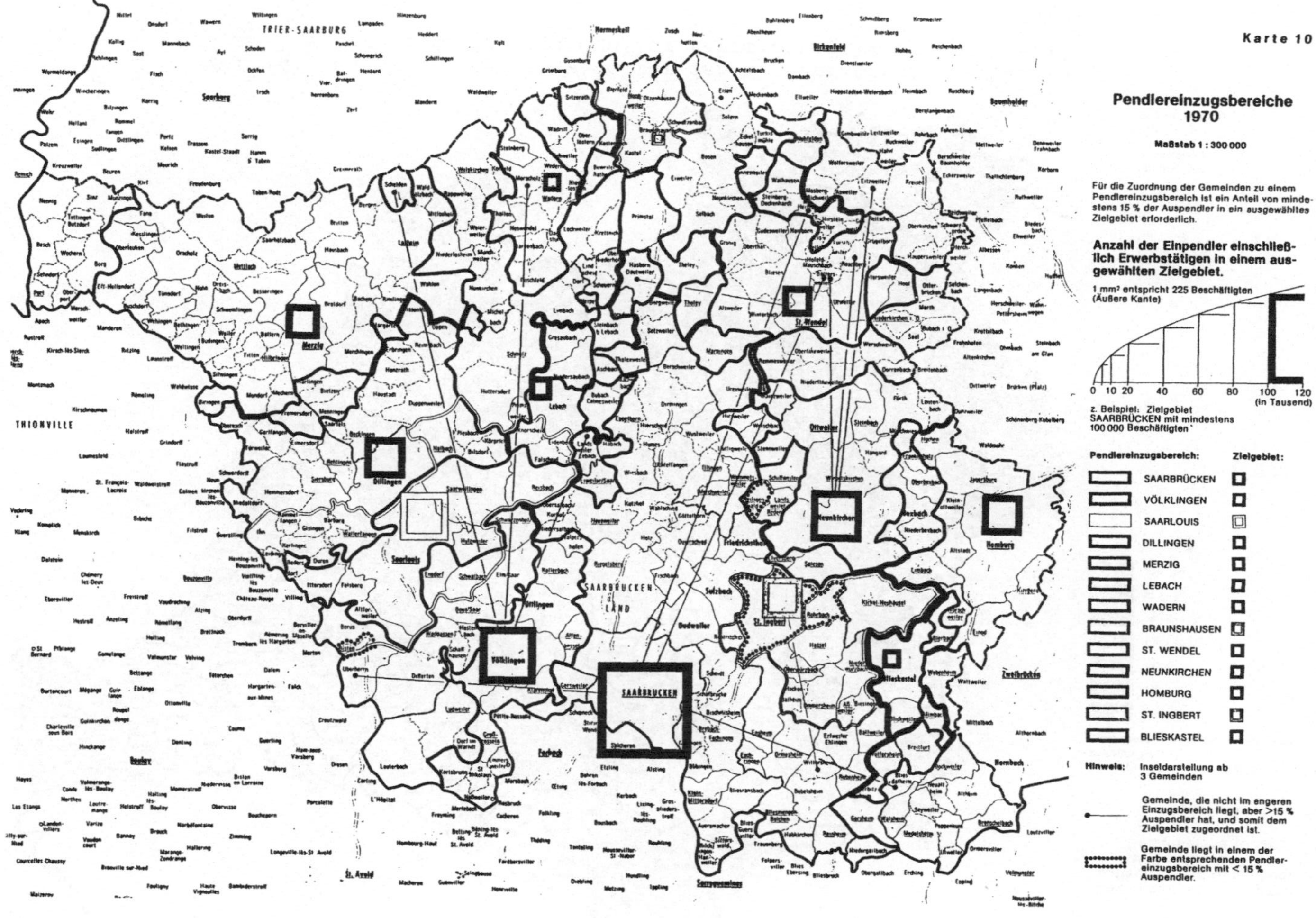

Abb. 3: Pendlereinzugsbereiche im Saarland
(Orginal farbig; Quelle: Raumordnung im Saarland, /19/)

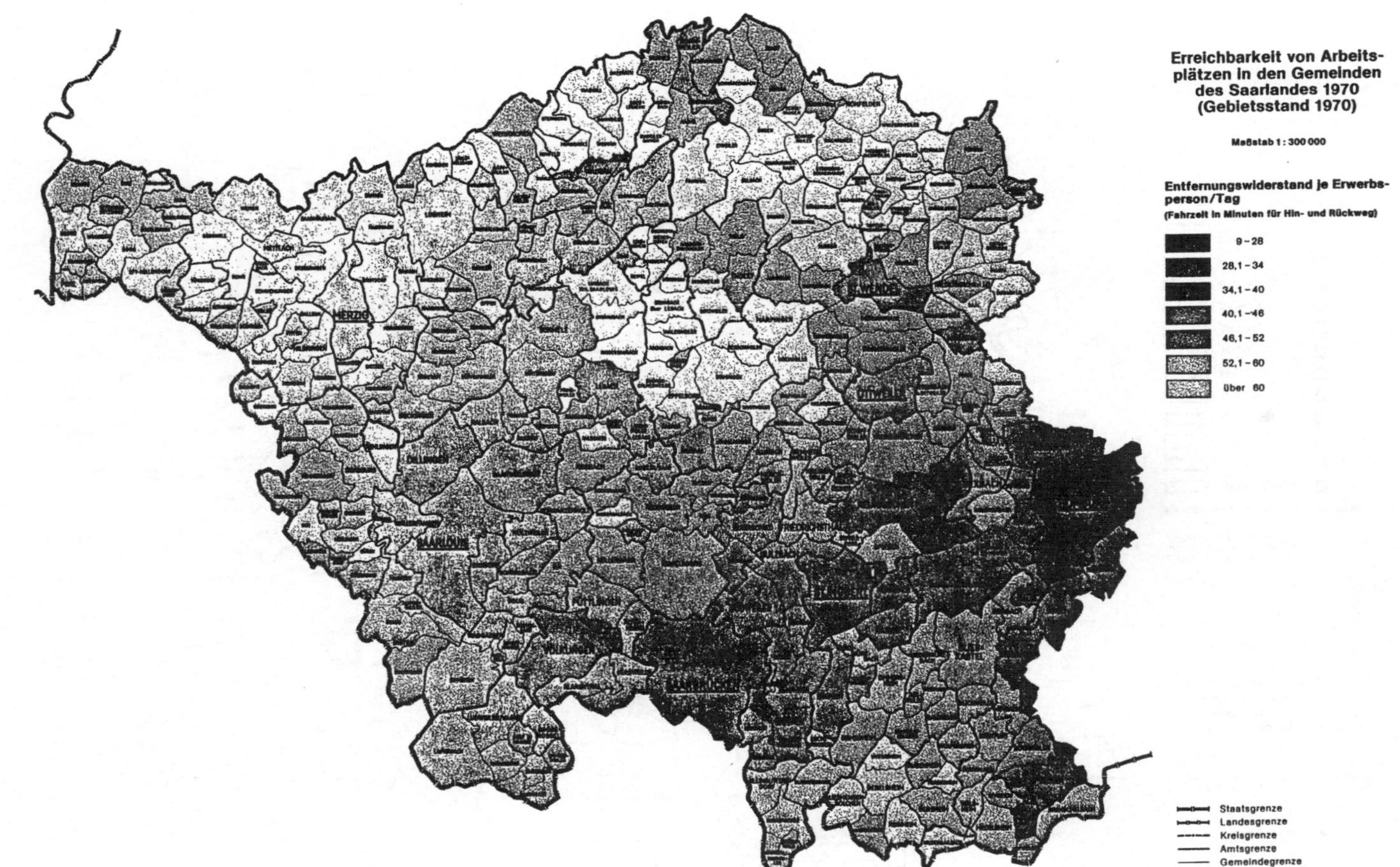

Abb. 4: Mittlerer Zeitaufwand für den Weg zur Arbeit im Saarland
(Original farbig; Quelle: Raumordnung im Saarland, /19/)

Die Erfassung der vielfach nur in Karten verfügbaren Information ist
ohne ein geeignetes kartographisches System, das gestattet, raumbezogene Daten und Strukturen unmittelbar zu digitalisieren und struktur- oder
rasterbezogen zu verarbeiten, wiederum kaum denkbar.

INFORMATIONSDEFIZITE

Die Gegebenheiten und Möglichkeiten, Informationen für eine Umwelt- und
Gesundheitsüberwachung im Rahmen des geschilderten Konzeptes abzuleiten,
lassen sich zusammenfassend anhand von Abb. 1 folgendermaßen differenziert einschätzen:

Das von Hanke et al. in /9/ vorgeschlagene Indikatorkonzept gestattet,
aus sektorspezifischen Energiestatistiken, regional differenzierten
Produktionsstatistiken, Emissionsangaben der Gewerbeaufsichtsämter,
Immissionsmeßwerten etc. langfristige und auf dem Energieumsatz beru-
hende Kontaminationen der Umwelt abzuschätzen. Simultan werden aus
Raumordnungs- und Flächennutzungsplänen sowie verschiedenen Spezialkar-
ten eine Reihe von Strukturcharakteristika der Umwelt erfaßt. Erforderlich ist dafür allerdings ein computergestütztes kartographisches System

In der Bundesrepublik Deutschland fehlen generell bedauerlicherweise
Daten über

      - die Mikroumwelt
      - Konsumgewohnheiten und Lebensstil

innerhalb der Wohnbevölkerungen (jedenfalls in hinreichend regionaler
Differenzierung). Hier könnten für ökologische Studien Absatz- bzw.
Konsumstatistiken von großem Nutzen sein, die es in räumlich hinreichend
disaggregierter Form nicht gibt. Das ist vor allem im Hinblick auf die
besondere Rolle des Rauchens als Erklärungsvariable für Lungenkrebs und
andere Krankheiten des respiratorischen Systems sehr bedauerlich. Zur
Kontrolle der Rauchgewohnheiten und anderer, sekundärstatistisch schlecht
erfaßbarer Einflußgrößen erscheinen gezielte Zusatzerhebungen z. Zt.
unvermeidbar.

Hinsichtlich der regional differenzierten Erfassung der Gesundheit und
demographischer bzw. sozioökonomischer Hintergrundvariabler sind auch
für Überwachungsprojekte die bekannten unter Epidemiologen immer wieder
diskutierten Schwierigkeiten zu beklagen:

1. Zur Erfassung der Risikobevölkerung (d. h. des Nenners):

    - Mangelnde Standardisierung der Altersklassen in Veröffentlichungen;
    - ungenügende regionale Differenzierung der spezifischen Fortschreibungen;
    - Sprünge infolge der Gebietsreform;
    - Verschiebung der für 1980 geplanten Volkszählung.

2. Zur Mortalitätsstatistik:

    - Monokausale Verschlüsselung der Todesursache;
    - fehlende Angaben zum (zuletzt) ausgeübten Beruf, zur Ausbildung und zur Stellung im Beruf.

3. Zur Morbidität:

    - Ungenügende Registrierung der Krebsinzidenz (es gibt in der Bundesrepublik Deutschland bisher nur die drei bevölkerungsbezogenen Register: in Baden-Württemberg, Hamburg und dem Saarland);
    - fehlende Register zur Erfassung der Inzidenz von kardiovaskulären sowie anderen chronischen Krankheiten (insbesondere chronische Bronchitis, Asthma und Emphysem);
    - fehlender Personenbezug bei allen Daten, die routinemäßig in unserem Gesundheitssystem anfallen;
    - mangelnde Kenntnis der zugehörigen Risikobevölkerung, sowie fehlende Kontinuität längs der Zeitachse für diese Daten.

Wenn die in unserem Gesundheitssystem an verschiedenen Stellen jährlich routinemäßig in großen Mengen anfallenden, vor allem das Leistungsgeschehen betreffende Daten in größeren Zeitabschnitten zur Person zusammengeführt werden könnten und die zugehörige Anspruchsbevölkerung bekannt wäre, ließen sich daraus , trotz verbleibender Schwächen, zum Zweck von regionalen Vergleichen vermutlich hinreichend valide Teilindikatoren zur Erfassung krankheitsgruppenspezifischer Morbidität ableiten, die substituierend für Registerdaten verwendet werden können, da Verzerrungen, die nicht regional differenziert auftreten, vernachlässigbar sind.

Abschließend sei bemerkt, daß Behinderungen, die der epidemiologischen Forschung aus den Datenschutzgesetzen erwachsen, auch bei der Realisie-

rung von Gesundheitsüberwachungsprojekten empfindlich spürbar werden,
weil jede Voraggregation der personenbezogenen Daten seitens der Daten-
herren die erforderliche Flexibilität bzgl. des Aggregationsniveaus und
der Hintergrundvariablen erheblich reduziert.

Ein Ausweg scheint nur dann möglich, wenn es gelingt, die datenhaltenden
Stellen weitgehend in das Projekt einzubinden, so daß immer wieder Aus-
wertungsschritte von ihnen selbst übernommen werden können.

LITERATUR

/1/   Alker, R.H.: A typology of ecological fallacies; in:
        Dogan, M. und S. Rokkan (Hrsg.): Quantitative ecological
        analysis in the social sciences. Mass. Inst. of
        Technology Press; Cambridge, Mass., 1969.

/2/   Brooke, E. M.: Géographie de la mortalité due au Cancer en Suisse.
        1969-1971. Départment de l'Intérieure et de la Santé,
        Publique Lausanne, 1976.

/3/   Carnow, B. W. und P. Meier: Air pollution and pulmonary cancer.
        Arch Environmental Health 27 (1973), 207-218.

/4/   Cederlöf, R., Doll, R. et al. (Hrsg.): Air pollution on cancer:
        risk assessment methodology and epidemiological evidence.
        Report of a task group. Environmental Health Perspectives
        22 (1978) p. 12.

/5/   Comstock, G. W.: Water hardness and cardiovascular diseases.
        American Journal of Epidemiology 110, 4 (1979), 375-400.

/6/   De Rouen, T. A. und J. E. Diem: The New Orleans drinking water
        controversy, a statistical perspective. American Journal
        of Public Health vol. 65, no. 10 (1975), 1060-62.

/7/   Frentzel-Beyme, R., Leutner, R., Wagner, G. und H. Wiebelt:
        Krebsatlas der Bundesrepublik Deutschland. Springer Verlag,
        Berlin, 1979.

/8/   Gläser, H. und M. Buck: Vergleich strukturell unterschiedlicher
        Verfahrensweisen zur Ermittlung und Beurteilung der
        Immissionsbelastung. Schriftenreihe der Landesanstalt für
        Immissions- und Bodenschutz des Landes NW, 39 (1976), 7-18.

/9/   Hanke, H., Boese, P., Schier, V., Ophoff, W. et al.: Handbuch
        zur ökologischen Planung. Erarbeitet von Dornier System GmbH
        (Herausgeber: Umweltbundesamt). Erich SchmittVerlag,
        Berlin, 1981.

/10/   Holland, W. W., Bennett, A. E. et al.: Health effects of parti-
        culate pollution: reappraising the evidence. American
        Journal of Epidemiology 110, 5 (1979), 527-659.

/11/   Howe, M.: National Atlas of Disease Mortality in the United
        Kingdom. Nelson, London, 1970.

/12/   Hummel, H. J.: Probleme der Mehrebenenanalyse. B. G. Teubner,
        Stuttgart, 1972.

/13/   Jusatz, H. J.: Gegenwärtiger Stand der Medizinischen Geographie
        und Geomedizin. Der Internist 21, 8 (1980), S. 410-416.

/14/   Lave, L. D. und E. P. Seskin: Air pollution and human health.
        Johns Hopkins University Press, Baltimore, 1972.

/15/   MacLure, K. M. und B. MacMahon: An epidemiologic perspective
        of environmental carcigonesis. Epidemiologic Review 2
        (1980), 19-48.

/16/   Mason, T. J., McKay, F. W. Hoover, et al.: Atlas of Cancer
        Mortality for U. S. Counties 1950-1969, DHEW Publ.
        No. 75-780. Washington, Govt. Printing Office, 1975.

/17/   McGlashan, N. D. und N. K. Chick: Assessing spatial variations
        in mortality: ischaemic heart disease in Tasmania.
        Australien Geographical Studies, 12 (1974), 190-206.

/18/   McGlashan, N. D.: Viral Hepatitis in Tasmania. Soc. Sci. & Med.
        vol. 11 (1977), 731-744.

/19/   Minister für Umwelt, Raumordnung und Bauwesen des Saarlandes
        (Hrsg.): Raumordnung im Saarland. Bericht zur Landesent-
        wicklung 1979. Saarbrücken, 1979.

/20/   Minister of Supply and Services Canada (Hrsg.): Mortality Atlas
        of Canada. Canadian Gov. Publ. Centre, Hull, Quebec, 1980.

/21/   Misfeld, J.: Mathematisch-statistische Aspekte der Beurteilung
        der Wirkung kanzerogener Stoffe in der Luft. Arbeitsmedizin,
        Sozialmedizin, Präventivmedizin 8 (1977), 176-180.

/22/   Page, T., Harris, R. H. und S. S. Epstein: Drinking water and
        cancer mortality in Louisiana. Science, vol. 193,
        no. 4247 (1976), 55-57.

/23/   Prinz, B. und J. Hower: Strategie epidemiologischer Untersu-
        chungen. Schriftenreihe der Landesanstalt für Immissions-
        und Bodennutzungsschutz des Landes NW Nr. 39 (1976), 75-87.

/24/   Schach, S. und Th. Schäfer: Regressions- und Varianzanalyse.
        Springer, Berlin, 1978.

/25/   Schäfer, Th., Hanke, H., Mager, H. J. und H. Wenzel: Modell-
        vorhaben zur Regionalanalyse von Gesundheits- und Umwelt-
        daten. Dornier System GmbH - Bereich Planungsberatung,
        Friedrichshafen, 1981 (unveröffentlichter Studienbericht
        Nr. 267).

/26/   Segi, M.: Atlas of Cancer Mortality for Japan by Cities and
        Counties, 1968-1971, DAIWA Health Foundation, 1977.

/27/   World Health Organisation: Study on the development of systems
        for the epidemiological surveillance of long-term environ-
        mental health effects. Report on a working group, 1978,
        Gabrovo, Bulgarien (unpublished document ICP/SPM 008).

IMPROVING THE DOCUMENTATION OF THE GERMAN CANCER SCREENING PROGRAMME

JOSEF GEORG BRECHT

Summary
Since 1972, the German screening programme for cancer has been evaluated by the analysis of cross sectional process data. Possible improvements of this evaluation are discussed in this paper. These improvements apply to the documentation schedules as well as to the design
of the analysis. The first task, the development of the schedules, is
accomplished in the meanwhile. The second task is to analyze the
correlation of mortality data and screening frequency on the level of
aggregated data. Here, first results will bei available in the next
few months.

1. The documentation within the framework of the screening programme

In the Federal Republic of Germany screening for cancer has been paid
by the sick funds since 1971. The last revision of the programme was in
1982. As to women the programme ist focussed on cervical cancer and
breast cancer, as to men on colorectal cancer. At present, women from
20 years on and men from 45 years on who are insured are eligible for
an annual examination. As to women the range of the programme is
modified according to their age. The examinations for breast cancer
are only meant for women from 30 years on. Participation in the
screening is free and voluntary.

The documentation of screening examinations is provided for by law
(Art. 369, 2 RVO). This law explicitly prohibits the identification of
the persons examined. For each examination, the doctor has to complete
a form which must be enclosed with the claim for remuneration sent to
the doctors' association where the data are recorded. The collection
of these data is - according to the legal regulations - necessarily
cross-sectional. The purpose is to provide process data suitable for
an assessment of effectiveness of the programme as well as for its
permanent improvement. The data collection comprises roughly 8 mio
records p. a., the majority of which (6.5 mio) concern the examinations of women. The medical variables recorded are anamnestic data,
findings, and, in the case of a positive screening, the results of the
diagnosis. Additional variables are age, district of the doctors'
association, and, as a longitudinal element, the length of the interval since the last screening, if any.

Since the implementation of the German screening programme, several reports based on this data collection have been published [1, 2, 3]. This preparation and the essential development of the documentation in 1975 supply the foundation for a new effort of improvement. This concerns the documentation schedules as well as the establishment of the evaluation in an epidemiological context.

2. The connection of the screening data to other data sources

The screening process itself doesn't supply data about treatment and its results. Therefore, additional interpretations are necessary, if the collection of screening data shall exhibit the requested information. Two approaches are possible:

1. the building of models which shall provide for the deduction of screening effects and

2. the connection of screening data to outcome data from other sources, e. g. cancer registries or mortality data.

The current literature contains many essays dealing with the first approach [4, 5, 6, 7, 8, 9, 10] . As the data in question are rather limited, especially in their longitudinal scope, the first approach will meet difficulties, because the lack of data has to be compensated by additional assumptions.

Corresponding to the topic of this volume, we shall focus on future efforts following the second approach. As indicated above, an individual record linkage to outcome data is not possible because of statutory bars. Therefore, the connection to other data must be limited to aggregated data on a level as detailed as possible. The most important and most easily available outcome data are mortality data.

First tasks to connect these data have been done in recent publications. So, Frentzel-Beyme and Arnold are sceptical about positive effects of the cytological mass screening to a reduction of mortality [11, 12], while Schwartz considers that the screening for cervical cancer has had an influence on the decreasing mortality of this cause of death [13]. He points out that the steepiest decrease in mortality between 1971 and 1977 applied, to the groups aged 50 to 59 years. This age group has the highest risk of developing invasive cervical cancer, and short-term effects of screening should have been obtained here at the earliest.

A systematical linkage between the screening data collection and the
mortality data will be done in the next few months. An essential part
of this task is to locate a compatible regional classification. Corresponding to the design of the screening data, the regional classification is limited to the 18 districts of the doctors' associations. These
districts are, however, compatible with the official statistics at the
level of the "Länder". The future design of the screening data will
provide for the regional classification on the level of 54 subdistricts
compatible with the official statistics. This will result in a considerable improvement of regional comparison. As to the age classification
compatibility is alreadiy well established at the 5-year-level.

While there is no fundamental lack of compatible data, the implementation of a comprehensive comparison of mortality with participation
rates and detection rates in the screening is a time consuming task.
The reason is that the Federal Statistical Office did not yet include
mortality data in the DBMS STATIS-Bund [14].

Figure 1 shows a schematic summary of data sources for the structure,
the process, and the outcome of the screening programme.

aspect	concept	data sources	
		numerator	denominator
structure }	eligibility	eligible persons	population
		official statistics (microcensus), sick funds	official statistics
process }	participation	participants	eligible persons official statistics (microcensus), sick funds
		screening data	
	detection	true positives screening data	participants screening data
	confirmation	true positives screening data	positives on screening screening data
outcome }	morbidity	cases	population
		cancer registries as far as they exist	official statistics if population based
	mortality	deaths	population
		official statistics	official statistics

Figure 1: Aspects, concepts, and data sources of the German screening programme

3. Improvement of the documentation forms

Since an individual linkage of separate records is not possible, longitudinal elements were inserted in the schedules already in 1975. They consist of the item "interval since last examination" and, above all, of the items concerning the result of follow-up diagnosis. A further improvement of the schedules has been accomplished now.

Just because of the changed screening guidelines, an adaption of schedules was obligatory in 1982. This was an opportunity to extend the items dealing with diagnostic results. Above all, the diagnostic classification for results after a suspected uterine cancer is much more detailed and now compatible with the ICD. For cervical cancer the documentation of stages according to rough categories has been introduced.

Comparisons of old with new forms are easy with the aid of figures 2 to 5.

The most important changes comprise:

- reduction of anamnestic items (women only)

- reduction of the part "findings" (women only)

- distinction between inguinal and axillary lymph nodes (women only)

- insertion of items "occult blood testing"

- more detailed classification of cytological findings (women only)

- insertion of an unequivocal filtering question about administration of follow-up diagnostic for cancer

- distinction between diagnoses "carcinoma of colon" and "carcinoma of rectum"

- distinction between diagnoses "melanome" and "other malignant neoplasms of skin"

- insertion of item "lymph nodes affected"

- insertion of items "reason for non-completion"

- omission of items "urinalysis" and "carcinoma of kidney or urethers"

4. Improvement of the annual reports

The annual reports [15], published by the federal doctors' associations
and the federal sick funds' associations since 1972 show a strong
influence of the formal screening data pattern. Interpretation of data
and relation to other data have been dropped. Comments and the inclusion of supplementary information could improve both, the readability
as well as the significance of these reports. The omission of many
unnecessary, schematically produced tables is recommended.

The final aim is to edit periodical commented working reports.

AOK	LKK	BKK	IKK	VdAK	AEV	Knappschaft

Name des Versicherten   Vorname   geb. am

Ehegatte/Kind/Sonst. Angeh.   Vorname   geb. am

Arbeitgeber [Dienststelle] /Mitgl.-Nr. / Freiw. / Rentner

Wohnung des Patienten

Krebs-Früherkennungsuntersuchung Frauen

Krankenkassen-Nr. lt. Berechtigungsschein: Geburtsjahr: Tag der Untersuchung:

19

Ausfüllung links beginnend   23 24   25   30

I. Anamnese

Jahr der letzten Früherkennungsuntersuchung 19   31–32

Bestand damals Krebsverdacht . . . . . . nein 1 ☐ ja 2 ☐ 33

Falls ja: wurde Verdacht bestätigt . . . . . nein 1 ☐ ja 2 ☐ 34

Falls ja: Mamma ☐ 35   Uterus ☐ 36

     übriges Genitale ☐ 37   Rektum ☐ 38

     Nieren/Harnwege ☐ 39   Haut ☐ 40

Ggf. Nr. des letzten zytologischen Befundes: _______

Pap.-Gruppe: _______

Gynäkologische Operationen. . . . . . .nein 1 ☐ ja 2 ☐ 41

welche _______

Ra./Rö. – Behandlung des Genitale. . . . .nein 1 ☐ ja 2 ☐ 42

wann _______

Zahl der Schwangerschaften (auch Fehlgeburten) ☐☐ 43 – 44

Jetzt: Gravidität:

Letzte Periode   nein ☐ ja ☐

	nein 1	ja 2	
Blutungen: Zwischen den normalen Regeln . . .	☐	☐	45
Dauer- o. Schmierblutg. im Klimakt. . .	☐	☐	46
in der Postmenopause	☐	☐	47
bei Verkehr.	☐	☐	48
bei Stuhlentleerung.	☐	☐	49
blutig-bräunlicher Ausfluß	☐	☐	50
Sonstiger Ausfluß	☐	☐	51
Ovulationshemmer	☐	☐	52
Sonstige Sexualhormone	☐	☐	53
Abgang von Blut oder Schleim mit dem Stuhl . . .	☐	☐	54
Neu aufgetr. Unregelmäßigkeiten im Stuhlgang (Neigung zu Verstopfung oder Durchfall)	☐	☐	55
Wachstum, Verfärbung oder Blutung eines Pigmentfleckens oder Knotens der Haut	☐	☐	56

II. Befund

Mamma:

   rechts: . . . .unverdächtig 1 ☐ verdächtig 2 ☐ 57

   links: . . . . .unverdächtig ☐ verdächtig ☐ 58

Regionäre Lymphknoten:

   rechts: . . . .unverdächtig ☐ verdächtig ☐ 59

   links: . . . . .unverdächtig ☐ verdächtig ☐ 60

Inspektion der Vulva   unverdächtig ☐ 61

Kraurosis/Leukoplakie . . . .☐ 62

Ulcus oder Exophyt . . . .☐ 63

Spiegeleinstellung   unverdächtig ☐ 64

Erythroplakie/Leukoplakie . . . .☐ 65

Ulcus oder Exophyt . . . .☐ 66

Zervik. Blutung . . . .☐ 67

Gynäkol. Tastbefund: unverdächtig ☐ 68

Uterus, pathol. Befund. . . . .☐ 69

Adnexe, pathol. Befund . . . .☐ 70

Parametrien/Douglas, pathol. Befund . . . .☐ 71

III. Zytologischer Befund

Präparat Nr. _______

Datum: _______

negativ (Pap. I und II) . . . . 1 ☐ 72

Zweifelhaft (Pap. III) . . . . 2 ☐

positiv (Pap. IV. und V) . . . . 3 ☐

technisch nicht verwertbar . . . .' . . . . 4 ☐

Begründung: _______

Döderleinflora ☐   Mischflora ☐   Trichomonaden ☐   Mykosen ☐

Proliferationsgrad _______

Bemerkungen: _______

____

Empfehlung: _______

____

Arztstempel   Unterschrift des zytolog. Untersuchers

Gynäkol. Diagnose: _______

Rektum: . . . . unverdächtig 1 ☐   verdächtig 2 ☐ 73

Urinbefund: . . unverdächtig ☐ 74

     Eiweiß positiv . . . . . . ☐ 75

     Zucker positiv . . . . . ☐ 76

     Haematurietest pathol. . ☐ 77

Bisher unbek. behandlungsbed. Nebenbefunde . nein 1 ☐ ja 2 ☐ 78

IV. Bei Krebsverdacht veranlaßte weitere Maßnahmen

Eigene weitergehende Diagnostik . . . . 2 ☐ 79

Überweisung an Facharzt . . . . ☐ 80

Stationäre Einweisung. . . . . ☐ 81

V. Ergebnis der nach IV. veranlaßten Maßnahmen

Krebserkrankung	operativ-bioptisch gesichert 1	nicht bestätigt 2	Beantwortung nicht möglich 3	
Mamma	☐	☐	☐	82
Uterus	☐	☐	☐	83
übriges Genitale . .	☐	☐	☐	84
Rektum	☐	☐	☐	85
Nieren/Harnwege . .	☐	☐	☐	86
Haut	☐	☐	☐	87

Beantwortung nicht möglich, weil:_______

Diagnose/Stadium/Bemerkungen _______

RR: /   88

Arztstempel   Datum und Unterschrift des Arztes   39a

Ausfertigung für KV

Figure 2: old documentation form, women

AOK	LKK	BKK	IKK	VdAK	AEV	Knappschaft

Name des Versicherten — Vorname — geb. am

Ehegatte/Kind/Sonst. Angeh. — Vorname — geb. am

Arbeitgeber (Dienststelle) / Mitgl.-Nr. / Freiw. / Rentner

Wohnung des Patienten

Krankenkassen-Nr. lt.
Berechtigungsschein: — Geburtsjahr: — Tag der Untersuchung:

19

Ausfüllung links beginnend — 23 24 — 25 — 30

Anamnese

Wurde bereits eine Krebsfrüherkennungsuntersuchung
durchgeführt? — nein ☐ 1 — ja ☐ 2 — zuletzt 19 — 32 33
(31) (31)

Ggf. Nr. des letzten zyt. Bef.:_________ Gruppe:_________

Gyn. Op., Strahlen- oder
Chemotherapie des Genitale: — nein ☐ 1 — ja ☐ 2
(34) (34)

welche? wann?_________

Zahl der Schwangerschaften (auch Fehlgeburten): — 35 36

Jetzt:

	nein (1)	ja (2)	
Letzte Periode:_________			
Gravidität	☐	☐	37
Path. gyn. Blutungen	☐	☐	38

z. B. Zwischen den normalen Regeln,
Dauer- oder Schmierblutung
im Klimakterium, in der Postmenopause,
bei Verkehr, blutig-bräunlicher Ausfluß

	nein (1)	ja (2)	
Sonstiger Ausfluß	☐	☐	39
IUP	☐	☐	40
Ovulationshemmer	☐	☐	41
sonstige Hormon-Anwendung	☐	☐	42

welche? warum?_________

Befund

Vulva:	nein (4)	ja (5)	
Inspektion auffällig	☐	☐	43

Portio:			
Spiegeleinstellung auffällig	☐	☐	44

Inneres Genitale:			
Gyn. Tastbefund auffällig	☐	☐	45
Inguinale Lymphknoten auffällig	☐	☐	46
Bish. unbek. behandlungsbed. Nebenbefunde	☐	☐	47

	nein (7)	ja (8)	
Wachstum, Verfärbung oder Blutung eines Pigmentflecdens oder Knotens der Haut	☐	☐	48
Mamma:			
Inspektions-/Tastbefund auffällig	☐	☐	49
Axilläre Lymphknoten auffällig	☐	☐	50

zusätzl. ab 30. Lebensjahr

Rektum/Colon:	nein (1)	ja (2)	
Abgang von Blut oder Schleim mit dem Stuhl	☐	☐	51
Neu aufgetr. Unregelmäßigkeiten im Stuhlgang	☐	☐	52
Tastbefund auffällig	☐	☐	53
Stuhltest positiv	☐	☐	54
nicht zurückgegeben		☐	55

zusätzl. ab 45. Lebensjahr

Krebsfrüherkennung – Frauen

Zytologischer Befund

Eingangsdatum:_________

Untersuchungs-Nr. _________

Ausgangsdatum:_________

Gruppe I/II	☐ 1
Gruppe III	☐ 2
Gruppe III D	☐ 3
Gruppe IV	☐ 4
Gruppe V	☐ 5
Zellmaterial nicht verwertbar	☐ 6 (56)

Döderleinflora ☐ — Mischflora ☐ — Kokkenflora ☐
Trichomonaden ☐ — Mykosen ☐

Proliferationsgrad:_________

Empfehlung:

zytologische Kontrolle ☐ 2 (57) — nach Entzündungsbehdlg. ☐
— nach Östrogenbehandlung ☐
— nach _________

histologische Klärung ☐ 2 (58)

Bemerkungen:_________

____

Arztstempel — Unterschrift des zytologisch tätigen Arztes

Gyn. Diagnose:_________

Weitere Diagnostik wegen Krebsverdacht erforderlich: — nein ☐ 1 (59) — ja ☐ 2 (59)

falls Krebsverdacht:

Krebsverdacht bei:	Ergebnis		
	Histologisch gesicherte(s)	Verd. nicht bestät.	Diagnostik nicht abgeschlossen *
Mamma ☐ 7 (60)	Mamma-Ca ☐ 2 (61)	☐ 8 (61)	☐ 9 (61)
Cervix uteri ☐ 7 (62)	Dysplasie, CIN I-II ☐ 2 Ca in situ, CIN III ☐ 3 invasives Ca ☐ 4 (63)	☐ 8 (63)	☐ 9 (63)
Corpus uteri ☐ 7 (64)	Corpus-Ca ☐ 2 (65)	☐ 8 (65)	☐ 9 (65)
übr. Genitale ☐ 7 (66)	Ca des übr. Genit. ☐ 2 (67)	☐ 8 (67)	☐ 9 (67)
Rektum/Colon ☐ 7 (68)	Rektum-Ca ☐ 2 Colon-Ca ☐ 3 (69)	☐ 8 (69)	☐ 9 (69)
Haut ☐ 7 (70)	Melanom ☐ 2 sonst. Malignom der Haut ☐ 3 (71)	☐ 8 (71)	☐ 9 (71)

RR

(bei Werten über 140/90 bitte 2. Messung eintragen)

Lymphknotenbefall
nein ☐ 1 (72) — ja ☐ 2 (72)

Diagnose_________

____

Grund:
Patient entzog sich weiterer Diagnostik ☐ 2 (73)
Abrechnungszeitpunkt erreicht * ☐ 2 (74)

* bei ausstehendem Ergebnis bitte mindestens 1 Quartal abwarten!

_________ Kassenarztstempel — _________ Datum/Unterschrift — 39 a

Ausfertigung für KV

Figure 3: new documentation form, women

AOK	LKK	BKK	IKK	VdAK	AEV	Knappschaft

(Name des Versicherten/Versorgungsberechtigten)   (Vorname)   (geb. am)

(Ehegatte/Kind/Sonst. Angeh.)   (Vorname)   (geb. am)

(Arbeitgeber/Dienststelle/Rentner/BVG/Freiw.)   (Mitgl.-Nr.)   (Krankensch.-Nr.)

(Wohnung des Patienten)

Krebs-Früherkennungsuntersuchung Männer

Krankenkassen-Nr. lt.
Berechtigungsschein: Geburtsjahr: Tag der Untersuchung:

19

23 24   25 · · · · 30

I. Anamnese

Jahr der letzten Früherkennungsuntersuchung 19 ☐☐ 31–32

Bestand damals Krebsverdacht . . . . . . nein ☐ ja ☐ 33

Falls ja: wurde Verdacht bestätigt . . . . . nein ☐ ja ☐ 34

Falls ja: äußeres Genitale ☐ 35   Prostata ☐ 36

Rektum ☐ 37   Nieren/Harnwege ☐ 38

Haut ☐ 39

Jetzt: nein 1 / ja 2

Abgang von Blut oder Schleim mit dem Stuhl . ☐ ☐ 40

Neu aufgetr. Unregelmäßigkeiten im Stuhlgang
(Neigung zu Verstopfung oder Durchfall) . . . ☐ ☐ 41

Beschwerden beim Wasserlassen (Schmerzen,
häufiges und/oder erschwertes Wasserlassen) ☐ ☐ 42

Bräunlich oder rötlich gefärbter Urin . . . . . ☐ ☐ 43

Wachstum, Verfärbung oder Blutung eines
Pigmentfleckens oder Knotens der Haut . . . ☐ ☐ 44

II. Befund

Äußeres Genitale: . . unverdächtig ☐ 1   verdächtig . . . ☐ 2 45

Prostata: . . . . . . unverdächtig ☐   46

isolierte Verhärtung ☐ 47

totale Verhärtung ☐ 48

Rektum: . . . . unverdächtig ☐   verdächtig . . . . ☐ 49

Region. Lymphknoten: unverdächtig ☐   verdächtig . . . . ☐ 50

Urinbefund: . . . . . unverdächtig ☐   51

Eiweiß . . . . ☐ 52

Zucker positiv . . . . ☐ 53

Haematurietest pathol. . . . ☐ 54

Bisher unbek. behandlungsbed. Nebenbefunde . nein 1 ☐ ja 2 ☐ 55

III. Bei Krebsverdacht veranlaßte weitere Maßnahmen

Eigene weitergehende Diagnostik . . . . ☐ 2 56

Überweisung an Facharzt . . . . ☐ 57

Stationäre Einweisung . . . . ☐ 58

IV. Ergebnis der nach III. veranlaßten Maßnahmen

Krebserkrankung	operativ-bioptisch gesichert	nicht bestätigt	Beantwortung nicht möglich	
	1	2	3	
äußeres Genitale . .	☐	☐	☐	59
Prostata	☐	☐	☐	60
Rektum	☐	☐	☐	61
Nieren/Harnwege . .	☐	☐	☐	62
Haut	☐	☐	☐	63

Beantwortung nicht möglich, weil: _______________________

Diagnose/Stadium/Bemerkungen: _______________________

(Arztstempel)

RR: /   64

Ausfertigung für KV

(Datum und Unterschrift des Arztes)

40a

AOK	LKK	BKK	IKK	VdAK	AEV	Knappschaft

Name des Versicherten — Vorname — geb. am

Ehegatte/Kind/Sonst. Angeh. — Vorname — geb. am

Arbeitgeber (Dienststelle)/Mitgl.-Nr./Freiw./Rentner

Wohnung des Patienten

Krankenkassen-Nr. lt. Berechtigungsschein: — Geburtsjahr: 19 — Tag der Untersuchung:

Ausfüllung links beginnend — 23 24 — 25 — 30

Anamnese

Wurde bereits eine Krebsfrüherkennungsuntersuchung durchgeführt? nein ☐ 1 (31) ja ☐ 2 (31) zuletzt 19 — 32 33

nein 1 / ja 2

Abgang von Blut oder Schleim mit dem Stuhl . . . ☐ ☐ 34
Neu aufgetretene Unregelmäßigkeiten im Stuhlgang ☐ ☐ 35
Beschwerden beim Wasserlassen . . . . ☐ ☐ 36
Bräunlich oder rötlich gefärbter Urin . . . . . . ☐ ☐ 37
Wachstum, Verfärbung oder Blutung eines
Pigmentfleckens oder Knotens der Haut . . . . . ☐ ☐ 38

Befund

nein 1 / ja 2

Äußeres Genitale auffällig . . . . ☐ ☐ 39
Prostata auffällig:
   isolierte Verhärtung . . . . ☐ ☐ 40
   totale Verhärtung . . . . ☐ ☐ 41
Rektum/Colon:
   Tastbefund auffällig . . . . ☐ ☐ 42
   Stuhltest positiv . . . . ☐ ☐ 43
   nicht zurückgegeben . . . . ☐ 44

Inguinale Lymphknoten auffällig . . . . ☐ ☐ 45

Bisher unbek. behandlungsbed. Nebenbefunde ☐ ☐ 46

Krebsfrüherkennung — Männer

Weitere Diagnostik wegen Krebsverdacht erforderl.: nein ☐ 1 (47) ja ☐ 2 (47)

falls Krebsverdacht:

Krebsverdacht bei:	Ergebnis		
	Krebsverdacht histologisch gesichert	Verd. nicht bestät.	Diagnostik nicht abgeschlossen*
Äußeres Genitale ☐ 7 (48)	☐ 2 (49)	☐ 8 (49)	☐ 9 (49)
Prostata ☐ 7 (50)	☐ 2 (51)	☐ 8 (51)	☐ 9 (51)
Rektum/Colon ☐ 7 (52)	Rektum ☐ 2 / Colon ☐ 3 (53)	☐ 8 (53)	☐ 9 (53)
Haut ☐ 7 (54)	Melanom ☐ 2 / sonstiges Malignom der Haut ☐ 3 (55)	☐ 8 (55)	☐ 9 (55)

RR

(bei Werten über 140/90 bitte 2. Messung eintragen)

Lymphknotenbefall: nein ☐ 1 (56) ja ☐ 2 (56)

Diagnose _______________

Grund: Patient entzog sich weiterer Diagnostik ☐ 2 (57)
Abrechnungszeitpunkt erreicht* ☐ 2 (58)

* bei ausstehendem Ergebnis bitte mindestens 1 Quartal abwarten!

Kassenarztstempel — Datum/Unterschrift

Ausfertigung für KV

Figure 5: new documentation form, men

References:

[1]   Herwig, E.:

Krankheitsfrüherkennung Krebs, Frauen und Männer.
Aufbereitung und Interpretation der Untersuchungsergebnisse aus
den gesetzlichen Früherkennungsmaßnahmen 1972. Köln 1975 (Wiss.
Reihe des Zentralinstituts ..., Band 1.).

[2]   Schwartz, Friedrich Wilhelm:

Vorsorgeuntersuchungen.
Köln, 1976 (Heftreihe des Zentralinstituts ..., Sonderheft.).

[3]   Herwig, E.:

Krankheitsfrüherkennung Krebs, Frauen und Männer.
Aufbereitung und Interpretation der Untersuchungsergebnisse aus
den gesetzlichen Früherkennungsmaßnahmen 1973 und 1974. Köln 1977
(Wiss. Reihe des Zentralinstituts ..., Band 6.).

[4]   Blumberg, Mark S.:

Evaluating Health Screening Procedures,
in: Operations Research (Baltimore) 5 (1957) 351-360.

[5]   Zelen, M.; Feinleib, M.:

On the Theory of Screening for Chronic Diseases,
in: Biometrika 56 (1969) 601-614.

[6]   Prorok, P. C.:

The Theory of Periodic Screening I: Lead Time and Proportion
Detected,
in: Advances in Applied Probability 8 [1976 (a)] 127-143.

[7]   ders.:

The Theory of Periodic Screening II: Doubly Bounded Recurrence
Times and Mean Lead Time and Detection Probability Estimation,
in: Advances in Applied Probability 8 [1976 (b)] 460-476.

[8]   Albert, Arthur:

Estimated Cervical Cancer Disease State-Incidence and Transition
Rates,
in: Journal of National Cancer Inst. 67 (1981) 3, 571-576.

[9] Eddy, David M.:

Screening for Cancer: Theory, Analysis, and Design.
New Jersey 1980.

[10] Schwartz, Friedrich Wilhelm:

Probleme der Effektivitätsbestimmung von bevölkerungsweiten Krebs-
früherkennungsmaßnahmen. Köln 1980

[11] Krebsatlas der Bundesrepublik Deutschland. Krebssterblichkeit in
den Ländern der Bundesrepublik Deutschland 1955-1975. Hrsg. von
R. Frentzel-Beyme u. a.
Berlin u. a. 1979.

[12] Arnold, H.:

Kosten und Nutzen der Krebsfrüherkennung,
in: Öffentliches Gesundheitswesen 40 (1978) 329-338.

[13] Schwartz, Friedrich Wilhelm:

Zur Frage der Wirksamkeit und der Inanspruchnahme des Screening
auf Zervixkrebs in der BRD,
in: Geburts- und Frauenheilkunde 41 (1981) 259-262.

[14] Allgemeines Statistisches Informationssystem des Bundes.
Datenbestandsverzeichnis, interne Daten. Hrsg. vom Statistischen
Bundesamt. Wiesbaden 1980.

[15] Gesetzliche Krankheits-Früherkennungsmaßnahmen.
Dokumentation der Untersuchungsergebnisse 1972-1974. Hrsg. von den
Spitzenverbänden der Krankenkassen und der Kassenärztlichen Bundes-
vereinigung. Köln 1974; 1975; 1976.

Gesetzliche Krankheits-Früherkennungsmaßnahmen.
Dokumentation der Untersuchungsergebnisse 1975-1979/Männer und
Frauen. Hrsg. von der Kassenärztlichen Bundesvereinigung und den
Spitzenverbänden der Krankenkassen. Köln 1977; 1978; 1979; 1980;
1981.

NUTZEN UND WEITERENTWICKLUNGSMÖGLICHKEITEN VON INFORMATION IM GESUND-
HEITSWESEN DER BUNDESREPUBLIK DEUTSCHLAND AM BEISPIEL DER EVALUIERUNG
EINER GESUNDHEITSPOLITISCHEN REGELUNG

JÜRGEN JOHN UND DETLEF SCHWEFEL

1. Einleitung

Nutzen und Weiterentwicklungsmöglichkeiten von Informationen hängen ab
vom handlungs- oder erkenntnisleitenden Interesse des Beteiligten, Betroffenen oder Beobachters. Generell könnte zum Thema nur Stellung bezogen werden, würde man alle Interessen - von vertraglich geronnenen
über wirksame bis hin zu (künftig wahrscheinlich) entscheidenden -
kennen. Eine fundierte Antwort auf die gestellte Frage würde also zuallererst eine Analyse der um vorhandene und potentielle Information
herumrankenden Interessen im Sinne einer Interessengruppenanalyse voraussetzen.

Wir können im folgenden nur einen kleinen Baustein zur Beantwortung
der Frage liefern. Wir vertreten dabei insbesondere den Gesichtspunkt
von Wissenschaftlern, die teils Konsumenten vorhandener Daten sind und
teils - im Rahmen begrenzter finanzieller und personeller Möglichkeiten - Produzenten von Daten. Unsere Ausgangsfrage bezieht sich auf
Aspekte des Nutzens und einige Ansätze für Weiterentwicklungsmöglichkeiten von Information für die Evaluation gesundheitspolitischer Regelungen. Als Beispiel für solche Regelungen greifen wir auf den sogenannten Bayern-Vertrag zurück, zu dem wir eine Begleitstudie durchführen.

1.1 Der 'Bayern-Vertrag'

Die Aufwendungen für das Gesundheitswesen der Bundesrepublik Deutschland haben in den vergangenen Jahren nicht nur absolut, sondern auch
in Relation zum Bruttosozialprodukt beträchtlich zugenommen. So enorm
war dieser Anstieg, daß die Finanzierbarkeit der gesundheitlichen Versorgung zu einem beherrschenden Thema der Sozialpolitik geworden ist.
Unter den verschiedenen Versuchen einer Drosselung der Ausgabenentwicklung sticht die Mitte 1979 zwischen der Kassenärztlichen Vereinigung
Bayerns (KVB) und den bayerischen Orts-, Innungs-, Betriebs- und Landwirtschaftlichen Krankenkassen geschlossene und unter dem Namen 'Bayern-
Vertrag' (BV) bekannt gewordene Honorarvereinbarung besonders hervor.

In den bis dato üblichen Gesamtverträgen mit der Ärzteschaft hatten sich die Kassen weitgehend darauf beschränkt, die kassenärztliche Gesamtvergütung - also die Vergütung der Leistungen, die in den niedergelassenen Arztpraxen selbst erbracht werden - möglichst unter Kontrolle zu halten. Diese Ausgaben machen jedoch nur etwa ein Drittel jenes Aufwands aus, der den Kassen auf Veranlassung der Ärzte hin (nämlich durch Krankenhauseinweisungen, Arznei-, Heil- und Hilfsmittelverordnungen usw.) außerhalb der Arztpraxen entsteht.

Die Partner des BV gehen nun von der Annahme aus, daß bei voller Ausschöpfung der den Kassenärzten gemeinsam zur Verfügung stehenden diagnostischen und therapeutischen Möglichkeiten das Leistungsvolumen außerhalb des Sektors der ambulanten kassenärztlichen Versorgung ohne Minderung der Qualität der medizinischen Betreuung verringert werden könne, und daß eine solche Leistungsverlagerung per saldo einen kostendämpfenden Effekt ausübe. Der BV stellt den Versuch dar, die Kassenärzte mit Hilfe einer Vergütungsregelung zu einer entsprechenden Veränderung ihres Leistungs- und Verordnungsverhaltens zu bewegen: Vereinbart ist eine Wachstumsrate der kassenärztlichen Gesamtvergütung von 6% gegenüber dem Vergleichsquartal des Vorjahrs; wird diese Rate um mehr als 10% überschritten, so sind die Vertragspartner verpflichtet, sich umgehend auf (nicht näher erläuterte) Maßnahmen zur Kostendämpfung zu einigen, es sei denn - und dies ist der zentrale Punkt -, die Entwicklung
- der Zahl der Krankenhauseinweisungen durch Kassenärzte,
- der Arzneimittelkosten,
- der Verordnungskosten für physikalische Therapie und
- der Zahl der Arbeitsunfähigkeitsfälle und deren Dauer
rechtfertige das höhere Wachstum der kassenärztlichen Gesamtvergütung.

1.2 Die Begleitstudie zum 'Bayern-Vertrag'

Der Abschluß der BV hat in der gesundheitspolitischen Öffentlichkeit beträchtliches Aufsehen erregt. Über seine Folgen wurden z.T. recht waghalsige Prognosen und faktisch noch nicht belegbare Behauptungen aufgestellt. An einer Versachlichung der Debatte über den Vertrag, der Ermittlung seiner tatsächlichen Auswirkungen und an einer wissenschaftlichen Beratung für die künftige Gestaltung derartiger Vereinbarungen war sowohl den Vertragspartnern als auch ihrer Rechtsaufsichtsbehörde, dem Bayerischen Staatsministerium für Arbeit und Sozialordnung (StMAS), gelegen. Für die Gesundheitssystemforschung wiederum ist der BV wegen seiner komplexen Natur, grundsätzlichen Bedeutung und aktuellen Brisanz wissenschaftlich hochinteressant.

So kam es zwischen den RVO-Kassen, der KVB, dem StMAS einerseits, der
Gesellschaft für Strahlen- und Umweltforschung - einer Großforschungs-
einrichtung des Bundes und des Freistaats Bayern - andererseits zu der
Vereinbarung, gemeinsam die "Auswirkungen und Wirksamkeit" des BV zu
untersuchen.

Die Begleitstudie zum BV soll Ende 1983 abgeschlossen werden. Die folgenden Anmerkungen resultieren im wesentlichen aus Vorüberlegungen und
Vorarbeiten im Rahmen einer einjährigen Vorphase der Begleitstudie,
die u.a. einer sozialempirisch verfahrenden Gewinnung von Hypothesen
über die Effekte des BV und einer vorläufigen Datenbestandsaufnahme
gewidmet war. Unsere Darlegungen beziehen sich im ersten Teil auf einige generelle Aspekte der Bestimmung des Informationsbedarfs zur Evaluierung einer gesundheitspolitischen Regelung, im zweiten Teil auf
einige spezielle Probleme der Datenlage bei einer Analyse der Effekte
des BV auf die Kostenentwicklung im Gesundheitswesen.

2. Informationsbedarf für die Evaluierung einer gesundheitspolitischen Regelung

Üblicherweise wird Evaluierung definiert als quantitative Überprüfung
des Zielerreichungsgrades einer Projektes, eines Programms oder einer
Politik im Rahmen eines iterativen Problemlösungszyklus; dieser Zyklus
verkettet Zielformulierung, Realitätsbeschreibung, Situationserklärung,
Entwurf von Aktionsalternativen, Abschätzung des Zielerreichungsgrades
(Ex-Ante-Evaluierung), Durchführung, Überprüfung des Zielerreichungsgrades (Ex-Post-Evaluierung), Veränderung der Zielformulierung usw.
Solange (modellhaft) nur ein Ziel(komplex) berücksichtigt wird, kann
dieser eindimensionale Planungszyklus als Hintergrund und Bezugsrahmen
der Evaluierung angesehen werden. In realen wirtschafts- und sozialpolitischen Entscheidungssituationen müssen aber zunächst einige wesentliche Vorfragen geklärt sein:

- Was wird als Ziel angesehen?
- Wessen Ziele werden berücksichtigt?
- Welche Ziele werden überprüft?

2.1 Zielkonnotationen

Nehmen wir als Beispiel den 'Bayern-Vertrag'. Die Vertragspartner nennen als Ziele im Vertrag, daß einerseits eine "qualitativ hochwertige
medizinische Versorgung" der Versicherten gewährleistet, andererseits
"die Kostenentwicklung im Gesundheitswesen in angemessenen gesamtwirt-

schaftlich vertretbaren Grenzen"gehalten werden soll. Daneben werden
im Vertrag eine Reihe von miteinander verknüpften Subzielen genannt:
Ausschöpfung der den Kassenärzten zur Verfügung stehenden Möglichkeiten
gezielter Diagnostik und Therapie, dadurch: weniger Krankenhauseinweisungen, Erleichterung gezielter Arzneiverordnung, Einschränkung der Ver-
ordnung physikalischer Therapie, Reduzierung der Zahl der Arbeitsunfähigkeitsfälle und deren Dauer.

Nimmt man darüber hinaus die Verlautbarungen in Presseorganen, -konferen-
zen und andere veröffentlichte Begründungen und Kommentare zum BV zur
Hand, dann zeigt sich, daß selbst die Vertragspartner

a) weitere und allgemeinere Ziele wie z.B. Systemerhaltung, Abwehr zen-
   tralistischer Honorarpolitik, Ausweitung der ambulanten Versorgung,
   Freiberuflichkeit der Kassenärzte,
b) flankierende Ziele wie z.B. verbesserte technische Ausstattung der
   Praxen, Ausweitung prästationärer Diagnostik, Vermehrung präventiv-
   medizinischer Leistungen und
c) konkretisierende Ziele wie z.B. Verbesserung der Information des Kas-
   senarztes über seine Verordnungen, Verbesserung des ärztlichen Kennt-
   nisstandes über Einsatzmöglichkeiten krankengymnastischer Therapie-
   formen, restriktiveres Arzneimittelverordnungsverhalten, Eindämmung
   von (unberechtigten) Patientenwünschen

mitmeinen, wenn es um den BV geht. Auf der anderen Seite werden insbesondere auch von den Betroffenen des Vertrags - von der Pharmaindustie,
den Apotheken, pyhsikalischen Therapeuten, aber auch von praktizierenden
Ärzten und von Patienten - Vermutungen über mögliche oder wahrscheinli-
che Auswirkungen des BV geäußert, die auf unbeabsichtigte, ungenannte
und unbekannte Ziele verweisen. Auszugehen ist also zumeist von einem
sehr breiten Bedeutungsinhalt gesundheitspolitischer Regelungen bei Beteiligten und Betroffenen. Eine Evaluation muß diesen Tatbestand der
Vieldimensionalität einer gesundheitspolitischen Regelung berücksichtigen.

In unserer Studie zum BV wählten wir verschiedene Vorgehensweisen zur
Ermittlung der dem Vertrag zugesprochenen und zugeschriebenen Auswirkun-
gen, Nebenwirkungen und Ziele, insbesondere:
- Presseanalysen,
- Anhörungen von Verbänden, Parteien und anderen Beteiligten und
  Betroffenen,
- Auswertung von Informationsschriften für Ärzte und Versicherte,
- Leitfadeninterviews mit Ärzten,
- schriftliche Ärztebefragungen,
- Literaturstudien.

Als Ergebnis ist festzuhalten, daß dem BV mehr als 300 Wirkungsdimensionen zugesprochen werden; dabei wird eine Vielzahl von vermuteten Bedingungs- und Wirkungsgefügen im Sinne naiver Wirksamkeitsmodelle thematisiert.

Gewiß ist dieser Satz von Wirkungsdimensionen - die sich auf unterschiedlichen Aggregationsebenen ansiedeln, sich in unterschiedlicher operationaler Nähe befinden und sich je nach thematischer Zuordnung als mehr oder weniger redundant erweisen - nicht vollständig; jede weitere Quellen- und Datenexploration wird - wenngleich mit abnehmendem Ertrag - auf differenziertere oder zusätzliche Dimensionen von Aus- und Nebenwirkungen verweisen. Dennoch wird damit ein grundsätzlicher Mangel nicht ausgeschaltet: Selbst wenn alle Interessengruppen repräsentativ zu Wort hätten kommen können, würde es vermutlich einen gemeinsamen Satz von vermeintlich selbstverständlichen, daher nicht thematisierten Annahmen geben, die möglicherweise entscheidende Evaluierungsdimensionen enthalten. So wird bei gesundheitspolitischen Regelungen zumeist eine zumindest konstante Qualität der gesundheitlichen Versorgung unterstellt und eine Veränderung des Gesundheitszustandes der Bevölkerung - wegen Langfristigkeit, Ununtersuchbarkeit, ausbleibender Klagen der Bevölkerung etc. - nicht thematisiert.

Unseres Erachtens ist es jedoch eigenständige Aufgabe der Wissenschaft, nach sozialempirischer Zielermittlung (nicht nur bei den Autoren gesundheitspolitischer Regelungen!) auch solche verborgenen, unterstellten oder selbstverständlichen Ziele zu ermitteln und zu benennen. Schließlich bedürfen sozialempirische Verfahren der Ermittlung von Ziel- und Wirkungsdimensionen selbst in gleichsam psychoanalytischer, ideologiekritischer Weise der Überprüfung, ob tatsächlich alle Interessen sich zu artikulieren in der Lage waren, auch die der Schwachen und Ohnmächtigen, ob also 'Repräsentativität' auch in diesem weiteren Sinne gegeben ist.

2.2. Inhaltliche Informationserfordernisse

Kehren wir jedoch zurück zum Paradigma der Evaluierungsforschung, in dem der Evaluierer extern vorgegebene Ziele zum Ausgangspunkt nimmt. Bei der aufgewiesenen Vieldimensionalität ergeben sich - angesichts zeitlicher (Aktualität!) und finanzieller Engpässe - Entscheidungsprobleme.

Wenn angenommen wird, daß jede anfänglich auch noch so vage formulierte Zielsetzung im rationalen Diskurs intersubjektiv verständlich gemacht werden kann und damit - auf welchem Meßniveau auch immer - angemessen operationalisierbar und durch Erhebungen, Sekundäranalysen, Modelle und Experimente kontrollierbar ist, dann wird die Entscheidung über die zur

Evaluation benötigte Information problematisch. Bleibt nur eine politische Entscheidung über die vermutliche Ex-Ante-Bedeutung von Zielen, deren Erreichung eine wissenschaftliche Evaluation zwar präzis, aber nur eklektisch und apercuhaft zu überprüfen habe? Ist die Frage der Notwendigkeit inhaltlicher Information zur Evaluation generell nur pauschal – im Sinne von: soviel Daten zur Exploration wie möglich – oder devot – im Sinne von: wie es euch gefällt – zu beantworten? Oder gibt es einen klaren Algorithmus, ex ante aufgrund eines eindeutigen Zielsystems, das sowohl Tradeoffs zwischen konfligierenden Zielen als auch die Instrumentalität von Subzielen für Oberziele präzis abbildet, wesentliche von weniger wesentlichen Zielen anhand ihres funktionalen Zusammenhangs und ihrer Gewichtung zu unterscheiden?

Ein eindeutiges Zielsystem in diesem Sinne ist angesichts unterschiedlicher Interessen kaum vorstellbar, es sei denn, es ist so vage formuliert, daß es zwar konsensfähig, aber so weit entfernt von einer operationalen Formulierung ist, daß im Verlauf der zur Evaluation nötigen Zielpräzisierung die verdrängten Vieldeutigkeiten immer wieder aufbrechen müssen. Gäbe es bereits theoretisch und empirisch fundierte Wirksamkeitsmodelle oder gäbe es zumindest vorläufige Ergebnisse umfassender Explorationen über Wirksamkeiten und Auswirkungen gesundheitspolitischer Regelungen, die dieses Problem der Vieldimensionalität nicht eskamotieren, dann (und nur dann) wäre eine eindeutige und rationale Vorselektion von unter wissenschaftlichen Gesichtspunkten benötigten Informationen möglich.

Dennoch: Selbst wenn eine umfassende Theorie fehlt, gibt es doch eine Reihe von einzelnen Theorieansätzen und Modellen in der Gesundheitssystemforschung, ebenso wie vorgängig empirisch ermittelte und theoretisch bedeutsame Zusammenhänge zwischen Indikatoren von Struktur, Prozeß und Outcome, die – etwa im Bereich des Arztverhaltens oder der Kostenentwicklung – eine Fülle von Informationsnotwendigkeiten zur empirischen Fundierung solcher Modell- und Theoriebildung anzeigen. Gleichzeitig verlangt es die Selbstkritik des Wissenschaftlers, ständig auf der Hut zu sein vor vorschnellen Generalisierungen und nach weiteren intervenierenden Variablen und unabhängigen parallelen Entwicklungen zu forschen; hierfür bedarf es breiter Exploration, neben Phantasie eine wesentliche infrastrukturelle Voraussetzung wissenschaftlicher Forschung.

Daß die so umrissenen inhaltlichen Informationserfordernisse einer wissenschaftlichen Evaluation nicht mit den Informationserfordernissen der Auftraggeber von Evaluationsstudien kongruent sein müssen, versteht sich Wissenschaftliche Erkenntnisinteressen und politische Handlungsinteresse.

sind nur selten konfliktfrei aufeinander beziehbar. Gesundheitspolitisch
relevante Gesundheitssystemforschung ist indessen außerhalb dieses Span-
nungsfeldes nur schwerlich vorstellbar.

2.3. Methodische Informationserfordernisse

Kernfrage jeder Evaluation ist zuallererst die Definierbarkeit des Stimulus. Im Falle gesundheitspolitischer Regelungen ist der Stimulus selbst
häufig nur unscharf abgrenzbar. Ist es die Diskussion über eine solche
Regelung, ist es die Regelung selbst, ist es das allgemeine Klima, das
zu dieser Regelung führte? So ist z.B. denkbar, daß eine gesundheitspolitische Regelung, noch bevor sie in Kraft tritt, ihre stärkste Wirkung
entfaltet. Aus diesem Problem des Mangels einer klaren Stimulusdefini-
tion resultiert ein erstes methodisches Informationserfordernis: Informationen über den sozialen, politischen und ökonomischen Kontext von Regelungen und Verfügbarkeit von relativ langen Zeitreihen vergleichbarer
Daten. Dieser Gesichtspunkt verweist insbesondere auch auf die Notwendigkeit retrospektiver Sekundäranalyse von Routinedaten, selbst dann,
wenn es sich um eine Ex-Ante-Evaluierung handelt.

Vital für jede Evaluation ist die zumindest ansatzweise Lösung eines
zweiten Problems, des Zurechnungsbarkeitsproblems, das oftmals durch Vergleiche und die Bestimmung intervenierender Faktoren angegangen wird.
Im Falle einer regional begrenzten gesundheitspolitischen Regelung - wie
es der BV ist bzw. zunächst war - können sich z.B. in bezug auf Analysen
des Arztverhaltens folgende Vergleiche anbieten:

a) Betroffene Ärzte versus Ärzte in (allen) anderen Bundesländern,
b) betroffene Ärzte versus eine homogenisierte Ärztepopulation aus
   (allen) anderen Bundesländern,
c) Ärzte eines ausgewählten Bundeslandes mit möglichst extrem unterschiedlichen Stimulus versus homogenisierte Ärztepopulation in der
   betroffenen Region,
d) ärztliche Grenzlandpopulationen.

Über Vor- und Nachteile dieser Vergleichsansätze können wir hier nur
hypothetisch spekulieren. Das geringe Vorwissen über die für Untersuchungen zum Arztverhalten relevanten Homogenisierungsparameter wird zunächst
einmal den problematischsten allgemeinen Regionalvergleich erfordern;
dies verweist zugleich auf die Notwendigkeit der Weiterentwicklung von
Modellen des Arztverhaltens und dies wiederum auf die notwendige Breite
der erforderlichen inhaltlichen Informationen. Könnte man als Element
eines Verhaltensmodells unterstellen, daß Arztverhalten durch den Kennt-
nisstand der zu evaluierenden Regelung beeinflußt werde, dann könnte

auch ein intraregionaler Vergleich in Frage kommen, der Unterschiede im Bekanntheitsgrad zum Ausgangspunkt nimmt. Diese Hinweise auf inter- und intraregionale Vergleiche erweitern das Spektrum der zeitreihenbezogenen Informationserfordernisse für eine Evaluation im Sinne zusätzlicher Querschnittsinformationen.

Weitere Quellen methodischer Informationserfordernisse kommen hinzu. Erstens: Ein Projekt, ein Programm, eine Politik können meist nur relativ evaluiert werden. Evaluationskriterien wie etwa die Kosten-Ertrags-Rate haben Aussagekraft nur im Vergleich mit Alternativen. Dies erfordert zumindest Informationen über vermutliche Entwicklungen unter den Bedingungen des Status quo. Zweitens: Studiendesigns und Anwendbarkeit statistischer Verfahren implizieren mehr oder weniger umfängliche Mengengerüste für Beobachtungs- und Vergleichspopulationen. Drittens: Die Vorkenntnis über die Aussagekraft vorhandener Routinedaten verweist auf die Notwendigkeit flankierender, validierender, von Routine unabhängiger Datenerhebung durch den Wissenschaftler selbst und gleichzeitig auf die Grenzen des Explorationsnutzens in Routinedatenbeständen.

3. Datenbedarf für eine Evaluierung des 'Bayern-Vertrags' unter dem Aspekt der Kostenentwicklung

Aus der Vielzahl von Wirkungsdimensionen haben wir zur Diskussion des Datenbedarfs, der vorhandenen Daten und der Datenlücken ein Segment ausgewählt: Auswirkungen des BV auf die Kostenentwicklung im Gesundheitswesen. Diese Auswahl bedeutet zwar eine - so hoffen wir, deutlich gemacht zu haben -, den Erfordernissen der Evaluierung einer gesundheitspolitischen Regelung unangemessene Verengung der Perspektive; sie erscheint uns indessen hinreichend legitimierbar dadurch, daß hiermit Datenerfordernisse einer Evaluierung in Hinblick auf ein im Vertragswerk selbst enthaltenes Ziel thematisiert werden, und daß gerade hier Dateninsuffizienzen sichtbar werden, die für eine Vielzahl von Fragestellungen sowohl der Evaluierung als auch der Analyse der Funktionsweise des Gesundheitssystems essentielle Beschränkungen bilden und insofern von generellem Interesse sind.

3.1 Problemstellung

Folgt man dem Text des BV, so ist oberstes Ziel dieser Vergütungsvereinbarung, die Kostenentwicklung im Gesundheitswesen ohne Einbußen an Qualität der medizinischen Versorgung in gesamtwirtschaftlich vertretbaren Grenzen zu halten. In der gesundheitspolitischen Diskussion über Vorschläge und Maßnahmen zur Kostendämpfung sind, wenn von Kosten die Rede ist, zumeist die Ausgaben der öffentlichen Hände und der Träger der Ge-

setzlichen Krankenversicherung gemeint. Daß auch im Rahmen eines so ein-
geengten Kostenkonzepts höchst unterschiedliche Evaluierungsperspektiven
möglich sind, belegt z.B. eine Gegenüberstellung regierungsamtlicher und
kassenverbandlicher Bewertungen gesetzgeberischer Maßnahmen zur Kostendämpfung. In der Regel bilden den rhetorischen Kern solcher Stellungnah-
men zwar Argumente, deren Bezugspunkte die Belastung der Versicherten
und der "Wirtschaft" sind; gleichwohl beschränkt sich die Wahrnehmung
von Ausgabenwirkungen häufig auf solche Effekte, die das eigene Budget
tangieren.

Dieser Sachverhalt verdeutlicht, daß sich die für eine Evaluierung des
BV als Kostendämpfungskonzept erforderlichen Daten nicht spezifizieren
lassen ohne Klärung der Frage, was unter den Kosten zu verstehen ist,
die man zu dämpfen beabsichtigt. Wir werden einige Probleme der Datenlage auf zwei Betrachtungsebenen diskutieren, zunächst auf der Ebene
einer Finanzierungsanalyse, im Anschluß daran auf der Ebene einer So-
zialkostenanalyse.

3.2 Datenprobleme einer Ausgabenanalyse

Zur Analyse der möglichen Auswirkungen des BV auf die Entwicklung der
Gesundheitsausgaben bedarf es einer Eingrenzung der gesundheitsbezogenen Ausgaben und einer gedanklichen Modellierung des Gesundheitswesens.
Wir greifen hier der Einfachheit halber auf ein vom Statistischen Bundesamt entwickeltes Modell und die dort verwendeten Konventionen zurück
[1]. In diesem Finanzierungsmodell werden vier Funktionsebenen unterschieden: primäre Finanzierung, sekundäre Finanzierung, Leistungserstellung und Leistungsverbrauch. Die Ebenen umfassen mit Ausnahme der
des Leistungsverbrauchs jeweils mehrere Sektoren (vgl. Schaubild 1).
Aufgrund der funktionalen Trennung der Ebenen sind Ausgabenträger
definitionsgemäß nur die Sektoren der primären und der sekundären
Finanzierung.

Setzt man die Evaluierung des BV als Instrument der Kostendämpfung
auf der sekundären Finanzierungsebene an - will man also den Beitrag des
BV zur Konsolidierung der Ausgabenentwicklung der RVO-Kassen untersuchen - so beschränkt sich die Analyse auf einige wenige zur Ebene der
Leistungserstellung verlaufende Zahlungsströme. Informationen über die
Ausgabenentwicklung in den vom BV angesprochenen Leistungsarten lassen
sich folgenden Materialien entnehmen:

- herkömmlichen Kassenstatistiken aus den Jahresrechnungen KJ 1,
  die - getrennt nach Versichtengruppen - Auskunft über die jährliche
  Entwicklung der Ausgaben für Ärzte (Kontengruppe 40), für Arzneien,

SCHAUBILD 1

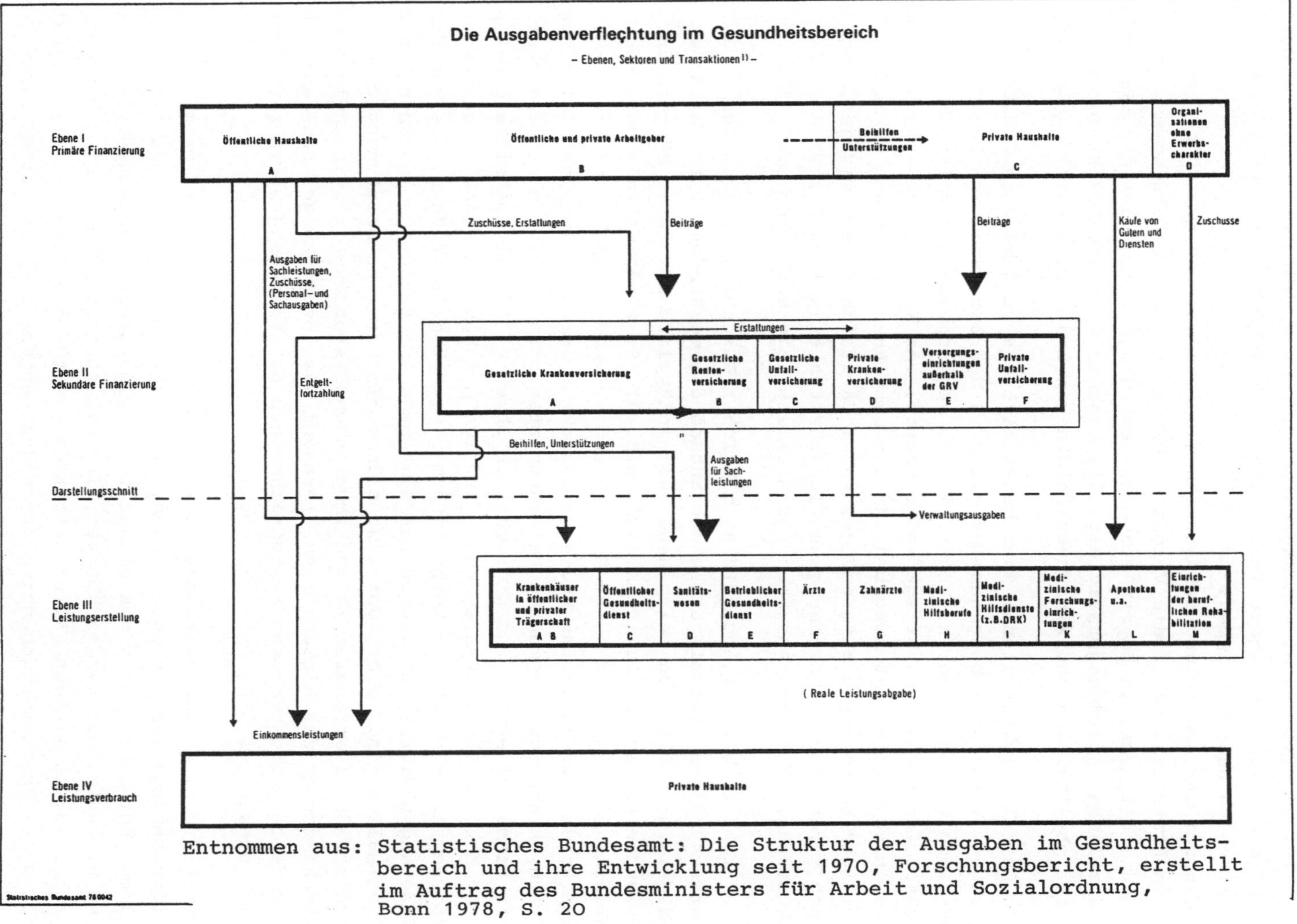

Entnommen aus: Statistisches Bundesamt: Die Struktur der Ausgaben im Gesundheitsbereich und ihre Entwicklung seit 1970, Forschungsbericht, erstellt im Auftrag des Bundesministers für Arbeit und Sozialordnung, Bonn 1978, S. 20

Verband-, Heil- und Hilfsmittel aus Apotheken (Kontengruppe 43), für
Heil- und Hilfsmittel von Badeanstalten, Bestrahlungen, Massagen und
Heilgymnastik (Kontenart 442) sowie für Krankenhauspflege (Konten-
arten 460 und 463) geben,
- den bei der Abwicklung des Abrechnungsprozesses von den KVen erstell-
ten Statistiken über die Vergütung kassenärztlicher Leistungen, und
- den (teils erst in Bayern eingeführten) Statistiken über die kassenärztliche Verordnungstätigkeit, die Angaben über die Kosten verordne-
ter physikalisch-medizinischer Leistungen und Arzneimittel enthalten.

Die Zuverlässigkeit dieser Ausgabenstatistiken wird kaum in Zweifel
gezogen. Vorbehalte bestehen lediglich in der Zuordnung von Leistungs-
ausgaben zu Kosten der kassenärztlichen Versorgung einerseits und den
Kosten für Krankenhauspflege andererseits; von Kassenseite wird hier darauf hingewiesen, daß Ausgaben für die ambulante Versorgung durch be-
teiligte Kassenärzte aufgrund geltender tariflicher Bestimmungen, aber
auch aufgrund von Abrechnungsgepflogenheiten einzelner Ärzte zu einem
gewissen Teil in den Ausgaben für Krankenpflege enthalten sind [3].

Die Probleme bei der Abschätzung möglicher Ausgabenwirkungen des BV auf
der sekundären Finanzierungsebene anhand des vorhandenen statistischen
Materials resultieren weitgehend aus hinlänglich bekannten Mängeln der
Gesundheitsausgabenstatistik (vgl. z.B. 2). So sind zentrale nachfra-
geseitige Determinanten der Entwicklung von Ausgabenhöhe und -struktur
wie Anzahl, Geschlechts- und Altersstruktur der die einzelnen Leistungsarten in Anspruch nehmenden Patienten statistisch nicht kontrollierbar.
Wir haben nur wenige und hinsichtlich ihrer Validität umstrittene Daten
über Morbiditätsstrukturen und - infolge des Fehlens krankheitsartenbe-
zogener Ausgabendaten - keine Informationen über Einflüsse, die von Veränderungen dieser Strukturen auf die Ausgabenentwicklung ausgehen können.
Schließlich sind selbst dort, wo sich möglicherweise Leistungsverlagerun-
gen aus dem stationären in den ambulanten Sektor identifizieren lassen,
Abschätzungen der hieraus resultierenden Ausgabenwirkungen ohne entsprechende leistungsbezogene Kostenrechnungen der Krankenhäuser außerordentlich schwierig.

Der Versuch, Ausgabenwirkungen des BV für die Sektoren der primären
Finanzierungsebene zu untersuchen, stößt auf noch größere Datenpro-
bleme. Für nahezu alle von dieser Ebene ausgehenden Zahlungsströme, die
vom BV beeinflußt werden könnten, ist ein statistischer Nachweis nicht
vorhanden; in einigen Fällen reicht das verfügbare Datenmaterial selbst
für grobe Abschätzungen der Größenordnungen der Zahlungsströme nicht aus.

Wesentliche Datenlücken bestehen vor allem bei jenen Zahlungströmen,
die unmittelbar zur Leistungserstellungs- und zur Leistungsverbrauchs-
ebene fließen. Wir beschränken uns hier auf drei Beispiele:

(1) Der BV könnte, falls er ein restriktiveres Arzneimittelverordnungs-
    verhalten der Ärzte bewirkt, zu vermehrten Arzneimittelkäufen der
    Versicherten führen.

Angaben über Höhe und Verwendungsart der direkten Gesundheitsausgaben
der privaten Haushalte sind drei verschiedenen Quellen der amtlichen
Statistik zu entnehmen: der Einkommens- und Verbrauchsstichprobe, der
volkswirtschaftlichen Gesamtrechnung und den laufenden Wirtschaftsrechnungen privater Haushalte. Indessen ist keine dieser Quellen geeignet, auch nur Anhaltspunkte für die angesprochene Ausgabenverla-
gerung zu gewinnen. Datenmängel liegen (in unterschiedlicher Kombination der Merkmale) in der mehrjährigen Periodizität, ungenügender Lei-
stungsartengliederung, Beschränkung auf bestimmte Haushaltstypen und in
der fehlenden Differenzierbarkeit der Haushalte nach Kassenzugehörigkeit
begründet.

(2) Der BV führt, falls er eine Verringerung der Arbeitsunfähigkeits-
    fälle und/oder deren Dauer bewirkt, zu einer Reduzierung der von
    den Arbeitgebern zu leistenden Entgeltfortzahlungen im Krankheits-
    fall.

Die derzeit verfügbaren statistischen Unterlagen (z.B. die im Rahmen
von Erhebungen des Statistischen Amtes der Europäischen Gemeinschaft
erstellte Statistik über Personal- und Personalnebenkosten) lassen lediglich eine grobe Globalabschätzung dieser Aufwendungen zu. Für eine
Evaluierung des BV notwendige regionale Differenzierungen oder Aufglie-
derungen der Ausgaben nach Kassenzugehörigkeit der Zahlungsempfänger
sind nicht möglich.

(3) Der BV führt, falls er eine Minderung des Nutzungsgrads der Kran-
    kenhäuser bewirkt, zu Betriebsdefiziten der Krankenhäuser und da-
    mit zu steigenden Ausgaben der öffentlichen, privaten und freige-
    meinnützigen Krankenhausträger.

Identifizierbar sind diese Zahlungsströme anhand haushalts- und finanz-
statistischer Materialien nur insoweit, als es sich um Zahlungen aus
öffentlichen Haushalten an Krankenhäuser in öffentlicher Trägerschaft
handelt. Entsprechende Daten für die übrigen Krankenhausträger und
Krankenhäuser sind nicht vorhanden bzw. verfügbar.

Diese Hinweise mögen genügen, um zu verdeutlichen, daß einer Analyse
der Ausgabenwirkungen des BV, sobald sie die sekundäre Finanzierungsebene verlassen will, allein schon aufgrund der lückenhaften Dokumenta-

tion der Gesundheitsausgaben enge Grenzen gesteckt sind. Insgesamt halten wir - unter Berücksichtigung der notwendigen Multifunktionalität eines Routineinformationssystems im Gesundheitswesen - folgende Verbesserungen der Ausgaben- und Kostenstatistiken für vordringlich:

- auf der primären Finanzierungsebene den Aufbau von Ausgabenstatistiken für die Organisationen ohne Erwerbscharakter und eine differenziertere und repräsentative Berichterstattung über die Gesundheitsausgaben der privaten Haushalte; letztere vor allem auch im Hinblick auf die vermutlich zunehmende Bedeutung des Laiensystems und die absehbare Ausdehnung von Selbstbeteiligungsregelungen,
- auf der sekundären Finanzierungsebene den Ausbau der leistungsartenbezogenen und leistungsartenübergreifenden Rechnungslegung in Richtung einer patienten(merkmals)bezogenen Ausgabenberichterstattung,
- auf der Leistungserstellungsebene im Krankenhaussektor den für weiterführende Wirtschaftlichkeitsanalysen unerläßlichen Aufbau kostenstellen- und leistungsbezogener Selbstkostenrechnungen.

3.3 Datenprobleme einer Sozialkostenanalyse

Konkurrierend oder ergänzend zu einer ausgabenorientierten Analyse ist eine Evaluation des BV auch auf Basis des Konzepts der sozialen Kosten denkbar. Diese Bewertungsperspektive hat zwei Konsequenzen: Erstens werden sämtliche Inputs, die in die Produktion von Gesundheitsleistungen eingehen, in die Kostenanalyse einbezogen, also auch jene Leistungen, die keine Zahlungsströme auslösen, wie etwa die im Laiensystem erbrachten Leistungen; zweitens werden alle Inputs auf Basis ihrer Opportunitätskosten bewertet. Der Wechsel von einem ausgaben- zu einem sozialkostenorientierten Bewertungskonzept kann von ausschlaggebender Bedeutung für das Evaluierungsergebnis sein. So zeigt z.B. ein neuerer, auf britischen medizin- und kostenstatistischen Daten basierender Kostenvergleich von (ambulant) medikamentöser und (stationär) chirurgischer Behandlung des Zwölffingerdarmgeschwürs, daß bei Berücksichtigung lediglich der für den National Health Service anfallenden Kosten chirurgische Behandlung, bei Zugrundelegung der sozialen Kosten medikamentöse Behandlung die kostengünstigere therapeutische Alternative ist [4].

Kostenvergleiche auf Basis des Sozialkostenkonzepts erfordern außerordentlich differenzierte und aufwendige Datenerhebungen. Wesentliche Informationsprobleme bei der Durchführung solcher Vergleiche bestehen vor allem auf der Bewertungsebene; sie betreffen u.a.

- die Ermittlung von Schattenpreisen für nicht marktgängige Inputs sowie für jene marktgängigen Inputs, bei denen die begründete Vermutung

besteht, daß ihre Preise nicht den realen Kosten entsprechen,
- die Ermittlung der angemessenen Diskontierungsrate, insbesondere in
den Fällen, in denen sich Behandlungsalternativen hinsichtlich der
zeitlichen Verteilung des Kostenanfalls wesentlich unterscheiden,
- für den Fall, daß Behandlungsalternativen mit Letalitätsrisiken verbunden sind, die Bewertung des Verlusts von Menschenleben. Die öko-
nomische Theorie der Evaluierung hat dieses Problem zwar konzeptionell
einer Lösung nähergebracht [5]; offen bleibt indessen, ob die Annahme
situationsunabhängiger, stabiler Bewertungen einen hinreichenden Reali-
tätsbezug hat.

Die für solche Kostenstudien notwendige Datenproduktion würde die Lei-
stungsfähigkeit eines noch praktikablen Routineinformationssystems im
Gesundheitswesen weit überfordern. Gleichwohl könnte ein solches System
nützliche Daten für die Auswahl der für Kostenvergleiche besonders geeignet erscheinenden diagnostischen und therapeutischen Maßnahmen liefern, so z.B. Daten über krankheitsartenbezogene Frequenzen von bzw.
Kontaktfolgen mit Einrichtungen des Gesundheitswesens, Angaben über die
Verteilung von Leistungen auf diese Einrichtungen oder auch krankheits-
arten- und leistungsbezogene Aufwandsstatistiken.

Der Informationsbedarf für derartige Untersuchungen bedingt auch, daß
sie im Rahmen von Evaluierungsstudien nur vereinzelt und modellhaft
durchgeführt werden können. Sie bleiben daher auch gegenüber den vom
BV intendierten sektoralen Verschiebungen des Prozesses der Gesundheitsversorgung immer nur partiell. Gleichwohl sprechen zwei Gesichtspunkte
für die Integration solcher Fallstudien. Zum einen könnten komparative
Kostenstudien Hinweise auf das Kostendämpfungspotential des BV erbringen - eine aggregative Ex-ante-Analyse in diesem Sinne scheint uns
nicht durchführbar zu sein. Zum anderen könnten solche Studien auch zur
Überprüfung der Prämisse des BV dienen, daß Kostensenkungen durch Lei-
stungsverlagerungen vom stationären in den ambulanten Sektor ohne Quali-
tätseinbußen erreichbar sind. Die empirische Evidenz für diese Hypo-
these ist bislang schmal. Eine neuere kritische Bewertung von insgesamt
134 Publikationen aus den Jahren 1965 bis 1979 über Kosten und Effektivi
tät der Substitution stationärer durch ambulante Behandlung ergab, daß
sich lediglich aus vier dieser Arbeiten statistisch valide Schlußfolge-
rungen sowohl über die sozialen Kosten wie über die Effektivität solcher
Substitutionsprozesse ziehen lassen [6]. In zwei dieser Arbeiten er-
wies sich ambulante Behandlung als kostengünstiger und gleich effektiv,
in den beiden anderen als kostengünstiger und weniger effektiv.

3.4   Evaluierungsgrenzen

Sowohl eine ausgabenbezogene als auch eine am Konzept der sozialen
Kosten orientierte Wirkungsanalyse von Kostendämpfungsmaßnahmen im Gesundheitswesen führen hinsichtlich der empirischen Triftigkeit eines
in der sozialpolitischen Debatte zentralen Begründungsarguments für solche Maßnahmen nur zu einer partiellen Klärung: Gemeint ist das Argument,
die Verringerung der Gesundheitsausgaben oder zumindest des Wachstums
dieser Ausgaben senke gleichzeitig auch die Belastung der Versicherten
(sowohl als Beitrags- wie als Steuerzahler) durch diese Ausgaben,
m.a.W. eine solche Verringerung erweitere die realen Einkommensspielräume in anderer Verwendungsrichtung. Die Problematik dieses Arguments
zeigt sich in ihrer ganzen Schärfe an entsprechenden Kalkulationen
der volkswirtschaftlichen Kosten der Arbeitsunfähigkeit, deren zentrale
Prämissen eine Erhöhung des Beschäftigungsstands im Umfang der Senkung
des Krankenstands und eine der Steigerung des Beschäftigungstands entsprechende Erhöhung der Produktion sind [7], [8]. Demgegenüber ist zu
betonen, daß unter anderen, gerade für Unterbeschäftigungssituationen
vielleicht plausibleren Annahmen eine Senkung der Gesundheitsausgaben,
die sich real zunächst als eine Kombination von verringerter Güternachfrage und erhöhtem Faktorangebot darstellt, durchaus auch kontraktive
Einkommens- und/oder negative Beschäftigungseffekte auslösen kann [1].

Man mag geneigt sein, Einkommens- und Beschäftigungseffekte von Kostendämpfungsmaßnahmen im Gesundheitswesen für sich genommen als eher randständige Wirkungsdimensionen einer Evaluierung solcher Maßnahmen zu betrachten. Selbst wenn man sich aber bei der Bewertung auf die Perspektive des Beitrags einer Kostendämpfungsmaßnahme zur finanziellen Konsolidierung der Gesetzlichen Krankenversicherungsträger zurückzieht, müßte
bedacht werden, ob ausgabeseitige Erfolge dieser Maßnahmen nicht gleichzeitig den Grundstein zu einnahmeseitigen Mißerfolgen legen. Das wirtschaftstheoretische, wirtschaftsstatistische und ökonometrische Instrumentarium scheint derzeit noch nicht hinreichend weit entwickelt, um
diese Frage empirisch entscheiden zu können. Wir sehen in diesem, freilich außerhalb des hier zu erörternden Themenbereichs "Information im
Gesundheitswesen" angesiedelten Informationsdefizit eine wesentliche
Grenze der augenblicklichen Evaluierungsmöglichkeiten von Kostendämpfungsmaßnahmen im Gesundheitswesen.

Literatur
----

[1] Statistisches Bundesamt: Die Struktur der Ausgaben im Gesundheitswesen und ihre Entwicklung seit 1970, Forschungsbericht des
Bundesministers für Arbeit und Sozialordnung, Bonn (1978)

[2] Henke, K.-D.: Gesundheitsausgaben. In: R. Brennecke, E. Greiser,
H.A. Paul, E. Schach (Hrsg.): Datenquellen für Sozialmedizin
und Epidemiologie, Berlin: Springer-Verlag, 251-259 (1981)

[3] Deuerlein, H.-G.: Beteiligungs- und Ermächtigungsambulanzen.
Selbstkostenrechtliche Beurteilung. In: DOK 64, 71-77 (1982)

[4] Culyer, A.J., Maynard, A.K.: Cost-effectiveness of duodenal ulcer
treatment. In: Soc.Sci.Med. 15, 3-11 (1981)

[5] Blomquist, G.: The value of human life: An empirical perspective.
In: Economic Inquiry 19, 157-164 (1981)

[6] Berk, A.A., Chalmers, T.C.: Cost and efficancy of the substitution
of ambulatory care for inpatient care. In: N.Engl.J.Med. 304,
393-397 (1981)

[7] Voigt, F., Franke, A., Jokl, S.: Die gesamtwirtschaftliche Problematik der Arbeitsunfallfolgekosten, Bremerhaven: Wirtschaftsverlag NW (1973)

[8] Franke, A., Jokl, S.: Die volkswirtschaftlichen Kosten der Arbeitsunfälle, 2. Aufl., Bremerhaven: Wirtschaftsverlag NW, 1980

<u>ALLOCATING REVENUE BETWEEN REGIONS IN ENGLAND</u>

EDITH KÖRNER

<u>BACKGROUND</u>

The provision of health care in England[1] is the responsibility of
the Secretary of State for Health and Social Security, assisted
by his Department (DHSS). He devolves the management of the
service to the National Health (NHS), more particularly to 14
Health Regions (average population: 3.2m); they in turn delegate
the operational management (but not the management of major capital
investment) to 192 health districts with populations approximately
between 100.000 and 300.000.

The service is funded from general taxation and the government
determines not only the size of the total budget devoted to health[2],
but also the criteria for its distribution. The latter task assumes
particular importance when we remember that the global budget and
its distribution are determined and allocated prospectively and
not, as is the case with insurance funded systems, retrospectively.

Between the inception of the NHS and the introduction of the
present method of allocation in 1976, the method of making regional
and sub-regional allocations was largely incremental, though certain reforms had been introduced in 1971/72. Allocations were
based on existing regional commitments, with the exception of additional central funding of revenue consequences following upon the
building of large, new hospitals.

This method perpetuated the historical inequalities which existed
before 1948. Indeed, percentage increases across the board year
by year widened the gap between the already better services in the
richer areas of the country and the poorer services in less affluent areas.

The perception of this undesirable trend led in May 1975, to the
setting up of the Resource Allocation Working Party (RAWP) with
the remit to devise a method of allocation which would secure,
"as soon as practicable, a pattern of distribution <u>responsive
objectively, equitably and efficiently to relative need.</u>"

The solution, proposed in 1976[3] and adopted soon afterwards, forms
the basis of existing annual allocations to Regions and of guidance
to Regions for sub-regional allocations to Districts.

Because of the close interaction between demand for and supply of
health care, the remit of the Working Party excluded demand as the
main determinant of need. Instead, RAWP sought indices which
would capture need on the basis of different demographic and morbidity profiles of different Regions, so that a gradual process
of equalisation could be initiated which would eventually afford
populations of equal risk equal opportunity of access to services
and facilities.

To be precise, common criteria of need, applied to all Regions,
establish a hypothetical target for each Region. This target
may be below, above or equal to present provision. It will move
up or down over time because the variables in the formula are
sensitive to demographic and other changes occurring in each
Region year by year. The formula-based allocation assists each
Region to move towards its national target. The pace of the
movement is, of course, subject to general economic conditions
and constraints.

The recommended formulae for revenue and capital differ slightly
from each other; though following the same general principles
the capital formula includes valuation of existing capital and
excludes, eg, the index for the utilisation of community services.

In proposing indices of need, the RAWP had to confine itself to
those for which sufficiently accurate statistics were already
being collected; and it sought to arrive at a formula which,
though admittedly not perfect, was simple, credible and practicable in its application.

<u>THE PROPOSALS AND SUPPORTING INFORMATION</u>

The first important index is, obviously, the population of the
Region (RP). In practice this is based on the estimate of the mid-
year population of each Region as near as possible to the year in
which the allocation is made. The information is supplied by the
Office of Population, Censuses and Surveys (OPCS) and supplements
that obtained by the decennial censuses (last census held in 1981).

Different groups of people (eg the aged, children, men, women)
have different health care needs, both as regards the quantity
of service and the kinds of service they require. The formula
thus attaches different adjustments to the Region's population
for age (j) and sex (k). The measures expressing these adjustments distinguish between (1) non-psychiatric hospital in-patients,
(2) non-psychiatric day- and out-patients, (3) community services
(4) mentally ill patients, (5) mentally handicapped patients,
(6) ambulance services and (7) the administration of Family
Practitioners' Services.[4] (Family Practitioners' budgets, being
demand led and administered for independent practitioners,are funded
separately.)

(1) To reflect a Region's age/sex weighted population's need for
non-psychiatric in-patient services, the formula uses the national
pattern of non-psychiatric bed utilisation (NB). This is derived
from the Hospital In-Patient Enquiry (HIPE) which contains patient
data from a 10% sample of all non-psychiatric hospital discharges.
It is administered jointly by the DHSS and the OPCS.

It is obviously desirable, though by no means easy, to give weight
to different patterns of morbidity prevailing in different Regions.
While we know that social conditions, occupation, education,
heredity and environment are connected with morbidity, the nature
of the connection and its quantitative expression elude us. RAWP
considered and rejected indices such as case-load (supply depen-
dent), waiting lists (not sufficiently reliable or comparable)
and payments of sickness benefit (doubtful validity for the purpose)
Instead, it recommended that the Region's population weighted for
(j), (k) and (NB) should be further adjusted to take account
of condition-specific Mortality Ratios standardised for age and
sex (SMR) as a proxy for morbidity.   The conditions are grouped
according to relevant chapters of the International Classification
of Diseases (ICD). For conditions appertaining to pregnancy,
SMRs are replaced by standardised fertility ratios.   The supporting information is derived from the Registrar's General system of
death certification and from the OPCS's birth projections.

Patients who receive treatment in a Region other than that in
which they reside must also play a part in the allocation, especially since they may often seek highly specialised and costly
facilities.

Weighted populations are therefore adjusted to reflect inter-
Regional patient flows costed on a national specialty basis. The
information about cost-per-case is derived from annually published
Hospital Costing Returns and from DHSS Hospital Returns (SH3).

(2) Non-psychiatric out-and day-patients present an increasingly
significant feature of health care delivery. However, the
statistics now being collected are less informative than those for
in-patients. The age/sex weighted population of a Region is thus
adjusted to the national utilisation of non-psychiatric day- and
out-patient services and to the overall (rather than condition-
specific)SMR.

(3) The need for Community Health Services is expressed, mutatis
mutandis, in the same manner.

(4) and (5) The regional population's need for mental illness and
mental handicap services is expressed by a weighting which reflects
the age/sex structure by reference to the national utilisation
of mental illness and mental handicap beds respectively. The
supporting information is obtained from the Mental Health Enquiry
system and the DHSS Hospital Returns.

Since evidence exists that single persons are heavier users of
mental illness services, marital status of the Region's population
is added as a weighting factor for these services.

In addition to adjustments for patient flow similar to that for
non-psychiatric services, Regions are credited with certain long-
stay patients whose origins are obscure and/or who are not likely
to be succeeded by a similar cohort. These credits will be phased
out over time.

(6) The need for ambulance services takes only the crude population
and SMR for each Region into account. In the absence of other
statistics, these two measures appear to reflect need and provide
the best available evidence for geographical variations.

(7) FPC administration expenditure is insignificant and difficult
to relate to criteria other than crude population. This
measure is used.

All the above regional sub-populations are combined to give the
single population which reflects the Region's health needs
relative to those of all other Regions; costed on the national
average for the services concerned, it yields the target towards
which the Region should be moving.[5]

The RAWP Report recommended that sub-regional allocations follow
the same basic principles as regional ones, albeit tempered with
sensitivity to local circumstances.

At the time of the publication of the Report, Regions allocated
funds to some 80 areas. However, these health areas were recently
abolished (1.4.82), and the regional allocation is divided between
some 200 Districts.

This is presenting considerable difficulties: firstly, because
the variance between District targets is very much wider than that
between Regions or the former Areas; secondly, because all the
data inadequacies are greatly magnified (eg conditions-specific
SMR may be based on populations too small for reliable information
to emerge); thirdly, because there is a much livelier patient
flow between Districts (particularly where conurbations are
divided into several Districts) and this exacerbates the inadequacies of the present specialty (condition) costing; it may also
lead to an inappropriate tendency for Districts to become
self-sufficient.

CRITICISM OF THE GENERAL APPROACH AND OF SUPPORTING INFORMATION

There has been some criticism of the formula proposed by RAWP:
eg, that it expresses unacknowledged value judgements; that it
fails to support 'centres of excellence'; that it takes no account
of Family Practitioners' services and might thus distort planning;
that SMR is a poor proxy for one of the most important dimensions
of health need, etc.

However, in the present context, we are more concerned with the
criticism levelled against the information on which the formula
is, or should be, based. The Royal Commission on the NHS rightly
stated in their Report that "the formula is only as good as the
data on which it is based, and if this is unsatisfactory confidence
in it will be undermined."[6] Some of the shortcomings are fully
acknowledged by the Working Party itself.

(i) The existing data on bed utilisation are at the moment subject
to review by the Information Steering Group. (See Dr A Mason's
paper).

(ii) In the absence of an all-embracing definition of morbidity,
no appropriate data are available. Potential consequences of
using SMR as a proxy are described by eg M J Buxton and R E Klein.[7]

It may be of interest that an analysis by the DHSS of the association between SMR and other factors found a high correlation -
in geographical terms - of SMR with (1) lack of affluence,
(2) presence of unskilled workers, (3) early termination of education, (4) unemployment, (5) public housing, (6) large families
and (7) absence of higher educational attainment. However, they
found no association with some of the indicators associated with eg,
London's social deprivation,the presence of immigrants and private
rented accommodation. RAWP also found significant correlations, in
geographic terms, with such information as exists about eg,
certified spells of incapacity, self-reported chronic illness and
self-reported acute illness (all standardised for age and sex),
and inclined to the belief that "relative differences in Regional
morbidity, if they existed, would exhibit the same pattern as those
for mortality."

(iii) Very little information is collected routinely about outpatient and day-patient characteristics. Yet this group represents
a large and growing proportion of patients. In 1979 there were
34 million out-patient attendances of which nearly 8 million were
classified as new out-patients. Gradual progress is envisaged
in collecting information about these patients' characteristics
as the use of the computers grows, but there is no prospect of
detailed routine national out-patient information being available
in the near future.

(iv) Until 1974 community health services were outside the NHS
and administered by local authorities; this meant that different
systems were used locally. The Information Steering Group is about
to publish proposals for common national systems. However, there
are obvious difficulties about community staff recording diagnostic
information: thus the desirable dimension of condition cannot find
expression in the information collected.

(v)   Specialty costing and the costing of specific conditions is
inadequate, partly because the recording of patient-activity needs
to be developed and improved, partly because insufficient resources have been devoted to this type of analysis. "Major computer
developments are required and the quality of routine information
produced by hospitals must be improved."[8] Since this type of
costing information is also urgently required to improve the
cost consciousness of clinicians, the Information Steering Group
is pursuing the matter as a high priority.

(vi)   Associated with (v) is the need to capture better information
and develop appropriate indices for distinguishing between service
and teaching costs, and costs attaching to 'excellence'. The
last mentioned measurement is thought to be fraught with difficulties, since it is likely to involve - to an even greater degree
than other indices - value judgement about outcome measures.

(vii)   The main strands of criticism of information used for
capital allocations are to be found in (6), (7) and (8); the
subject falls outside the scope of this paper.

CONCLUSION

There are admitted inadequacies in the information used for the
allocation of revenue in England: some relate to the content of
the information, others to its quality, ie, accuracy and
completeness.

The Information Steering Group, set up in 1980 to review the entire
field of NHS information, is, inter alia, enquiring into these
inadequacies and will propose certain improvements. In carrying
out this task, the Steering Group must, however, be mindful of
the fact that the collection and processing of information is
expensive and time-consuming: it must therefore satisfy itself
that proposals for additions or changes in data collection and
processing are not only desirable, but also feasible and
affordable.

Notes and references.

1.   The structure of the NHS differs in different parts of the
United Kingdom. We shall confine our discussion to England, though
similar allocation arrangements now exist in Northern Ireland,
Scotland and Wales.

2.   1982/83 revenue distributed to English Regions:
   £8,000 million, capital: £600 million (PQ 1400/1981/82).

3.   DHSS: Sharing resources for health in England. Report of the
Resource Allocation Working Party. London, HMSO, 1976.

4.   These services' respective proportions of total national costs
are as follows:
     1.   non-psychiatric in-patients - 54.432%
     2.   out-patients   - 14.084%
     3.   community health services   - 9.664%
     4.   mental illness in-patients   - 12.250%
     5.   mental handicap in-patients - 5.925%
     6   ambulance services   - 3.145%
     7.   FPC Administration   - 0.500%

5.   This somewhat simplified account of the basis for resource
allocations omits certain important details, eg the special funding
arrangements for teaching responsibilities (Special Increment For
Teaching = SIFT); the question of London Weighting; and a discussion of the 'ceilings' and 'floors' imposed on the movement
towards regional targets.

6.   Report of the Royal Commission on the NHS. HMSO, London, 1979.
Paragraph 21.41.

7.   Allocating health resources: a commentary on the Report of
RAWP. HMSO, 1978. (Research Paper Number 3 for Royal Commission on NHS).

8.   Management of financial resources in the NHS. HMSO, 1978.
(Research   Paper Number 2 for Royal Commission on NHS).

INFORMATION ABOUT THE USE OF HOSPITAL BEDS

ALASTAIR MASON

The district health authority

In England, the operational management of health services is carried out
by district health authorities. There are 192 authorities each having
responsibility for the hospital, community and preventive services being
provided for a defined population (between 100,000 and 300,000 people).
Family practitioner (e.g. general practitioner) services are separately
administered and social services are provided by local authorities.

Health authorities not only have the responsibility for administering
health services, but are increasingly required to demonstrate their will
and managerial competence to influence decisively the allocation of sca-
rce resources. The chairmen and members of authorities and their officers will be concerned with, and accountable for, reviewing options and
this will involve studies of the current allocation of facilities and
manpower to different activities, the preparation of future resource
plans, the control over existing patterns of resource use. They will
also assist the dialogue about equitable financial allocations from region to districts.

In deciding upon the level of resources to be devoted to each part of
a district's service, an authority and its senior officers will need to
consider whether the current disposition of resources and of activity
are appropriate in the light of national and regional guidelines and
locally determined priorities. These priorities will be affected by
anticipated population changes, altered methods of delivering care, judg
ements about suitable standards and of the benefits that different dis-
positions might provide.

To control the use of resources, methods will vary according to the nature of the activity. Where the demand for resources is determined by
clinicians, the attitude of the district authority and its officers to
questions of control is critical; the quality and acceptability of decisions in this sphere depend crucially on good information about the
volume of activity in relation to resources used. Some authorities may
wish to implement budgetary control systems relating to certain clinical
activities or departments. For this they will need information that is

relevant to the local situation and accurately attributes both costs and activities to the particular service.

In order to make informed judgements about their own performance, a district health authority and its officers require information not only about their own district but also comparable information about other districts. Inter-district comparisons are invaluable at district level when assessing the efficiency and effectiveness of resource use; they are also needed for the planning and review functions of the health regions and the central government department. To ensure the validity of such comparisons, standard definitions and classifications should be developed for relevant data items. For most purposes, the district is seen as the appropriate base for comparison. Clinical services are usually organised on a district basis and this makes any comparison of individual hospitals misleading.

The English Information Steering Group

In February 1980 the Secretary of State for Social Services set up a national steering group to carry out a comprehensive review of the information and information systems available for the management of health services in England.

The Steering Group has adopted the following philosophy:

a.   In developing data sets for health services management, the needs
      of operational managers at hospital and health authority levels
      should be identified first, and for the most part the information
      needs of managers at a strategic level should be served by the data
      used for operational management and planning.

b.   In developing data sets to be implemented nationally, a philosophy
      of the minimum data set which is desirable, feasible and affordable
      has been pursued; thus allowing individual health authorities to
      collect further data which are relevant to their own particular
      circumstances. The minimum data set with associated standard def-
      initions and classifications will permit realistic comparison bet-
      ween clinical activity in different health authorities.

At an early stage in its work, the Steering Group identified the urgent need to review the information systems concerned with hospital clinical activity and in particular information about patients who have used a hospital bed. Recommendations about a minimum basic data set for hospital patients were published in July 1981. The report has been widely circulated for comment and the proposals have been field tested in four of the 200 health authorities in England. A final report incorporating the results of the consultation process and the field trials will be available in Autumn 1982.

The recommendations

The Steering Group has recommended that a minimum set of data items should be completed on all patients who use a hospital bed. The same items should be collected for all specialties and standard definitions and classifications have been developed for each data item.

The data is input to the computer at different stages namely:-

a.   Details on admission.
b.   Details on transfer between wards.
c.   Details on transfer between consultants.
d.   Non-clinical details on discharge.
e.   Clinical details on discharge.

The items in the admission data set are:-

a.   District patient number. All the contacts with hospitals in a defined geographical area (the health district) made by one patient should be identified by a single unique number.

b.   Sex.

c.   Geographical code of usual residence recorded as a post code.

d.   Date of birth.

e.   Marital status recorded in a way compatible with that used for national population **censuses.**

f.   Code of primary care practitioner usually responsible for patient's care.

g.   Category of patient; the classification is a mixture of fee paying category and legal status which denotes whether the patient's admission is voluntary or compulsory.

h. Date of admission.

i. Source of admission which identifies whether the patient was admitted
    from his usual domestic residence or from another institution.

j. Method of admission which distinguishes patients admitted electively
    from those admitted as emergencies.

k. Date of clinical decision about need for elective admission. This
    allows the calculation of the time patients spend waiting for elect-
    ive hospital admission after it has been decided that they should be
    admitted.

l. Management intention is a data item which identifies the intended
    pattern of bed use of a patient. Patients have been classified as:-

    i)   Intention to stay at least one night in hospital.

    ii)   Intention to have no overnight stay in hospital.

    iii) Intention to be admitted regularly for a planned sequence of
          days or nights but returning home for the remainder of the
          24 hour period.

    If intentions are fulfilled as shown by the actual length of stay,
    category 2 are day case admissions, category 3 are regular day or
    night admissions. All other patients are designated as ordinary
    admissions.

m. Initial consultant code.

n. Initial ward code.

The items in the <u>ward transfer set</u> are:-

a. Linking/merging numbers.

b. Data of transfer.

c. New ward code.

The items in the <u>consultant transfer set</u> are:-

a. Linking/merging numbers.

b. Date of transfer.

c. New consultant code.

d. Diagnosis codes. A change of consultant is frequently associated
    with a change of diagnosis so main diagnosis is identified after each
    consultant episode.

The **items** in the <u>non-clinical details discharge set</u> are:-

a. Linking/merging numbers.

b. Method of discharge; whether the patient died or was discharged.

c. Date of discharge.

d. Destination on discharge; the classification used is the same as for
    source of admission.

The items in the <u>clinical details discharge set</u> are:-

a. Linking/merging numbers.

b. Diagnostic codes using the ICD 9 classification with the capability
    of recording up to four diagnoses.

c. Operation/operative procedures codes using a revised classification
    to be produced by the Office for Population Censuses and Surveys.

<u>Maternity information</u>

The minimum data set described above is applicable to both the general
specialties and psychiatry. However in maternity there is a need for
more data because the record of a maternity event involves at least two
patients (mother and one baby) and information is required about the
delivery.

The minimum data set for maternity events has been developed using the

same principles as used for other specialties. Thus for each pregnancy
resulting in a registrable birth there should be:-

a. A minimum data set (as set out above) for the mother.

b. A minimum data set (as set out above) for each baby.

c. A delivery/notification data set for each baby. The collection of
    these data is statutory in England.

Data about mother and each baby should be brought together by means of
the delivery/notification record and linked by computer to give a complete maternity record.

The delivery/notification data set should contain the following items:

a. Data about mother: parity.

b. Data about baby: birth order, live/still birth, birth weight, re-
    suscitation.

c. Data about delivery: place, original intention for place, reason for
    change.
    Length of gestation, number of babies.
    Method of labour onset, method of delivery.

d. Identifiers: Mother's number and date of birth.
                  Baby's number and date and time of birth.

<u>Summary</u>

In England recommendations are currently being considered for a new
national minimum data set for all patients using a hospital bed, covering
all clinical specialties and including day case admissions. For each
data item recommended, standard definitions and classifications have
been developed.

DATA ON FINANCING HEALTH CARE IN THE

FEDERAL REPUBLIC OF GERMANY

KLAUS-DIRK HENKE

The subject of the following observations is to be seen in chart 1, where the health care delivery system is divided by framework categories showing selected elements and indicators. The paper is restricted to the financing side of health care (source of funding)[1]. It is an analysis of how private and public health care expenditures, the volume of which is to be seen by carriers for the years 1970 - 1978 in table 1, are financed in the Federal Republic of Germany. The analysis refers not only to the German statutory sickness funds system, which according to table 1 funded less than 50% of total health care expenditures, but to a broader concept, whose statistical framework was developed by the German Federal Office of Statistics, which has collected these data since 1970.

1. What are the principal means for financing and for what purposes are data on financing important?

Total health care expenditures are financed primarily through the following means:

a. taxes, etc. (out of local, state and federal revenue),

b. payroll taxes (income-related taxes, paid half by employers and half by employees),

c. private insurance premiums (in addition to or instead of payroll taxes),

d. direct payments (out-of-pocket expenditures, co-payments, etc.), and

e. financial charges imposed on public and private employers (to pay a sickness allowance for up to six weeks; after six weeks it is financed by the sickness funds).

In addition to these principal ways of financing health care there are at least three refinements to be considered in a realistic description of any health care financing system. First, the money raised in the form above flows through numerous channels and institutions before it is finally spent for the provision of health care services, i.e., there are many intergovernmental fiscal relations to be taken into account. In the Federal Republic of Germany, e.g., the payroll taxes are not the only revenue accruing to the sickness funds; the old age funds trans-

---

1. For an analysis of the expenditure side see Henke, K.-D., <u>Gesundheitsausgaben</u>, in: Brennecke, R., et al.,(eds.) <u>Datenquellen für Sozialmedizin und Epidemiologie</u>, Berlin, 1981, p. 251 ff.; also Schach, E., with Pflanz, M., <u>Von Gesundheitsstatistiken zum Gesundheitsinformationssystem</u>, p. 167 ff. and p. 196 f. (Manuscript).

Chart 1

The Health Care Delivery System by Framework Categories Showing Selected Elements and Indicators

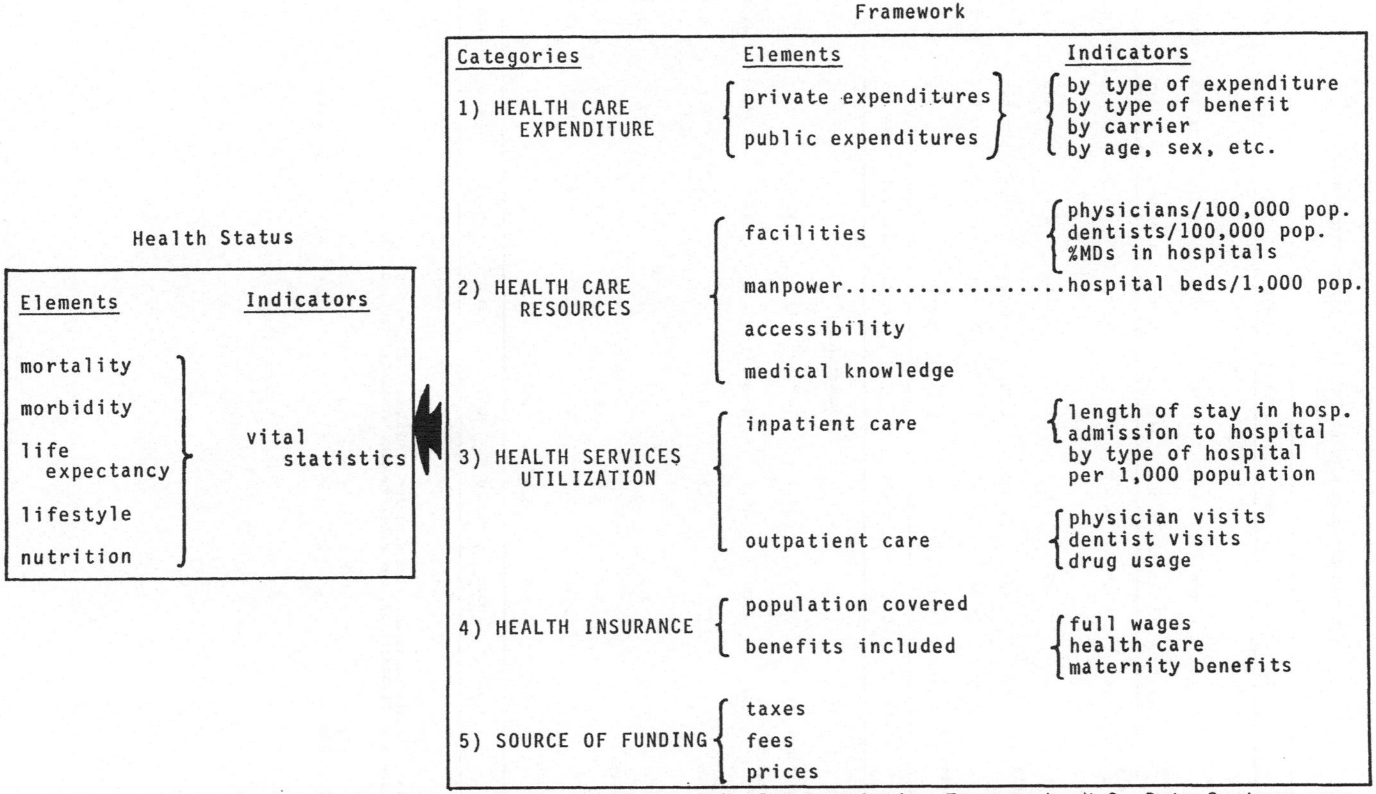
Framework
Categories
Elements
Indicators
1) HEALTH CARE EXPENDITURE
private expenditures
public expenditures
by type of expenditure
by type of benefit
by carrier
by age, sex, etc.
2) HEALTH CARE RESOURCES
facilities
manpower
accessibility
medical knowledge
physicians/100,000 pop.
dentists/100,000 pop.
%MDs in hospitals
hospital beds/1,000 pop.
3) HEALTH SERVICES UTILIZATION
inpatient care
outpatient care
length of stay in hosp.
admission to hospital
by type of hospital
per 1,000 population
physician visits
dentist visits
drug usage
4) HEALTH INSURANCE
population covered
benefits included
full wages
health care
maternity benefits
5) SOURCE OF FUNDING
taxes
fees
prices
Health Status
Elements
Indicators
mortality
morbidity
life expectancy
lifestyle
nutrition
vital statistics

Source: Erickson, P., Henke, K.-D., Brittain, R.D., A Health Statistics Framework: U.S. Data Systems as a Possible Model for European Health Information, in: Culyer, T., ed., Health and Health Indicators, Proceedings of a European Workshop, York 1981 (in print).

T A B L E 1

TOTAL HEALTH CARE EXPENDITURES BY CARRIERS, 1970 - 1978,
IN MILL. DM

	1970	1971	1972	1973	1974	1975	1976	1977	1978
	Mill. DM								
Local, state and federal funds	9 871	11 686	12 949	15 221	16 836	18 345	19 292	20 538	22 107
Statutory health insurance	24 411	30 283	35 461	42 314	51 015	60 000	65 517	68 735	73 550
Statutory old age insurance	6 663	7 358	8 437	9 358	10 737	11 516	12 016	12 729	13 210
Statutory accident insurance	2 520	2 708	3 095	3 373	3 800	4 453	4 815	5 121	5 350
Private health insurance	3 616	3 982	4 320	4 739	5 563	6 131	6 698	6 911	7 349
Employers	17 315	18 467	22 007	24 202	24 928	25 467	26 005	28 061	29 870
Private households	5 941	7 229	8 210	9 525	10 769	11 329	11 946	12 190	10 775
Total	70 337	81 713	94 479	108 732	123 648	137 241	146 289	155 285	165 211
	Percent (%)								
Local, state and federal funds	14.0	14.3	13.7	14.0	13.6	13.4	13.2	13.2	13.4
Statutory health insurance	34.7	37.1	37.5	38.9	41.2	43.7	44.8	44.3	44.5
Statutory old age insurance	9.5	9.0	8.9	8.6	8.7	8.4	8.2	8.2	8.0
Statutory accident insurance	3.6	3.3	3.3	3.1	3.1	3.2	3.3	3.3	3.2
Private health insurance	5.1	4.9	4.6	4.3	4.5	4.5	4.6	4.4	4.5
Employers	24.6	22.6	23.3	22.3	20.2	18.6	17.8	18.1	18.1
Private households	8.5	8.8	8.7	8.8	8.7	8.2	8.1	8.5	8.3
Total	100.0	100.0	100.0	100.0	100.0	100.0	100.0	100.0	100.0

Source: Statistisches Bundesamt, Ausgaben für Gesundheit 1970 - 1978,
Reihe S.2, Fachserie 12, Gesundheitswesen, Wiesbaden 1980, S. 17.

fer money to the sickness funds to subsidize the health expenditures for retired members of these funds. Furthermore, some of the health insurance benefits are refunded by the federal budget. Independent of these vertical, horizontal and diagonal financial relations between different fiscal agents there is - secondly - a more functional view of the financing processes. Within this second approach a disaggregation of the macro data is required. Now it can be asked, how different types of expenditures are financed, e.g., benefits in kind, benefits in cash, or expenditures for investment and for administration. The third view could refer to the financing of institutional settings, e.g., in- and outpatient care, nursing homes, or medical education. Furthermore, it may be asked how medical progress is financially induced and funded. -- In all these cases a detailed analysis of the financing mechanism is necessary[2] to isolate the financial incentives steering the subsystems of the total health care delivery system. For these descriptive and analytical purposes macro data have to be supplemented by disaggregated (micro) data.

The different forms of financing, the relative share of which changes over time, may influence the

- income distribution,
- development and structure of health care expenditures, and, thus, the provision of health services,
- fiscal illusion of the population,
- economic situation of a country,
- diffusion of medical technology, etc.

From an economic point of view all these and other effects could be comprised and labelled as influences on the distribution of income, the allocation of resources, and the stabilization (business cycle and growth) of the economic system. Leaving out the interdependence between the financing system and economic stabilization[3], there are aspects of distribution and allocation to be further considered.

---

2. See, for example, Glaser, W., Paying the Doctor: Systems of Compensation and their Effects. Baltimore, 1970. Also from the same author: Paying the Hospital: Cross-National Comparisons (forthcoming).

3. For an analysis see Henke, K.-D., Adam, H., Die Finanzlage der sozialen Krankenversicherung 1960 - 1978. Eine gesamtwirtschaftliche Analyse. Köln, 1983

Regardless of the particular form of financing health care, the population has to pay and to bear the burden[4]. But who is the population? The young or the aged, large or small families, employers or employees, bachelors or married people, healthy or sick persons, rich or poor people? The so-called incidence of financing is largely unknown. We know partly who is receiving the benefits[5], but it is not possible to determine the net-benefits, as we do not know who is burdened by the payment. A good starting point for research is the statutory sickness funds system, for which first publications are available[6]. A particular distributional problem exists in regard to differences in the payroll tax for people with the same health insurance[7].

Knowing the development and structure of the financing system is a help for better understanding the development of health care costs and their allocation to different purposes. It is often hypothesized that the fuller the insurance coverage is for health care, the higher may be the increase of expenditures. The reasoning behind this and similar arguments on moral hazard is the absence of cost-consciousness of the patient. The consumer with complete insurance coverage faces zero marginal cost of utilizing medical services. In addition, critics of the German system may find fault with the fact that there is no direct economic relationship between the patient and the doctor. Members of the statutory health insurance are not given an invoice for their medical treatment, because the doctors receive their reimbursement directly from the individual sickness fund. As co-payments are rarely required, the financing system is highly anonymous. What is needed,therefore, is information about the interdependence between the mode of financing and the individual cost-consciousness.

---

4. Fuchs, V.R., Who shall live? New York, 1976, p. 10 and p. 127.

5. Transfer-Enquête-Kommission, _Das Transfersystem in der Bundesrepublik Deutschland,_ Stuttgart 1981

6. Andel, N., _Verteilungswirkungen der Sozialversicherung am Beispiel der gesetzlichen Krankenversicherung der Bundesrepublik Deutschland,_ in: Dreißig, W.,(ed.), _Öffentliche Finanzwirtschaft und Verteilung III,_ Schriften des Vereins für Socialpolitik, N.F., Vol. 75/III, Berlin, 1975, p. 39 ff.; Ott, G., _Einkommensumverteilungen in der gesetzlichen Krankenversicherung,_ Finanzwissenschaftliche Schriften, Vol. 16, Frankfurt, 1981.

7. See Henke, K.-D., Distributional and Allocation Aspects of Differences in the Rate of the Payroll Tax in the Statutory Sickness Funds System (forthcoming).

Another aspect of allocation would be the effect of different forms of
financing on how much money is spent on prevention, outpatient care, or
psychosomatic services. Does, e.g., co-payment lead to a reduction of
the expenditures for medical services; does it reduce the length of
stay in hospitals or unnecessary services in outpatient care? What
does happen if the co-payment refers only to one sector and not to the
whole health care system? A topic almost completely neglected is the
influence of financing methods on the development of medical technologies and their diffusion. Is the growth of third-party payment and the
way hospitals are financed and physicians are paid a major cause for
the development of new technology, and, if so, in what fields[8]? Finally, not much work has been done on the interdependence between different forms of financing and the frequency of surgical procedures and
other rates of utilization. All these and other aspects of allocation
could be divided in regard to the effects of financing on the

- degree of utilization,
- structure of utilization, and
- development and diffusion of new technologies.

---

8. For more detail see National Center for Health Service Research,
   Medical Technology, Research Proceedings Series, Hyattsville,
   Md., 1979, p. 96-98.

2. What data related to the financing system are currently available?

Chart 2 shows the total flows of financing and benefits in the German
health care sector, divided according to four different levels. Whilst
level III and level IV show how much is spent for the main medical
services, and how the funds are allocated between cash payments and
(real) benefits, levels I and II explain how the total sum of expenditures is financed. 43.6% stem from public and private employers, 37.6%
from private households and 18.8% come from local, state, and federal
budgets; this information on the "sources" of finance gives no answer
on who (which population group) bears the burden. Going down in chart
2 from the level of primary financing to the level of secondary financing, the "forms" of financing are visible: direct payments amount to
8.5% of total expenditures, taxes comprise 18.8%, payroll taxes and
private insurance premiums 54.5%, and financial impositions on employers 18.2%. Whilst financial impositions on employers flow directly as
cash benefits to the private household, and taxes, etc., go mainly into the provision of medical services, in particular in the field of
inpatient care (investment expenditures); all other forms of financing
- except private payments - flow through the financial intermediaries
on level II.

More specific information on "sources" and "forms" are available for
the statutory health insurance. Table 2 shows the structure of financing by primary fiscal agents between 1965 and 1980; the shares paid
by private households and employers are the highest, whilst the local,
state, and federal authorities pay only a small part. Table 3 explains
by which forms of financing the statutory health insurance is funded
for the period 1960 - 1980; payroll taxes and premiums to private insurance comprise above 70% of the expenditures. The rest stems mainly
from payments of other fiscal agents of the social security system.

Further calculations give a more complete picture of the financing
structure of health care expenditures. In table 4 different definitions
of health care expenditures and their financing structures are shown.

The share financed by local, state, and federal funds is smallest
with the sickness funds and highest in the case of real benefits,
whilst the financing by employers dominates in the case of total expenditures. "Private" expenditures, defined as payments from private
households, increase with a more narrow definition of health care ex-

Chart 2 : Flows of Financing and Benefits in the
Health Care Sector 1978 (billions DM)

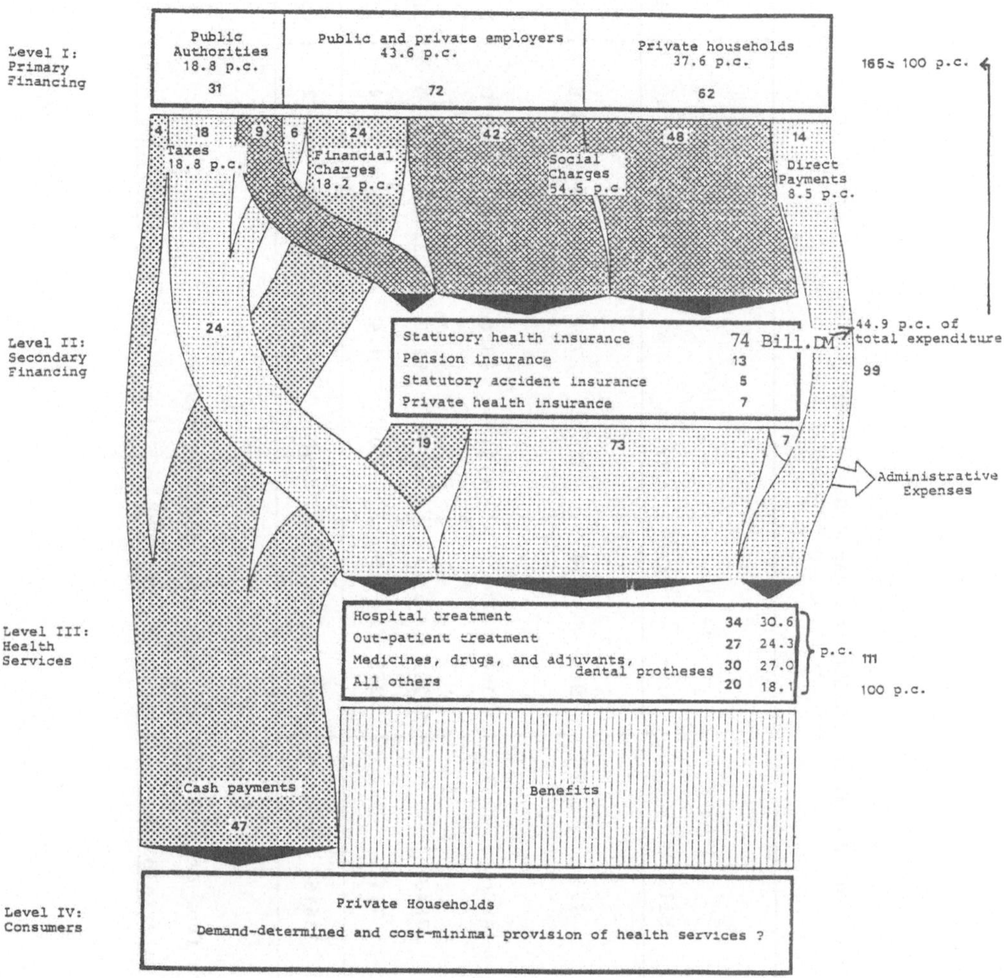

Calculated from <u>Ausgaben für Gesundheit 1970 bis 1978</u>, Statistisches Bundesamt, (ed.), Fachserie 12, Reihe 2, Stuttgart und Mainz 1980, p. 12, with supplements by the author.

T A B L E   2

FINANCING STATUTORY HEALTH INSURANCE BY PRIMARY FISCAL AGENTS,
1965 – 1980, IN PERCENT (%)[1]

Fiscal Agents / Expenditures	1965		1970		1975		1978		1980	
	Mill.	%	Mill.	%	Mill.	%	Mill.	%	Mill.	%
– Local, state and federal funds	778	5.7	905	4.4	3267	7.3	4070	6.8	5307	7.7
– Private and public employers	482o	35.4	7168	34.7	17213	38.6	23660	39.0	27130	39.2
– Private households	7848	57.6	12292	59.6	23504	52.7	32164	53.0	35784	51.8
– Other	171	1.2	265	1.2	603	1.4	807	1.4	909	1.3
Total	13616	99.9	20631	99.9	44586	100.0	60701	100.2	69129	100.0

[1]Without transfers from other funds of the social security system.

Calculated from Materialbände zum Sozialbericht 1976, p.611 and from Sozialbericht 1980, p. 127.

T A B L E 3

FORMS OF FINANCING THE STATUTORY HEALTH INSURANCE, 1960 - 1980,
IN PERCENT (%)

	1960	1965	1970	1975	1978	1980
1. Payroll taxes and private insurance premiums by employees	44.0	46.0	46.0	37.8	41.1	41.0
2. Payroll taxes by employers	35.0	32.0	30.0	31.5	34.2	35.2
3. Payments by retired persons	-	-	-	-	0.5	-
4. Payments from other fiscal agents within the social security system	16.0	18.0	22.0	27.2	20.8	20.0
5. Transfers from public and non-public sources	2.0	2.0	1.0	2.0	1.7	2.3
6. Other	2.0	2.0	1.5	1.5	1.7	1.4
	99.0	100.0	100.5	100.0	100.0	99.9

Calculated from <u>Sozialberichte 1971, 1978, 1980.</u>

T A B L E   4

FINANCING HEALTH CARE EXPENDITURES BY PRIMARY FISCAL
AGENTS, 1975 and 1978

Health Care Expenditures / Primary Fiscal Agents	Total Health Care Expenditures		Real Benefits		Secondary Fiscal Agents		Statutory Sickness Funds[a]	
	1975	1978	1975	1978	1975	1978	1975	1978
Local, state, and federal funds	19.7	18.8	22.0	22.0	11.0	9.1	7.8	8.2
Public and private employers	43.8	43.6	34.0	33.0	42.7	42.4	39.1	39.6
Private households	36.5	37.6	44.0	45.0	46.3	48.5	53.1	52.2
Total percent	100.0	100.0	100.0	100.0	100.0	100.0	100.0	100.0
Bill. DM	137	165	91	111	82	99	45	61

a) Without transfers from other funds of the social security system;
the expenditures of "other" fiscal agents (see table 2) are allocated to the other three agents.

Calculated from Die Finanzlage der sozialen Krankenversicherung
1960 - 1978 - Eine gesamtwirtschaftliche Analyse, Adam, H., Henke,
K.-D. (in print).

penditures. Private expenditures in the sense of expenses not paid for
by "third parties" are much smaller, as can be seen from table 5 for
the period between 1970 and 1980. They amount to less than 10% in the
last ten years.

Sickness funds data that are of particular interest from a distributional point of view are available for the rate structure of payroll
taxes by different funds. From table 6 it is to be seen how many of
the compulsory members in the different sickness funds pay various fees
(payroll taxes) for basically the same services[9].

---

9. For more detail see Geißler, U., Die Ursachen der Beitragssatzunterschiede in der gesetzlichen Krankenversicherung und die grundsätzlichen Möglichkeiten ihrer Verringerung, in: Wissenschaftliches Institut der Ortskrankenkassen, (ed.), Verfassungsrechtliche Aspekte der Beitragssatzunterschiede in der gesetzlichen Krankenversicherung, WidO-Series, Vol. 5, Bonn, 1980, p. 19.

T A B L E 5

DIRECT PAYMENT BY CONSUMERS IN 1970, 1975 AND 1978, EXCLUDING VOLUNTARY (PRIVATE/LEGAL) INSURANCE; PERCENTAGE OF TOTAL HEALTH CARE EXPENDITURES

Years	Total Expend-itures Bill. DM	Direct Pay-ment Bill. DM	in Percent (%)
1970	70	6	8.57
1975	137	12	8.76
1980	165	14	8.49

Calculated from Die Struktur der Ausgaben im Gesundheitswesen und ihre Entwicklung seit 1970, pp. 66,67, Stat. Bundesamt; and for 1978 Ausgaben für Gesundheit 1970 - 1978, p. 12.

In addition to the information about the financing structure and the rates of the payroll tax there are more data for the individual funds published by their federations[10] and from the accounting of the total statutory sickness funds system[11].

Almost no information is available about financing and utilization rates that could give first hints on the influence of financing procedures on using health services. Table 7 shows surgical procedure rates, per 10 000 population in 1969 - 1971, for selective operations, disaggregated by area and insurance status. People in group insurances have lower rates than persons with Blue Cross/Blue Shield insurances. This, of cource, does not prove the influence of the insurance status, because the figures are not risk-adjusted. Different pricing mechanisms for the hospital and physicians could play a role, as differences between the figures for USA and England point in the same direction.

---

10. E. g., Statistisches Jahrbuch der Allgemeinen Ortskrankenkasse, Bonn, 1981.

11. Arbeits- und Sozialstatistik, Hauptergebnisse 1981, p. 143 ff.

T A B L E 6

RATE STRUCTURE OF THE PAYROLL TAX IN THE STATUTORY HEALTH INSURANCE

FOR COMPULSORY MEMBERS, JULY 1ST, 1981

Payroll Tax in Percent(%) of Income	All Funds[1]		Local Sickness Funds		Industrial Funds		Crafts. Funds		Sailors' Fund		Miners' Fund		Blue Collar Workers' Fund		White Collar Workers' Fund	
	Funds	Members[4]	Funds	Members	Funds	Members	Funds	Members	Funds	Members	Funds	Members	Funds	Members	Funds	Members
7.0 - 8.0	19	7048	–	–	19	7048	–	–	–	–	–	–	–	–	–	–
8.1 - 9.0	88	116181	–	–	88	116181	–	–	–	–	–	–	–	–	–	–
9.1 - 10.0	273	1046199	3	68995	259	677325	9	47868	–	–	–	–	1	1913	1	250098
10.1 - 11.0	371	3087118	39	1514566	281	888945	46	381984	1	29173	–	–	2	171899	2	100542
11.1 - 12.0	286	6705155	64	2721941	148	481720	69	617608	–	–	–	–	2	5367	3	2878519
12.1 - 13.0	173	6392017	109	3372127	31	282860	29	260440	–	–	1	282548[2]	2	87065	1	2106977
13.1 - 14.0	60	1198657	46	1145960	10	16870	3	12842	–	–	–	–	1	22985	–	–
14.1 - 15.0	10	208004	9	207726	1	278	–	–	–	–	–	–	–	–	–	–
Total abs.	1280	18760379	270	9031315	837	2471236	156	1320742	1	29173	1	282548[2]	8	289229	7	5336136
Total in %	100	100	21.9	48.14	65.39	13.17	12.19	7.04	0.08	0.16	0.08	1.51	0.63	1.54	0.55	28.44
Total — Average payroll tax in percent of income[3]	11.80		12.10		10.70		11.44		10.60		12.60		11.11		11.87	

[1] Without rural funds

[2] Included are about 6100 compulsory members who pay 13.48% of their income.

[3] Weighted average

[4] To be included are the family members of the paying members; their inclusion amounts to 32.8 million insured persons.

Calculated from Bundesarbeitsblatt 11/1981, p. 140.

T A B L E 7

SURGICAL PROCEDURE RATES, PER 10 000 POPULATION FOR SELECTIVE
OPERATIONS, BY AREA AND INSURANCE STATUS, 1969 - 1971

Area	T & A	Append-ectomy	Prostat-ectomy (males)	Inguinal Hernia (males)	Mastec-tomy (females)	Hyster-ectomy (females)	Cholecyst-ectomy (females)
Vermont	46	19	25	45	22	41	29
Sascatchewan	87	32	27	34	21	63	56
USA	63	20	20	51	26	52	na
England & Wales	32	22	9	29	15	21	na
US Employees BC/BS	75	22	23	48	28	49	na
Group	20	10	11	30	19	24	na

NOTE: Age-adjusted rates computed without decrementing population for prior removals.

SOURCE: Gittelsohn, A.M., Wennberg, J.E., On the Incidence of Tonsillectomy
and other Common Surgival Procedures, in: Bunker, J.P., et al., publishers,
Costs, Risks and Benefits of Surgery, New York 1977, p. 100.

3. What data are missing and what recommendations for future data
   collection can be given?

Compared to the data available on expenditures and the other categories
of the health care delivery system (see chart 1), relatively little data exist about the financial aspects in the field of medical care. Whilst
some macro data are existent (tables 2 - 5, chart 2), micro data on the
financing of the provision of medical services are almost non-existent
(see, however, table, 6, 7), neither in regard to functions nor to institutions. Information on spending units (individuals and families) is at
hand only in the most general way.

What is needed then to secure better information are data collection
systems with regard to

1. financing health care resources

   -- hospitals (incl. heavy equipment)
   -- medical education and training (incl. paramedical personnel)
   -- nursing homes
   -- nurses homes
   -- mental health institutions
   -- non-medical practioners

2. forms of financing

   -- volume and structure of direct payments by socio-economic
      subgroups

3. fiscal agents

   -- private philantropic organizations
   -- factory based physician services
   -- public health services

4. relations between different categories of the health care delivery system, e.g., between

   -- health services utilization, source of funding, and mecha-
      nisms of reimbursement
   -- alternative courses of treatment and different financing
      structures
   -- quality of health care, financing, and insurance plans
   -- growth of expenditures and forms of financing.

In particular, better information on the relations between framework
categories in the health care delivery system gives more insight into
the allocation and distribution of the limited resources a society
may devote to health care.

Statistical Sources[1]

Ebene I - Primäre Finanzierung

A Öffentliche Haushalte

Amtliche Quellen

- Finanzstatistik
- Hochschulfinanzstatistik
- Statistik der Sozialhilfe
- Statistik der Kriegsopferfürsorge
- Statistik der Jugendhilfe
- Haushalte von Bund und Ländern
- Jahresrechnung der Bundesanstalt für Arbeit
- Sozialbericht (Sozialbudget) des BMA
- Schätzungen des BMA (bzgl. der Rentenleistungen nach BVG)
- Erhebungen des Wissenschaftsrats bei Forschungseinrichtungen
  (Wissenschaftsrat; Empfehlungen zu Organisation, Planung
  und Förderung der Forschung, 1975)

B Arbeitgeber

Amtliche Quellen

- Finanzstatistik
- Erhebung über die Aufwendungen der Arbeitgeber für
  Personal- und Personalnebenkosten [*]
- Geschäftsbericht der Deutschen Bundespost
- Sozialbericht (Sozialbudget) des BMA
- Schätzungen des BMA (bzgl. der vorzeitigen Pensionen)

C Private Haushalte

Amtliche Quellen

- Einkommens- und Verbrauchsstichprobe
- Laufende Wirtschaftsrechnungen ausgewählter privater Haushalte [*]
- Volkswirtschaftliche Gesamtrechnungen

Sonstige Quellen

- Geschäftsbericht des Deutschen Bäderverbandes [*]

Ebene II - Sekundäre Finanzierung

A Gesetzliche Krankenversicherung

Amtliche Quellen

- Statistik der gesetzlichen Krankenversicherung (BMA)

Zeichenerklärung:

[*] nicht verwendete Quelle, da benötigte Merkmalsausprägung nicht vorhanden.

1 Quoted from <u>Die Struktur der Ausgaben im Gesundheitsbereich und
   und ihre Entwicklung seit 1970, Forschungsbericht Nr.   des
   Bundesministeriums für Arbeit und Sozialordnung</u>, p. 86 ff.,
   Statistisches Bundesamt.

B Gesetzliche Rentenversicherung (einschl. Landwirtschaftliche Alt{irskassen)

   Amtliche Quellen

   - Statistik der gesetzlichen Rentenversicherung (BMA)
   - Schätzungen des BMA (zu den Rentenleistungen der GRV und der Land-
     wirtschaftlichen Alterskassen)

   Sonstige Quellen

   - Statistik der deutschen gesetzlichen Rentenversicherung
     (Die Gesundheitsmaßnahmen in der gesetzlichen Rentenversicherung;
     Verband Deutscher Rentenversicherungsträger
   - Geschäfts- und Rechnungsergebnisse der Landwirtschaftlichen Alters-
     kassen (Gesamtverband der Landwirtschaftlichen Alterskassen)
   - Schriftwechsel mit dem Verband Deutscher Rentenversicherungsträger

C Gesetzliche Unfallversicherung

   Amtliche Quellen

   - Statistik der gesetzlichen Unfallversicherung (BMA)
   - Schätzungen des BMA (bzgl. der Verletztenrenten)

D Private Krankenversicherung

   Amtliche Quellen

   - Statistik der privaten Krankenversicherung (Bundesaufsichtsamt
     für das Versicherungswesen)

   Sonstige Quellen

   - Zahlenberichte des Verbandes der privaten Krankenversicherung
   - Schriftwechsel mit dem Verband der privaten Krankenversicherung

E/F Private Unfallversicherung, sonstige private Versicherungen,
    Versorgungseinrichtungen außerhalb der GRV

   Amtliche Quellen

   - Statistik der Schaden- und Unfallversicherung (Bundesaufsichtsamt
     für das Versicherungswesen)[*)]
   - Statistik der Lebensversicherung (Bundesaufsichtsamt für das
     Versicherungswesen)[*)]
   - Statistik der Pensions- und Sterbekassen (Bundesaufsichtsamt für
     das Versicherungswesen)[*)]
   - Sozialbericht (Sozialbudget) des BMA
   - Schätzungen des BMA (bezüglich der Rentenleistungen der Zusatzversicherung
     im öffentlichen Dienst, der Zusatzversicherung für einzelne Berufe und der
     Versorgungswerke)

   Sonstige Quellen

   - Jahrbücher des Verbandes der Lebensversicherungsunternehmen[*)]

<u>Ebene III - Leistungserstellung</u>[1] (nur amtliche Quellen)

A/B   Krankenhäuser

- Finanzstatistik
- Krankenhausstatistik
- Statistik der Berufe des Gesundheitswesens

C   Öffentlicher Gesundheitsdienst

- Finanzstatistik

D   Sanitätswesen

- Bundeshaushalt

E   Betrieblicher Gesundheitsdienst

- Sozialbericht (Sozialbudget) des BMA

F/G   Ärzte, Zahnärzte

- Einkommensteuerstatistik
- Kostenstrukturstatistik
- Statistik der Berufe des Gesundheitswesens

H   Medizinische Hilfsberufe

- Umsatzsteuerstatistik
- Statistik der Berufe des Gesundheitswesens

I   Medizinische Hilfsdienste

-

K   Medizinische Forschungseinrichtungen

- Hochschulfinanzstatistik
- Finanzstatistik
- Erhebungen des Wissenschaftsrates bei Forschungseinrichtungen

L   Apotheken u.a.

- Umsatzsteuerstatistik
- Einzelhandelsstatistik
- Kostenstrukturstatistik

M   Einrichtungen der beruflichen Rehabilitation

- Jahresrechnung der Bundesanstalt für Arbeit
- Statistik der Behinderten und der Rehabilitationsmaßnahmen

---

1) Nicht selbständige Darstellungsebene.

METHODS FOR THE EVALUATION AND ANALYSIS OF HEALTH EXPENDITURE[1]

Simone SANDIER

The purpose of health expenditure evaluation is to give an overall picture of the amounts spent for the functioning of the health system ; it also allows the analysis of the financial flows between financers, producers and consumers, providers and beneficiaries of the health system.

Before undertaking such an evaluation of health expenditure, a precise definition of the field covered and the parties involved is necessary, including a description of certain conventions in the health system between the producers (staff and institutions), the consumers and the financers.

The activities of the health sector are as follows:

- production, distribution and consumption of medical goods and services ;

- education and training of medical and para-medical staff ;

- medical research ;

- collective preventive activities ;

- general health service management.

1. PRINCIPLES OF EVALUATION

In making evaluations of health expenditure all available statistical information should be assembled and when necessary, new tools for collecting such information should be identified or developed. A few general rules are required before the various types of statistics to be used can be examined. As far as possible monetary evaluation

---

[1] Working paper submitted to a working group meeting on the **Potential Uses and Improvement of the Health Information system of the Federal Republic of Germany,** held at Bad-Homburg, Germany, from 10-12 May , 1982.

should be made at <u>market prices</u> for goods and services ; for non-commercial services they should be based on factor cost, and, in the case of external aid in kind (free supply of drugs, the making available of unpaid staff) both market price and factor cost values may be used .

- In every case the aim should be to cover the field <u>exhaustively,</u> i.e. all the boxes in the tables should be filled in, even if some rough estimates   have to be made : consistent appoximate values are better than no data at all in the tables. Often the estimates are obtained through extrapolations.

- Care should be taken to avoid <u>double accounts</u> (for example, the expenses of administrations should not be added up before financial transfers between administrative levels are eliminated.

- All available statistics should be used after verification and examination of their reliability. In particular, estimates derived from different sources should be compared whenever possible. To achieve this it must be made sure that the coverage of the data, the system of reference prices, etc., are homogeneous[2].

- Health expenditure data should be collected or estimated, and communicated <u>as quickly as possible</u> to the health policy makers. However, the basic statistics inevitably involve delays, for they are not all available at the same time. Successive more or less detailed counts can be made, or counts corresponding to only part of the field

---

[2]   The accounting rules must be respected :

The ressources of the production enterprises should be equal to the total expenses of the different financers.

Evaluations made at production factor cost should be increased by taxes and distribution margins so that they may be compared with comsumption estimates at consumer prices. This applies in particular to pharmaceuticals and other medical goods.

and including gradually more precise estimates based on a larger number of data.

2. STATISTICAL INFORMATION AVAILABLE OR TO BE COLLECTED

Logically, the more numerous and more detailed the information to be put into the tables, the larger and more complex will be the body of statistics required. Depending on the development of the general statistical system of the country, the person responsible for evaluating health expenditure will have to review and utilize information already summarized and available ; he will have to draw up special data collection forms, in accordance with the characteristics of the organization and the financing system of the health service of a country. The different statistical data can be used for evaluating health expenditure have the following characteristics :

- <u>origin</u> : they may be collected from the different participants in the system: production units, financing bodies, consumers ;

- <u>periodicity</u> : statistics may be monthly, annual or occasionnal ;

- <u>Level of aggregation</u> :statistics may be summaries[3] concerning a group of establisments or they may   exist only at a very elementary level (a hospital department)

- <u>units of measurement</u> : statistics may be expressed as values or physical quantities (number of staff, number of hours, number of procedures or acts):

  <u>exhaustiveness</u> : statistics may cover all the agents (or operations ...) or they may be obtained from samples.

Statistics may be either a by-product of administrative activities (accounting statistics) or they may need to be collected specifically for the purpose of evaluating health accounts ; in the former case they can rarely be used as they are, and plans for their systematic treatment will have to be defined.

---

[3] Thus in France, for example, the Public Accounts Department produces every year a summary document on the employment in and resources of public hospital establisments.

STATISTICS OF FINANCING BODIES

The financing bodies (social security, State, local sommunities, private insurance companies etc.), keep statistics on both physical and financial transactions which were obtained as a result of supervision and their funding activities ; when fed back to these bodies such information may serve for better analysis and planning.

"Means of production" statistics

Means of production are often checked by the State (control of right to practise) or by the disbursement bodies (control of right to draw benefits).

Sometimes summary statistics are prepared ; they indicate :

- the membership of the medical profession (numbers and qualifications) ;

- hospital production factors : facilities (types of establishments, number of beds, type of equipment) and hospital personal by qualification ;

- number and type of clinics

These statistics, although not directly usable for the evaluation of health expenditure, are most valuable when financial information is lacking. They can provide the bases for special sample surveys, extrapolation coefficients[4] etc.

Moreover, these statistics are also valuable for comparing the economic weight of the health system with the development of the care facilities made available to the population.

---

[4] Example : analysis, on a sample basis, of the financial situation of clinics by source of finance ; and extrapolation to clinics as a whole ; analysis on a sample basis, of the level and structure of activity of physicians in private practice and extrapolation to all such physicians in the country.

<u>Financial statistics</u>

   <u>The State and local communities</u> (provincial, regional, communal,) generally have

accounting documents on transfers (subsidies, benefits,...) as well as the operating

costs of health administration services. These data are often essential to them for

drawing up their operating budget ; they may be found not only at the Ministry of

Health, but also the Ministries of Defence, Education etc.

   Fiscal sources may be of great value especially for knowing the turnover of pri-

vate care establishments subject to income tax. Despite the confidentiality of the

statistics, these data may be employed at a suitable level of aggregation (types of

establishment ; group of physicians) and made allowance for any adjustments that may

prove necessary.

<u>Medical consumption statistics</u>

   As justification for their payments, financing bodies often request a descrip-

tion of medical activities, either because they reimburse on the basis of the number

of medical consultations and visits or pay according to the number of persons served.

The justificatory records may be assembled and consolidated in statistics indicating

volumes of medical consumption (number of consultations, of hospitalization days,etc)

which can be useful in calculating the incomes of those providing care.

HEALTH ESTABLISHMENT STATISTICS

   The nature and extent of the statistics kept by the providers of medical care

vary according to the type of establishment (size, legal status etc).

 - public hospital establishments will probably have to keep standardized accounts

   available for the supervisory authority, with in particular accounts of running

   expenses and of investments.

 - Morever, public establishments are often obliged to keep records on the number of staff

   employed,activity indicators, (number of admissions, of days,of outpatients) and their prices(price of hospital day, rates for outpatient consultations).

- As regards private care establishments, accounting is generally less systematic.
However, those responsible for such establishments are obliged to compile certain
accounting documents so as to justify their running costs in regard to the
financing bodies.

- As regards private practice, information of the accounting type is pratically
non-existent ; the only means of obtaining data on running costs or level of activity is often the sample survey.

- For pharmaceutical products, statistics can be obtained either from the national
producers, the customs administration (imports and exports), or retail distribu-
tors (pharmacies or others). At these different stages the field of statistics
may vary and may or may not include veterinary pharmacy or "para-pharmacy " ;
moreover , the statistics may be compiled either exclusive or inclusive of tax,
or before or after application or various commercial margins. Consequently, the
necessary adjustments must be made to render such statistics homogeneous in the
health field and to express them in retail market prices.

SAMPLE SURVEYS OF THE HEALTH SECTOR

When the administrative statistics and those of health establishments do not
contain the amount of detail required for evaluation of health expenditure, either
because they are not available or cover only part of the health expenditure, information must be collected in other ways. Special sample surveys can help improve knowledge in some fields.

Such surveys may be made among the producers, financers or consumers of health
care. It should be the goal of the sampling plan, the questionnaire, and the modali-
ties for collection of information that the surveys should be representative of the

universe that is being studied[5].

<u>Surveys are especially useful</u> :

- for assessing medical expenditure (quantities and prices) not covered by the so-

  cial insurance bodies (pharmaceuticals without prescription, certain types of

  dental care, charges exceeding the normal rates, free care, persons not covered,etc)

- For determining the charactaristics of the consumers:age, morbidity, socio-occupational
  categories, etc;

- for determining distribution ratios when only overall administrative data exist:

  structure of production costs of enterprises, allocation of subsidies, etc.;

- the frequency of the surveys should be determined by bearing in mind their cost

  and duration (execution, analysis) as well as the rapidity with which the factors

  studied are thought to change.

  If the survey must be frequent, then it must be limited (few questions and small

sample) while if a large mass of data are to be collected, the survey can only be

repeated at fairly long intervals.

OTHER STATISTICS

  Some other possible sources of information for the evaluation of health

---

[5] Certain precautions must be taken, for example :

  - the sampling base may consist of documents (files) or individuals ;

  - the size and composition of the sample should be adapted to the frequency and

    dispersion of the factors studied ;

  - the questionnaire should be clear ; the questions should be worded in accordance

    with the type of information known to those surveyed, (the knowledge of physi-

    cians is not the same as that of patients, accountants express themselves

    differently from households);

  - the period of observation should be long enough for information to be complete

    but not too long to weary those surveyed.

expenditure are :

- <u>the general census</u> : to obtain information on the size and characteristics of the

    population (age, sex, type and housing) ;

- <u>national accounts</u> : which show the value of certain aggregates of general econo-

    mic activity, e.g. gross national production, national income, household consump-

    tion expenditure, payments in the form of wages.. price indexes, etc).

- <u>general surveys of household consumption;</u>

- <u>statistics of trade associations;</u>

- <u>special market studies.</u>

3. PROCESSING OF STATISTICAL INFORMATION

Certain statistics can be used directly for the evaluation of health expenditure, this is the case when they contain already the information needed to fill in the various tables (benefits paid by a social security system for hospitalization costs during one year) ; but more often it is necessary to transform (process, calculate) the available statistical data so that they can be used as health expenditure information.

<u>The following examples may   show this :</u>

- the frequency of statistics and the period they cover do not always correspond

    to the annual periodicity adopted for evaluation of health expenditure. Adjust -

    ments then become necessary, e.g. extrapolation to the calendar year, or

    application of rates of growth to statistics covering previous periods[6].

- the statistics correspond quite well to the field defined for the expenditure

    but are not broken down. Distribution patterns must then be adopted which relate

---

[6] A few examples: (a) quarterly statistics : (b) statistics straddling the year and

covering for example the period September t-1 to August t : (c) statistics drawn up

every five or ten years (censuses...).

to known situations. This may be the case for hospital establishments whose overall budget is known but which have no analytical accounting method allowing the
distribution of costs and resources between care activities for in-and outpatients.
the Statistics do not clearly relate to the health expenditure field. This
happens frequently with establishments and organizations performing varying activities, of which only some relate to the health field, (medico-social establishments,
private industrial or commercial enterprises with a medical service). In such
cases, attempts must be made to estimate the cost of medical activities separately by adjusting the available data by the number of persons employed, the premises
utilized[7] etc.

- the statistics are not expressed in values, but in physical quantities. Thus, production factors can be estimated in numbers of staff with different qualifications,
kilograms of food, kilowatt hours, etc.; "production" can be described in terms
of·number of consultations, x-rays examinations, analyses, etc.
the corresponding values-production costs or resources of establishments• should
Then be evaluated by assigning mean prices to the physical quantitatives data :
for example mean salaries, price of kilowatt hour, or consultation fees, etc.
Knowledge of these prices may be based on schedules (salary scales, conventional
prices), special surveys or, finally , various estimates (application of growth

---

[7] One example concerns pharmacy turnover statistics, which cover items not forming
part of medical activities (baby-foods, cosmetics, etc.). Consequently, a repla-
cement ratio must be applied in order to include them in an evaluation of health
expenditures.

rates to previous data ; comparison with other goods and services etc.)[8].

- statistics may be used for evaluations which are valid for a larger field than the
one they actually cover. This is often so with social benefits, e.g. if health
insurance payments (or payments by private insurance bodies) are calculated from
actual expenditure.By applyingeithera coverage rate (as a %) or a flate rate to be paid by
the consumer, the amount of refunds from the insurance scheme ,the remaining amounts to
be borne by the consumer,actual expenditures may be computed[9].

4. ANALYSIS OF INFORMATION FOR THE MANAGEMENT OF HEALTH SERVICES

The amount of health expenditure is the monetary expression of the production
of care activities over certain period ; it measures the overall effort made by

---

[8] Examples of such a situation are as follows:

- services working with staff made available (cooperation by foreign countries) ;

- aid in kind (drugs) ;

- statistitics of production in terms of quantity which are easier to collect
  than statistics of income of physicians obtained through sample surveys.

---

[9] Example:

If a health insurance reimburses 80 % of physicians' fees, 70 % of pharmaceutical
costs, and 100 % of hospital costs, then the following correspond to 100 Fr. of the
reimbursement :

- in the case of physicians' fees : a fee of 125 Fr. for the physician, of which
  the sum of 25 Fr. to be covered by the patient :

- in the case of pharmaceuticals ; an amount of Fr. 143 for the pharmacist, of
  which Frs. 43 to be paid by the patient ;

- in the case of hospitalization ; a payment of 100 Fr. for the hospitals with no
  charge to the patient.

the community as a whole to finance health care and make possible an analysis of the financial flows in the health sector.

The question arises now whether the methods for financing medical care ara adapted to the random nature of disease and the heavy burdens that such financing may involve for certain individuals.

For financial flow analysis use should be made of basic tables that show the overall amounts coming from different financing sources and their flow to the various "production enterprises" (providers of medical care).

WHO FINANCES THE CONSUMPTION OF MEDICAL CARE ?

To answer this question a table indicating the structure of medical expenditure by source of finance is required. For example, in the case of France it will show that for health care as a whole Social Security is the biggest financer (71,3 % of expenses), but that,despite this,households pay directly 21,5 % of their expenses; it will also show differences in financing patterns according to type of care.

The evolution over the course of time of financing patterns may help to assess the impact at the macro-economic level of the decisions taken (spread of free health care, limitation in the benefit payments for certain goods and services, etc). In the case of France, for example, an increase in the part of the expenditure financed by social security can be noted . However, changes in percentages should not lead to losing sight of the absolute values : a drop in the direct payment made is not inconsistent with an increase in the average expenditure financed by households.

WHAT IS THE TREND OF MEDICAL EXPENDITURE ?

To answer this question, tables must be constructed showing the distribution of expenditure by production sector or by activity.

Those responsible for health policy will thus be able to compare these distributions with the number of staff employed by the various sectors or the number of persons given treatment, or again, with distribution patterns observed in the other countries.

Analysis of trends is also instructive here for deciding whether or not the
intentions of the planners agree with economic realities[10].
Findings should be interpreted bearing two observations in mind :

- a decreasing proportion of expenditure for a certain type of care does not generally correspond to a drop in expenditure as such, but to a slower rate of increase thanfor othertypes of care; - the movements observed result from changes in both
prices and volumes,thus, for a certain type of care a fallin its proportion of the
expenditure may be accompanied by an increase in its proportion of the volume.

When estimates of health expenditure have been made for several years they may
be summarized in tables in order to facilitate the analysis of these trends.
Generallly such summary tables will be less detailed ; they contain essentially the
consolidated information of the basis tables.

The trend of medical   expenditure analyzed on the basis of such time series
may be regarded as the result of changes that have occurred in a certain number of
factors both inside and outside the health system :

- population growth and changes in population structure by age, sex, housing, social class etc.;

- economic progress and improvement of collective financial coverage of medical
care by the State or the Health Insurance bodies ;

- development of the health care system and medical techniques :
increase in the number of physicians and other staff ; installation of equipment,
large investments in the hospital field.

The available information does not generally allow one to consider the contribution of each of these factors in isolation,but at the macro-economic level useful

---

[10] For example, the trend of the relative proportion of hospital care can be compared
with that of outpatient care.

knowledge may be gained by comparing certain groups of data showing trends.

Demographic factors

To eliminate the influence of population changes, expenditure p.p. is calculated as well as their rates of increase. These data can be used for comparisons between countries with different population sizes and growths.

When health expenditure can be calculated for different population groups[11], "consumption per person" permits the comparisons inside and between population groups.

General economics

Intuition tells us, and the economists have demonstrated that there is a relationship between the development of a particular sector and general economic development.

For the health sector, ratios of the type :

$$\frac{\text{Health expenditure }[12]}{\text{Gross Domestic product}[13]}$$

indicate the importance of health care in the national economy. These ratios, often employed for international comparisons, must be interpreted with care, taking into account information available on the income levels of various countries.

Trends are very well shown in graph form.

Inflation

Rapid increase in health expenditure in current prices may mean essentially that there is general inflation in the various countries, since the running costs of medical establishments comprise salaries or intermediate items of consumption (food ,

[11]This holds for the U.S.A., where such expenditures are evaluated for three age groups.

[12] Health expenditure may be considered at varying levels of aggregation

[13] Comparisons can also be made with National Income of Final Household Consumption Expenditure.

energy, pharmaceuticals, etc.) whose cost is linked to the general price trend.

On comparing growth rates over two differents periods, or between countries, it is therefore necessary to try to eliminate the part played by inflation. To make this adjustment, series of _relative values_ (indices) of health expenditure may be constructed, starting from a base year[14].

The relative values give estimates of the health expenditure expressed in current prices of the base year. Changes in the relative values show the changes in health expenditure, general prices remaining unchanged.

The price of medical care

Medical care expenditure only reflects, in a general manner, the level of use of such care and its price.

Trend analysis of expenditure must therefore take into account any changes that occur in these two factors.

To do so it is absolutely essential to associate with the changes in health expenditure, changes in prices (at least in aggregate form). Methods for the calcu-calculation of price indexes are classical: they require a choice of weights[15] and

---

[14] If VN(t) stands for the value of health expenditure in current prices at time (t):

If GPI(to) means the general price index for base year to (100 into):

If RV (t) represents the relative value of health expenditure at time(t).

in current prices of year to, then RV (t) $= \dfrac{VN(t)}{GPI\ (to)} \times 100$.

---

[15] Weights in the expenses of a given year :

Examples : weight of different components of hospital prices (wages, pharmaceuticals, food, laundry, lighting etc.),

weight of the treatment given by general practitioners and specialists in health expenditure statistics.

the establishment of a method for the observation of the prices of certain represen-

tative elements in the field studied [16]. Often the indexes of medical prices can be

worked out together with the general price index.

The keys issues are :

- the problem of finding "products" which remain stable in composition and qua-

  lity over the course of time : this is especially difficult in the case of

  hospital days which involve an increasing number of examinations and treat-

  ments : and also in the case of pharmaceutical products which change at a

  fairly rapid rate.

- integration in the study of the prices (costs) of new examinations and treat-

  ments which replace, or are added to the existing means of treatment as a

  whole.

The trend of medical prices is in itself interesting for studying the economic

aspects of the health system : its analysis should make reference to the general rise

of prices in the country and for this purpose <u>relative price</u> indexes should be

constructed[17].

The analysis usually shows that the prices of services - which include remune-

ration of staff - increase more rapidly than the general price index, whereas the

prices of goods-pharmaceuticals for example - increase less rapidly than the general

price index series are useful for showing the growth in the volume of medical care

---

[16] Basket or pharmaceutical products, or certain medical procedures

---

[17] If IPN (t) is the index of medical prices, and

GPI (t) is the general price index for year t (base 100 at to),

then RPI (t) will be the relative price index for base to :

$$RPI\ (t) = \frac{IPN\ (t)}{GPI\ (t)} \times 100.$$

as reflected by changes in expenditure.

Volume of medical care

The concept of "volume" is, for an aggregate, analagous to the concept of "quantity" for a type of goods or services ; in addition it includes the concept of "quality" [18]. Increases in the volume of care may be obtained from expenditure data, after elimination of the medical prices[19]: in other words, the change in "volume" would have corresponded to the change in expenditure, had medical care prices remained stable at the level of the base year.

Tables showing the development of the volumes corresponding to the various activities should be drawn up, either as indexes related to a base year, or at constant prices of the base year. Rates of mean annual increase by period can then be derived.

Contribution of prices and volumes to increases in expenditure

For a given period, comparisons of the mean annual rates of increase in expenditure, costs and volumes may indicate the contribution the two latter factors made to expenditure. Graphs and diagrams help to give a clearer picture of these trends : they can be drawn up for expenditure as a whole or in more detail for expenditure on specific activities, or for comparisons between different periods.

---

[18] Thus the volume of medical consultations may increase even if their number remains constant, in the event of their becoming more sophisticated.

[19] If expenses = quantities x prices,

then index(expenses) = volume index x price index, and

$$\text{Volume index} = \frac{\text{Index of expenditure}}{\text{Price index}}$$

ANNEX

BRIEF ANALYSIS OF THE TREND OF

FINAL MEDICAL CONSUMPTION EXPENDITURE IN FRANCE

In 1979 final medical consumption expenditure amounted to 175 thousand million francs, or 3 300 francs per person. Half of this figure was accounted for by hospital care, the over half by outpatient care. For outpatients, the services of the different providers: physicians, auxiliaries, laboratory technicians and dentists - represented 60 % or 990 francs, goods, i.e. mainly pharmaceuticals, but also spectacles and orthopaedic appliances represented 40 %, or 660 francs per person.

It is well known that the health expenditure has increased more rapidly than the overall GDP expenditure : this increase was, however, not faster than for overall consumption expenditure : the increase in expenditure on durable goods or insurance was sharper than that on health.

At any rate, the percentage share of health expenditure in the Gross Domestic Product increased from 3% in 1950 to 5,7 % in 1970 and 7,3 % in 1979. The annual mean increase in health expenditure during that period was 15,1 % but it was not uniform for all the expenditure items. In order to compare these data over time, it is preferable to use constant franc data to eliminate the influence of the inflation rate. A rapid increase can then be seen from 1960 to 1970 - a period marked by the extension of the social security coverage of medical care (increase in the number of insured persons and improved coverage). After 1970 expenditure increases in real terms slowed down, which is not apparent from the curve showing the trend of expenditure in nominal values. The figure also shows that succeedung years do not always resemble one another : there were big increases in 1969 and 1975, modest ones in 1974 and 1977.

When analyzing these variations, one should bear in mind that the kind of general data obtained from health accounts are less suited to factor analysis than others, that mobidity patterns themselves are changing over time, and with them the requirements for health care and health expenditure.

At the same time that medical expenditure has increased, its composition has changed. Thus, as regards types of care, hospitalization has accounted for an increasing proportion of medical expenditure, whereas the proportion corresponding to medical goods has decreased and that corresponding to medical services for outpatients has remained stable.

The perpective variations in volumes and prices for these items explain this phenomenon which is not a particularly French one but can be seen in many other countries. This development which has been more marked during the last five years, partly reflects improvements in the quality of the services rendered by the hospital, from the viewpoint of both the comfort and care of the patient, and also reflects the fall in the VAT on drugs.

As regards financing structures there have also been changes : private financing covered about 40 % of total expenditure in 1950, but little more than a fifth in 1977, or about 700 francs per patient in that year. Expressed in terms of current prices, the cost borne by households has nevertheless been multiplied by 27 over 30 years, while in constant francs it has more than quadrupled.

Here again the spread of public financing is not restricted to France : it can be seen everywhere, even where there is no compulsory public insurance.

The problem of the shares of volume and price increases in the growth of expenditure vary for each type of care. With respect of medical goods, the volume factor predominated between 1970 and 1979 - It accounted for two thirds of the rise in expenditure, but the situation is almost the reverse for outpatient medical services where prices accounted for 60 % of the increase in expenditure. In the case of hospitalization, however, prices and volume played almost the same part.

The differences which exist between the periods 1960-1970 and 1970-1979 will also be noted : on the one hand, as general inflation advanced, the part played by the increase of medical prices in the growth of expenditure rose also, and this for all types of care: on the other hand, after a period of rapid spread of coverage with medical goods and outpatient and domiciliary medical services, the growth in the volume of care has been less rapid. On the contrary, hospital care seems to have spread lately.

V. Datenerfordernisse für die Forschung im Gesundheitswesen

. Evaluating the effects of community intervention for risk factors of cardiovascular disease

   U. Laaser

. Chronic diseases and analyses of life cycles

   R. Brennecke

EVALUATING THE EFFECT OF COMMUNITY INTERVENTION FOR RISK
FACTORS OF CARDIOVASCULAR DISEASE

ULRICH LAASER

In the late sixties almost unanimous scientific agreement
was achieved with regard to the important role, some then
so-called risk factors play in the prediction of cardiovascular and especially of coronary heart disease (1). "Primary
risk factors" - cigarette smoking, total cholesterol and sy-
stolic resp. diastolic blood pressure - might be differentiated from "secondary factors" like impaired glucose
tolerance, obesity or type A-behaviour, where the position in
a chain of events leading to circulatory complications is less
clear. It is evident, however, that the predictive power of a
risk variable like blood pressure for e.g. stroke does not
necessarily correspond to the interventive potential of
reducing elevated blood pressures, i.e. normalization of high
blood pressure values is not in itself identical with the
reduction of stroke mortality resp. stroke morbidity, due at
least in part to a limited reversibility of the arterioclerotic
process in the vessel wall. This is the rationale for testing
the effectiveness of intervention in unselected, still more or
less healthy populations.

Standards of Epidemiology:

However, in doing so a certain epidemiologic know-how is necessary regarding the natural history of the respective disease entity as well as the distribution of the relevant risk
factors. It is evident that epidemiology as a science is of
utmost importance if we are going to design adequate field
investigation and sincere analyses of the results. Countries
with successful community intervention studies in the cardiovascular area like the United States or Finland have a tradition
of at least 30 years of high-level cardiovascular epidemiology.

In the Federal Republic of Germany the 'Senatskommission
für Krebsforschung der Deutschen Forschungsgemeinschaft'
stated 1979 (2) in 'Die Krebsforschung in der Bundesrepublik
Deutschland 1979': "Die Epidemiologie als Forschungszweig
ist in der Bundesrepublik unterentwickelt. Sie bedarf in
hohem Maße der Förderung".

However, not all of those concerned are fully aware of this,
as is obvious from the following citation:

"An der Absicht bundesdeutscher Regierungsstellen, möglichst
alle Krebskranken namentlich mit persönlichen Krankheitsdaten
in Krebsregistern der Bundesländer sowie in einem zentralen
Register auf Bundesebene zu erfassen, übte Prof.Dr. Sewering
deutliche Kritik. An Bedeutung und Notwendigkeit epidemiologischer Krebsforschung bestehe bei niemandem ein Zweifel,
aber diese müsse auch ohne derart weitreichende Entblößung der
einzelnen Kranken möglich sein. D i e E p i d e m i o l o -
g e n s o l l t e n s i c h b e s s e r e F o r s c h u n g s-
m e t h o d e n e i n f a l l e n l a s s e n , so forderte
Sewering, ohne die Würde kranker Menschen in dem Maße zu ver-
letzen, wie es mit der Erfassung und Verwertung persönlichster
Intimdaten in Krebsregistern möglich sei". (Deutsches Ärzteblatt
vom 2. April 1982 (3).

On the other hand we have data from a recent report (4) on
cardiovascular mortality in the Federal Republic of Germany,
which shows that f.i. the age standardized mortality rates for
cerebral vascular disease (ICD 430-438) decreased between 1955
and 1975 from 176 to 133 per 100 000 men in the whole Republic
whereas in Rheinland-Pfalz there was a slight increase from 172 to
177. Also in Lower Saxony rates increased slightly between 1955
and 1965 by 16 points; Interesting: all provinces above the
national mean are situated in the South-West of the Republic.
These slight increases against the trend could be due to chance,
coding errors or might represent true differences. Further
inquiries are certainly indicated and need the help of quali-
fied epidemiologists.

To give an example what could be done today I may cite from
the pooling project in the United States (1) the calculation
according to which exactly 64.4 % of all myocardial infarctions
within a period of 8.6 years among 6.875 white Americans
between 40 and 59 yrs. of age are due to elevated values of
either total cholesterol, diastolic blood pressure or smoking.
Elevation of these parameters is defined as values higher than
those separating the first from the second to fifth quintile of
total risk, which corresponds e.g. in case of diastolic blood
pressure to values below 80 mm Hg. This is the condensed result
of about 30 yrs. of research beginning 1948 with the Framingham
study. The risk factor concept is one of the keys to successful
prevention because they are all at least to a considerable degree associated with lifestyle patterns. However, if we are
going to modify these we have to introduce sociological
concepts into our thinking and especially to give up the idea
of an individual which only needs the correct information in
order to change its behaviour. We have to realize that
behaviour is embedded in a social network and depends on what
sociologists call social support much more than on scientific
information from our side. To me it seems important to reflect
this background, if we want to understand how evaluation of
intervention can be approached.

Evaluation of Lifestyle Intervention

Pekka Puska, principal investigator of the North Karelia Project in Finland (since 1972):

"The limitations with classical randomized trials - especially
in questions of lifestyle changes - are well known. Community-
based Cardiovascular Disease Control Programmes also have aims
other than revealing the association between disease changes
and risk factor changes; they act as demonstration programmes
for meaningful use of available health services and community
resources in health promotion and obtain further information
on the feasibility, costs and community reactions to CVD control in the community. Community programmes fill the gap
between the laboratory and clinic on the one side and the
routine services and everyday life of the community on the
other.

What are some characteristics of lifestyle intervention which
interfere with the evaluation of its effect upon cardiovascular
disease?

1. We are concerned with primary prevention in an almost
   healthy population, which means that we have to use a broad
   approach including unspecific effects (f.i. on other chronic
   diseases); and we have to consider that there are close contacts between various individuals in this population (social
   support theory). Thus acting in a natural free-living population <u>forbids selection of individuals</u> for individual rando-
   mization. That means, only larger population units could be
   randomized to achieve a true experimental design.

2. What we have to offer, is a package of locally varying com-
   binations of messages, carriers of those messages and acceptance of message and carrier in the concerned population.
   This means that the interventive process is a process and as
   such only <u>partially controllable</u> with regard to implementation and maintenance. However, it could be theoretically con-
   trollable in a closed shop design; this would be of little
   importance in terms of transferability, because in the social
   sciences a closed shop situation is a unique, unrepeatable
   situation. On the other hand, we have in addition incalculable
   extraneous influences over a long time (f.e. changes in the
   case fatality due to influences other than primary prevention
   but also, last not least, changes in funding or in the
   composition of the research team). In conclusion all this
   creates an instability of the intervention which in fact is
   the "X" to be tested in an experimental design.

3. Even if we accept the difficulties in truly randomizing population units and the instability of the "X" to be tested,
   there remain great <u>operational difficulties</u>, because the endpoints of interest, i.e. the cardiovascular complications are
   relatively rare, the density of intervention varies within
   the intervened population and over a longer time, and shows
   a <u>clear</u> time-lag of effect of intervention upon the cardiovascular complication rates (f.e. in North Karelia about 3 yrs.
   after the reduction of risk factor levels in the population).

Also, if we select <u>control communities</u> which are similar to the intervention communities, they are likely to be geographically nearby, which exposes them to contamination by the interventive actions in the intervention communities. On the other hand, if contamination in this sense is to be minimized, then control areas should be quite far away, which creates logistic problems as well as problems of comparability.

4.   With <u>limited resources</u>,of course, it might be more appropriate to choose only a relatively small population for study; this, however, will have to be observed for a longer period of time to get a statistically relevant number of events. Longer observation periods are more likely to be subject to the so-called secular trend, i.e. national changes of trends. Thus, in conclusion it will be very difficult, and is not only a problem of statistical consideration, to find an optimal balance of size and number of populations resp. of observation time.

Population-Based Designs

Table 1 gives some examples of possible designs for the evaluation of community intervention. <u>The National High Blood Pressure Education Program</u> (5) in the United States (since 1972) includes a great number of various activities, which in the table are marked by (X). That means that exposure is not clearly definable. But there are several surveys executed in the running program giving some information on its progress. However, this design is quite weak in terms of causal inference although not necessarily in terms of plausibility, because there was a great amount of knowledge accumulated in the US already before the program started in 1972. This previous knowledge is indicated by (o). Likely, the discussion will never end, whether national trends have been concurrent with the effects of this programme especially whether changing case fatality due to curative improvements played a part in it. Continuous registration of morbidity would have helped to find out whether incidence of events has been changed or only case fatality; both would have reduced the disease specific mortality, as it happened.

In North Karelia (6) a quasi-experimental design was used
comparing two regions in terms of base-line and follow-up
surveys. However, the two regions (North Karelia and Kuopio)
are neighbouring and thus much of the interventive activities
in North Karelia swapped over to the reference area of Kuopio.
Even more so, as in Kuopio a university was established early
during the program which induced public and individual interest
in the matter: An X in the reference area indicates this situation. However, the whole design with the base-line survey and
follow-up surveys after exposure is embedded into known national trends and epidemiological studies executed for many years
since the Second World War. In spite of that the degree of
independence of the two units and their comparability do
not fully correspond to experimental requirements. Neither was
there a random allocation, because North Karelia was chosen on
grounds of political requests of its population. On the other
hand, to allocate two units by random does not help the
requirements of statistical testing where the unit in this
situation would not be the single individual but the whole
area. Therefore, an improvement is seen in the Stanford Five
Cities Project, where two intervention communities are compared
to three control communities which would allow for the control
of one confounder in intervention and one confounder in
reference (presently a nine cities-study is discussed in Stanford).

The third possibility to design evaluation of intervention in
communities is represented by the modern American studies in
Minnesota and Rhode Island and also by <u>thinking about alter-
natives</u> with regard to a German trial.(7). Here the idea of a
quasi-experimental design in terms of a one to one or two to
three comparison is supplemented or even abandoned, because
real and satisfying progress would occur only if some 20
communities randomly allocated were compared to each other.
Following this philosophy prevention were to be evaluated only
in terms of a pre-post design by base-line and follow-up surveys. The results of these investigations would be analyzed by
comparing them to data of a national health survey, which would
have to be carried out repeatedly. The precondition, of course,

would be that the national survey and the examinations in base-
line and follow-up surveys of such intervention trials were
closely linked and definitely comparable. This is the chance
for the German trial because sofar we have no institutionalized
health survey on national scale and , therefore, the chance to
link these two dimensions. Still the experimental power of such
a design, however, is low, but depending on the spectre and
quality of information around,plausibility and interpretation
can be increased close to the level of inference from truly
experimental designs. A special feature of the situation in
Germany is that we have little or no experience on the distribution and dynamics of risk factors or morbidity and mortality
in the Federal Republic.

This feature, f.e. forbids other auxiliary proposals like comparing responders and non-responders within an intervened population because such comparison requires the correction of base-
line differences on grounds of former data. Another similar idea,
namely to match prospectively individuals in the intervention
and reference area seems almost impossible due to the features
of intervention described especially with regard to the dependency on social support effects.

Looking on these three designs one could term them as 'natural
design' (High Blood Pressure Education Program), 'quasi-experimental design' (North Karelia) and 'multiple trend analysis'
(possible design for a German trial). However, it has to be admitted that the quasi-experimental design would provide the best
control over confounding, if really it could come close to a
controlled clinical situation. This, however, seems almost impossible because it would require the randomized allocation of
comparable units, i.e. communities, the stability of the exposure
i.e. intervention, and the clear separation of controls from
exposed units.

Required Data-Base

Table 2 indicates elements of evaluation of community-based
cardiovascular intervention studies in the Federal Republic
of Germany, as they are discussed presently among concerned
investigators. The main stake is the analysis of the routinely
published federal mortality statistics, regionalized for

T A B L E 1

EXAMPLES OF POSSIBLE DESINGS FOR EVALUATING COMMUNITY INTERVENTION

PROGRAMME	DESIGN	INTERFERENCE	IMPROVEMENTS
US NHBPEP 1972-	OOO (X) O	SECULAR TREND	REG. OF MORBIDITY
		CASE FATALITY	
NORTH KARELIA 1972-77	ooO X,O	INDEPENDENCE	E.G. 5-CITY-PROJECT (2:3)
	ooO X,,O	COMPARABILITY	
MINNEAPOLIS 1981-			
RHODE ISLAND 1981-			
GERMAN TRIAL 1984- (?)	O,X,O,	EXPERIMENTAL POWER	INCREASING PLAUSIBILITY
	o,o,o		

T A B L E 2

ELEMENTS OF EVALUATION OF COMMUNITY-BASED CARDIOVASCULAR INTERVENTION STUDIES (IN THE FRG)

TOTAL MORT.	SPECIF.MORT.	SPECIF.MORB. FUNCT.DISAB.	RISK FACTORS	CONSUMPTION INCL.H.S.UTIL.	BEHAVIOR ATTIT.,KNOWL.	CONTROLLING VAR.'S
Monica						
federal statistics						
		National Health (Examination) Survey				
	clinical reg's					
			unrelated statistics			
D.C.	coded D.C.	expertise	smoking	cigarettes	smoking habits	education
			cholesterol	calories	eating habits	training
			HDL	fats	dietary compl.	job characteristics
			OGTT	sugar	physical act.	family changes
			BMI	alcohol		soc. integration
			BP	salt (?)		psychosocial strain
						financial status

various (possibly 5) intervention areas, which are selected as
'typical' within the Federal Republic. From federal statistics
there are required on a regional level total mortality as from
the death certification (D.C.), but also specific cardiovascular
mortality, f.e. according to certain ICD groups (9. revision).
This means that complete federal statistics should be available
for each calendar year, classified according to five-year age
groups, comparable between all regions in the study. To make
corrections regarding migration, a prospective follow-up of
the base-line cohort might be necessary and possible by sub-
stracting from each respective age-sex class corresponding figures for migration between subregions. The difficulty is:
these figures are not always provided in comparable age-sex
classes (as the federal statistics).

As already discussed, in addition it is essential to have some
information on _cardiovascular morbidity_ classified according to
certain ICD9 diagnostic groups in order to be able to analyze
case fatality. This information would be fully available from
the MONICA type of cardiovascular surveillance, as it is
explained further below. This type of complete registration of
myocardial infarction and stroke, however, will not be possible
in all of the intervened areas and certainly only in one or two
non-intervened regions. In addition, registration as such
interferes with intervention in an uncontrollable way. An
auxiliary solution might be found in establishing hospital
registries. This would allow for an estimate of the case
fatality rate of disease events in the hospital but would
require in addition a survey defining the relation of pre-
hospital care to hospital care resp. should give sufficient
information on the referral streams and their changes.
Principally, the person-linkage would not be essential for
hospital registration because the case fatality is of interest,
not the total mortality. The relation to intermediate variables, i.e. to the risk factors, again can safely be
established only in the framework of a _MONICA-type surveillance_
However, as coefficients in a multiple logistic function, estimat-
ing the complication rate as a result of risk factor levels,
one has to interpolate from the American or Finnish experience
to the situation in the Federal Republic of Germany. For all

other determinants like behavioural variables or confounding factors, data from the health survey and from statistics as well as from the baseline and followup surveys within the study seem to be sufficient.

The MONICA-type of registration (in full words: monitoring system for the incidence of cardiovascular diseases) is an improved system based on the experience gained with the classic myocardial registration induced by WHO in the early seventies. Table 3 shows what information might be gained from such registration over time. Table 4 shows some results from different European registries. From a working paper of WHO (October 1981) the following description of the MONICA-project is cited:

4. Methods

Three basic sources of information are to be utilized, two involving special studies:

1) Routinely available administration data on the study population, from local government and local medical sources. Some of this would be available annually and some from Decennial Censuses taking place in 1980 and 1981 *) in most centres and again ten years later.

2) Investigation of medically recognized cardiovascular events, fatal and non-fatal, using medical and medico-legal sources and validating the original diagnoses using agreed criteria.

3) Population surveys to monitor levels of risk factors and health-related behaviour.

In addition, it is recommended that some centres should set up pathological studies for monitoring the amount of atheroma present at necropsy in subjects dead from related and unrelated causes.

5. The C ore Study

For the defined population each centre should be able to obtain:

(1) Census data defining the population by size, sex and age distribution in <u>standard 5 year groups</u>.

(2) Intercensal annual estimates of the <u>mid-year population</u> allowing for <u>births, deaths, immigration and emigration</u> from year to year.

---

*) FRG: 5/1983

T A B L E 3

ACUTE MYOCARDIAL INFARCTION AND ACUTE CORONARY INSUFFICIENCY IN KAUNAS/USSR

Year	Registered cases m&f,20-64	Incidence per ‰ (total)	Hospital case fatality	Case fatality outside hospital	percentage of pre-hospital deaths
1969	304 (2)	1.00	21.2	46.0	67.8
1970	328 (2)	1.06	19.8	46.9	71.4
1971	388	1.27	10.2	41.2	72.9
1972	427 (2)	1.39	21.0	44.0	64.9
1973	447 (14)	1.46	20.5	39.6	58.2
1974	489 (9)	1.45	19.6	39.5	60.6
1975	476 (9)	1.38	18.9	35.3	54.2
1976	501 (13)	1.40	20.4	34.5	47.4
1977	593 (6)	1.63	19.8	32.5	47.7
1978	615 (11)	1.66	22.5	33.9	40.7

T A B L E 4

EVENT RATES AND NUMBER OF EVENTS PER YEAR IN FIVE WHO MYOCARDIAL INFARCTION REGISTERS - MEN AGED 45 - 64 YEARS
MONITORING SYSTEM FOR THE INCIDENCE OF CARDIOVASCULAR DISEASES (MONICA) AS OF OCT. 1981 (WHO GENEVA).

WHO Myocardial Infarction Register	Attack Rate/1,000	Case fatality % 28 days	Mortality Rate/1,000	All Events/ year
1. Gothenburg	6.4	21	1.3	364
2. Prague	8.6	36	3.1	192
4. Budapest	6.8	40	2.7	395
8. Helsinki	11.8	43	5.1	556
9. London	9.6	36	3.5	213

(3) Death rates for each year of the study based on death cer-
    tificate diagnoses for all major disease categories (ICD
    A Series) by 5 year age/sex groups.

(4) <u>Coronary</u> heart disease <u>deaths</u> below age <u>65</u> (men and women)
    each coded and <u>classified according to study criteria</u> (mo-
    dified from those of the Myocardial Infarction Registers).

(5) Stroke deaths below age 65 (men and women) each coded and
    classified according to study criteria (modified from those
    of Stroke Registers).

(6) <u>Other</u> cardiovascular deaths below age 65 reviewed and <u>vali-
    dated</u> and considered as potential coronary or stroke deaths
    as above.

(7) <u>Non-fatal</u> myocardial infarction below age <u>65</u> coded and
    classified according to study criteria.

(8) Non-fatal <u>stroke</u> below 65 coded and classified according
    to study criteria (reasons for making this obligatory or
    optional are discussed in the appropriate section.

(9) <u>Population surveys</u> at 3 points in the study period, each
    data point encompassing a random sample of 400 individuals
    in each 10 year age and sex group between 35 and 64 cover-
    ing:
    Cigarette smoking
    Blood pressure level and treatment
    Cholesterol
    Body mass index (based on weight (kg)/height^2 (metres)).

The MONICA Project is an innovation in health statistics in
==
three senses:
============

(a) as a <u>first model for monitoring morbidity</u> in non-commu-
    nicable diseases;

(b) as a <u>first trial</u> to develop standard methods for monitor-
    ing a wide spectrum of <u>population determinants</u> of non-
    communicable diseases;

(c) as a <u>first attempt</u> to introduce <u>trend analyses</u> to the
    causal study of non-communicable diseases within a family
    of parallel, standardized studies.

The existing models not only in health statistics but also
in epidemiological research have only limited applicability
to the analytical approaches needed for MONICA.

Summary of Data-Base Requirements

Table 5 tries to summarize what has been said in terms of
requirements for the evaluation of <u>end points</u> in community-
based cardiovascular intervention studies. The discussion
of possible designs hopefully has shown that all dimensions
mentioned in the table are of importance: total mortality,
specific mortality and specific morbidity as well as the determination of a risk function simply as a substitute and a
confirmation of really interesting endpoints of the arterio-
slerotic process. A possible interventive effect is most likely to occur in terms of risk factor reduction; on the other
hand, the measurement of total mortality seems to be necessary
to rule out the possibility of compensating increases of
other diagnostic disease categories. The central connection,
however, is between intervention and decrease of the cardiovascular mortality and morbidity, the latter probably magni-
fying the interventive effect by its better reactivity to it
and also simply by contributing more than half to the total
count of events. These specific events, hopefully reduced
by intervention, make up about one third of the total mortality for the age group of interest between 30-64 yrs. of age,
and thus the effect might be considerably diluted. If only
the specific mortality is taken, the number of events of
course is relatively small and could be increased by adding
morbid events, which make up about 2/3 of the total specific
event rate. The risk function, however, is likely to predict
about one half of the total occurrence of events.

To evaluate the total mortality, priority should be given to
a proper analysis of federal statistics, especially in terms
of cohort analysis. To get the cohort corrected for migration,
either as discussed earlier figures for correction from migra-
tional statistics should be available or an auxiliary concept
could be used, where the aging of the population is taken
into account by using federal statistics subdivided not into 5
but into 1 year categories. For each year of the study the total
population of the next one-year age group can be used as

denominator. This again can be corrected for migration or
the assumption might be accepted that selectivity of in-
and out-migration during one year is not of great importance.
A much better solution, however, would come from a MONICA-
type mortality surveillance. Why this is not possible everywhere, has been explained already; federal statistics as well
as cohort techniques could be validated within a MONICA system.

The same is true for specific mortality but with regard to the
essential analysis of specific morbidity the only adequate
solution is the MONICA system, however, substituted in several
areas by clinical registries plus surveys or the referal
streams; which in turn can be validated as examples within the
MONICA system. The multiple risk function is relatively simply
determined from sample examinations.

What about the <u>availibility of these data</u> just described for the
purpose of evaluation in intervention studies? The problem is
first that the federal statistics and especially prospective
data are not routinely available for subcategories and small
regions, f.e. it might be difficult to separate foreigners from
the German population or to get smaller than 5-year age groups
or at least to get identical 5-years- age groups for every region.
For the MONICA system it is true, that it is not yet implemented
anywhere but preparations are going on. Hospital registries are
still very incomplete and would need a considerable input to
reach the necessary level of quality. Information on risk factor
distributions and dynamics over time are, to say the least,
incomplete in the Federal Republic. Thus, any survey materials
coming from intervention studies lacks comparability with former
information.

Whereas in case of total mortality-evaluation the MONICA system,
although being the best solution is not really essential,
it cannot be replaced with regard to the analysis of specific
morbidity. The validity of all information on total mortality
is relatively high, but could certainly be improved with regard to specific mortality; i.e. because the validity of the
diagnosis itself as well as of its coding is to be questioned

as the example discussed at the beginning (4) has shown. The
same is true for the hospital registration where completeness
might also be a problem. In case of the risk function the
validity of data from the United States or Finland is restricted with regard to the coefficients for a multiple
logistic function[*], as it seems to be clear that using the
American coefficients would overestimate the disease incidence
in Germany, while the use of coefficients from some European
countries would probably mean underestimating disease incidence
in the United States. Improvements are, of course, possible by
a better training of physicians with respect to diagnosing
death and by improving coding qualifications in the 'Statistische Landesämter'. A big step forward would be to code not only
the leading cause of death but also the associated diseases.

Regarding <u>data safety</u> individual linkage (person-related) might
not be necessary in analyzing data from federal statistics, because even corrections could be made on aggregated levels; certainly this linkage poses a problem when implementing a MONICA
system. However, establishing the authority for such systems
within the medical care system might circumvent this problem.
With regard to specific mortality the legislation does not
allow less than three cases per cell (f.e. defined by age, sex,
and diagnosis) because of the possibility of deanonymization
in such cases. This limitation makes the analysis of specific
mortality on the base of routine data almost impossible. In
case of specific morbidity it is usually possible and also adequate to get the personal consent of the patient concerned,
especially if the surveillance system is installed within the
medical care system. The same is principally true for the
examination for risk factors. Improvements certainly would
concern legal regulations but it is also likely that most of
the presently valid regulations would allow for epidemiologic
research in the discussed sense, if the possibilities of dis-
cretionary decisions could be used to their fullest extent.
Of course, this would require a supervision system on the side
of the legislator.

---

[*] not so much with regard to the slopes but to the inter-
cept of a regression equation.

Means of <u>documentation</u> and their cost are given in the table 5
to give a complete picture; but there are no obvious problems
in this field.

Final Recommendations

For the purpose of the evaluation of a community intervention
trial for risk factors of cardiovascular disease in the Federal
Republic of Germany the following specific recommendations can
be given:

1) Improve federal health statistics.

    A. Agree on identical 5yrs. classes for publication.

    B. Implement adequate software at the 'Statistische Landes-
   ämter' to allow for specific analyses (e.g. 1yr. age
   classes, certain ICD-groupings, certain regional
   groupings).

    C. Improve regional midyear estimates (by classifying migra-
   tion accordingly: sex, age, Non-Germans).

    D. Improve coding quality and comparability (between the
   'Länder').

    E. Prolong storage time and improve storage quality of
   death certificates to allow for validation and analysis
   of non-leading causes of death.

    F. Return specific ICD categories to the regional computing
   centre to allow for linkage with additional data (like
   living area or residential status, e.g. for the computa-
   tion of person-years of exposure).

    G. Provide name and address of deceased persons to allow
   for inquiries (under controlled conditions for selected
   research).

2) Establish hospital registries for specified diseases and
   analyse for referral streams by related surveys.

T A B L E 5

ENDPOINT DETERMINATION FOR COMMUNITY-BASED CARDIOVASCULAR INTERVENTION STUDIES IN THE FRG

DIMENSION	TOTAL MORTALITY (1)	SPECIFIC MORTALITY (2)	SPECIFIC MORBIDITY (3)	RISK FUNCTION	REMARKS
HYPOTHESIS	SUMMARY DECREASE	DECREASE DUE TO IV	MAGNIFIED IV EFFECT	SUBSTITUTE	
CONTRIBUTION TO TOTAL INTERVENED EVENTS (2 + 3)	1/3	1/3	2/3	1/2	
INTERVENTIVE POWER	LOW	HIGHER	HIGHEST(?)	BEST	
CATEGORIES (ACC. TO PRIORITIES)	A)FEDERAL STAT. * CORR.MOV.COH. B)MONICA	IDEM	A)MONICA B)CLIN.REG.& REFERRAL SURVEY	SAMPLES	*MIGRATION
AVAILABILITY	A)Ø IN SUBCATEG.* B)NOT YET	IDEM	A)NOT YET B)INCOMPLETE	INCOMPLETE	*NON-GERMANS, 5Y AGE, REGION
ESSENTIAL ?	A)YES B)NO	IDEM	A)YES B)NO	YES	
VALIDITY	A)HIGH B)HIGH	A)TO BE IMPROVED* B)HIGH	A)HIGH B)TO BE IMPROVED	RESTRICTED (COEFFIC.!)	*MED.TRAIN./CODING ICD-REVISIONS, LEADING CAUSE ONLY
DATA SAFETY	INDIV.LINKAGE(?) MIN.3/CELL ONLY		PERSONAL CONSENT RESP.CLOSE TO MED.CARE	IDEM	*DESCRETIONARY DEC.'S
DOCUMENTATION	DEATH CERTIFICATE	IDEM	A)SPECIAL STUDY B)CLINICAL RECORDS	SPECIAL STUDY (NHS)	
COST	LOW	MEDIUM*	A)HIGHER B)MEDIUM	MEDIUM	*LOW FOR ICD-GR

T A B L E 6

EXAMPLES OF AGE-CLASSIFICATIONS USED FOR MORTALITY IN THE FRG (LIMIT- UNDER LIMIT)

FEDERAL STATISTICS(ICD-B, 1973)	UNDER 1	1- 5	5-15	15-25	25-45	45-65	65-75	75+
MANNHEIM (SLA, 1978)	UNDER 1	1- 5	5-15	15-30	30-45	45-60	60-65	65-70 70+
LUDWIGSHAFEN (SLA 1978)	UNDER 1	1- 5	5-15	15-30	30-50	50-65	65-75	75+
DEUTSCHES REICH (1885)	UNDER 1	1- 5	5-20	20-40	40-	60	60+	

3) Establish at least 1 complete MONICA system in a 'natural'
   area, guarantying regular information service by an inter-
   nationally accepted competent group of scientists.

To show that even very simple preconditions of proper analysis
like recommendation 1) A. presently are not fulfilled in the
Federal Republic I may refer to table 6. It compares the age
classification in the federal statistics to those in Mannheim
and Ludwigshafen, as provided from the 'Statisisches Landesamt'.
The improvements since the time of the Deutsches Reich 1885
are not overwhelming. At that time, however, the 'Kaiserliches
Gesundheitsamt' published for each week of the running year
with a delay of only one week the deceased specific mortality
for each German city with 15 000 or more inhabitants. This
level of national statistics do have to be achieved nowadays.

Literature

1) The Pooling Project Research Group: Relationship of Blood
   Pressure, Serum-Cholesterol, Smoking Habit, Relative Weight
   and ECG Abnormalities to the Incidence of Major Coronary
   Events. J. Chron. Dis. 31 (1978), 201
2) Denkschrift der Deutschen Forschungsgemeinschaft 'Zur Lage
   der Arbeitsmedizin und der Ergonomie in der BRD', Boldt-
   Verlag, Boppard 1980
3) Spektrum der Woche, Deutsches Ärzteblatt 13(1982), 66
4) Ermittlung und Darstellung des zeitlichen Verlaufs und der
   regionalen Verteilung der kardiovaskulären Mortalität in
   der Bundesrepublik Deutschland und Berlin (west).
   M. Blohmke und B. Koschorreck im Auftrag des Bundesministers
   für Jugend, Familie und Gesundheit 1980 (unveröffentlicht).
5) Laaser, U. et al.:Hypertoniekontrolle: Eine Gemeinschafts-
   aufgabe der Medizin. Med. Welt (im Druck)
6) Puska, P. et al.:The North Karelia Project: Evaluation of
   a Comprehensive Community Programme for Control of Cardiovascular Diseases in 1972-77 in North Karelia, Finland.
   WHO Kopenhagen, 1981.
7) Entwicklung und Prüfung eines Maßnahmenbündels zur Prävention
   von Herz-Kreislauf-Krankheiten in der Gesamtbevölkerung.
   Project-Proposal from the German Institute for High Blood
   Pressure Research, filed June 1980.

CHRONIC DISEASES AND ANALYSES OF LIFE CYCLES

RALPH BRENNECKE

Contents

0. Introduction

1. Chronic diseases, in particular
   rheumatism, in Federal Republic
   statistics

2. The necessity and structure of a
   data oriented model for the exacter
   recording of chronic diseases

3. Necessary data for the exacter
   recording of chronic diseases

4. Data available for the analysis of
   chronic diseases

5. Consequences

Summary

Chronic diseases dominate the contemporary spectrum of disease also for the
population of the Federal Republic. There are however comparatively few
possibilities of analysing the causes of these illnesses and the course of
life cycles. This paper will show, that even in the case of aggregated data from
different insurance schemes, methodological work is necessary in order to render
the data comparable. On the other hand, there already exist several data sources
from which it is possible to elicit data concerning the life cycle of persons with
chronic diseases. A model for the raising and analysis of life cycle data will be
explained and various problems with respect to its development touched upon.

0. Introduction

It is by now, no great feat of recognition to be able to point out, that in the course
of at least the last 50 years, the number of chronic diseases as a percentage of
all diseases has risen quite considerably, whereas acute diseases have lost their
former importance. This was confirmed on the basis of statistics on the cause of
death in the anglo-american world as early as the 1960's. As Figure 1 shows, the
number of deaths due to chronic diseases amounted to only 46% of all deaths in
1901, the number of chronic diseases as a percentage of all fatal diseases in 1955
lay around 81.4%. According to this development, the most dramatic corresponding
drop is to be found in the area of acute diseases. One also finds a tendency
towards decline in the category of "other diseases with fatal consequences", a
tendency which is in part due to improved diagnostic capabilitites.

The literature on the subject offers several different explanations. TORRENS (1980)
for example, argues that the change in the disease spectrum was aided primarily by
two areas of progress: the spectacular advance in the field of bacteriology and
the changeover of hospitals into clinics, together with the improved, science-
oriented education provided for doctors. On the other hand McKEOWN takes the view
that the decrease in the number of deaths from chronic diseases had already begun
before these advances in medicine had made themselves felt. The significant factors

of influence were, he claims, besides medical measures, the changed picture of
disease due to the altered properties of bacteria, the sanitary and living conditions
of the population and nourishment as a basis for the body's own defence
(as in ABHOLZ, 1980).

Without going in to the historical
background in any more depth – this
task must be left to the historians –
one can confirm that the result of
this process of change, that is to
say, a greater incidence of chronic
diseases, both with regard to
morbidity and with regard to
mortality, also holds true for the
Federal Republic. With respect to
the further development of the
health care system and with regard
to the data situation in the Federal
Republic several questions arise
which I would like to deal with
in this paper.

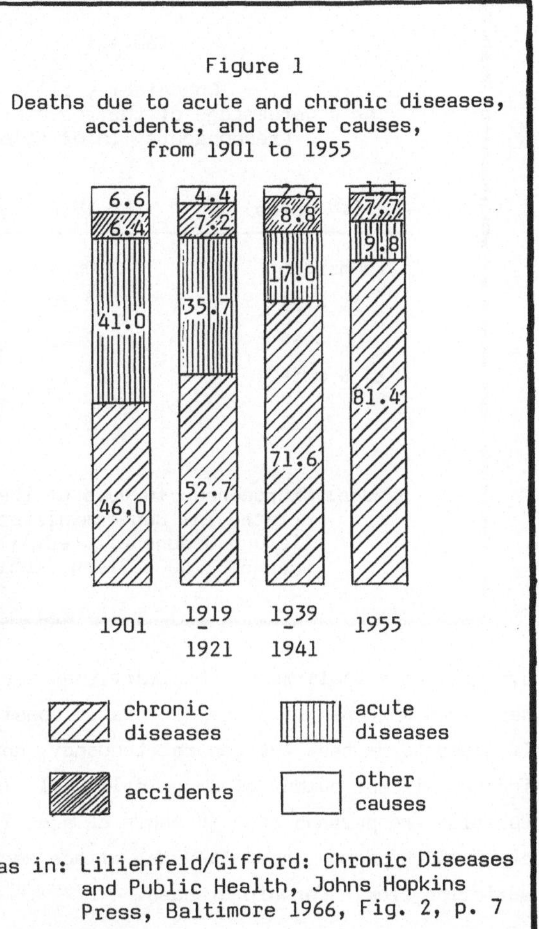

as in: Lilienfeld/Gifford: Chronic Diseases
and Public Health, Johns Hopkins
Press, Baltimore 1966, Fig. 2, p. 7

1. Which problem areas can be deduced
   from statistical findings of this
   nature and where do the limits of
   the analysis lie?
2. How might a model, corresponding
   to today's scientific standards,
   for an in-depth analysis look?
3. What kind of data would be
   necessary for such a model?
4. What sort of data are available
   and
5. What are the consequences to be drawn from this?

In the following talk, I will base my remarks not on chronic diseases in general,
but will take as my example, rheumatic diseases.

1. Chronic diseases, in particular rheumatism, in Federal Republic statistics

Fortunately, the public health statistics for the Federal Republic are not so poor
that they are unable to provide us with at least some information with regard to
chronic diseases or rheumatism. Thus, for example, every two years, within the
framework of a microcensus, enquiries are made with respect to the most serious

diseases in the period of time under report (a four week period preceeding the
day of the interview). In Table 1 I have put together the results for the years
1974, 1976 and 1978, organised according to age groups.

Table 1

Chronically ill
as a percentage of the resident population
(respondents' information)

Age (in years)	1974	1976	1978
under 15	0.87	0.75	1.08
15 - 39	2.39	2.20	2.71
40 - 64	12.01	10.90	11.57
65 & more	29.29	27.62	29.41
Total	8.67	8.20	9.11

Source: Microcensus surveys of the respective years, reprinted in: Bundesministerium fuer Jugend, Familie und Gesundheit (ed.): Daten des Gesundheitswesens, 1980 edition, Kohlhammer-Verlag, p. 85

Overall, this table makes it clear, that the number of chronically ill at first
decreased and then rose again. This is consistently true of all the age groups.
It seems to me that the general tendency, now as in the past, points to an
increase in the number of chronically ill. Those most affected by diseases of long
duration are persons over 65 years of age. It is however, astounding to note that
every 100th person under 15 years of age declared themselves to be already
suffering from a chronic disease.

Table 2 shows the data on rheumatism drawn from the same qestionaire. There are some
persons under 15 years of age who have declared themselves to be suffering from
rheumatism, but the number is so small that it is, statistically speaking,
negligable. Beyond that, one can deduce from the Table that females are more
susceptible to rheumatic illnesses than males. The number of females is over 50%
higher than that of males.

Many questions arise on the basis of these two tables alone. Did the percentage of
the population with chronic diseases really markedly decrease in 1976, or are
we dealing here with statistical errors? From which social classes do young people
suffering from chronic diseases come? Are people beginning to suffer from chronic
illness at an ever younger age? Is the number of persons in each age group

increasing? Which socio-economic groups have a particularly high number of chronically ill? Since the fundamental data base is both extensive and relatively detailed, it is possible to answer these and similar questions provided that the data base is technically manageable.

Rheumatism leads not only to those affected falling ill, but can also be the cause of an inability to work and of hospitalisation. In order to emphasize this fact, the statistical evidence provided by the local health insurances for the years 1976 to 1978 has been gathered together in Table 3. Here too, one meets with varying results over the course of time. Doctors appear to have signed more certificates attesting to incapacity for work in 1977 than they did in 1978. This is however only true for those groups of persons aged below 45 years. Although, according to Table 2 more females were suffering from rheumatic disease in 1978, according to these statistics they appear to be less often absent from work due to illness than males.

Here too one might equally well ask what the causes of the discrepancy between male and females are, or in which professions significant differences make themselves felt. GEORG, STUPPARDT and ZOIKE (1981) have worked out results for the industrial health insurance schemes. However, when applied to the entire health insurance organisation of the Federal Republic, such questions are not so easily answered, since these statistics are arranged under law and are only given by the health insurance company in the form asked for. The above mentioned cross-comparison between the results of the microcensus and those of the health insurance scheme is, in this form, not directly possible. The demarcation of the disease categories in the two Tables

Table 2

Persons suffering from rheumatism during the period under report[1], per 10 000 inhabitants of the respective age and sex groups

	Total	Male					Female				
		all	u.15	15–40	40–65	≥65	all	u.15	15–40	40–65	≥65
1974	44	33	–	12	49	126	55	–	11	86	174
1978	55	36	–	11	56	127	73	–	12	88	228

1) a four weeks' period preceding the interview day

Source: results from the microcensus surveys, reprinted in: Bundesministerium fuer Jugend, Familie und Gesundheit (ed.): Daten des Gesundheitswesens, Kohlhammer-Verlag; 1977 edition, p. 96, and 1980 edition, p. 87

Table 3

Incapacity for work
of compulsory members of the Allgemeine Ortskrankenkassen (Community
Health Insurance), per 1,000 compulsory members of respective age and sex
due to arthritis and rheumatism, with the exclusion of acute arthritis

	1976		1977		1978	
	cases per 1,000 members	days per case	cases per 1,000 members	days per case	cases per 1,000 members	days per case
male						
under 20	16.17		15.23		15.07	
20 to under 45	31.52		32.23		32.09	
45 and more	26.85		30.55		32.36	
total male	28.71	18.8	30.68	17.8	30.46	18.2
female						
under 20	6.32		6.33		6.16	
20 to under 45	17.13		17.16		16.39	
45 and more	23.86		26.18		27.44	
total female	17.51	22.5	18.06	21.7	17.90	21.7

Sources: Statistical Yearbooks for the Federal Republic of Germany (german
language editions), 1978 ed. p. 374, 1979 ed. p. 373, 1980 ed.
p. 365

and the demarcation of the population differ. Already on this, strongly aggregated
level considerable methodological work would be necessary in order to obtain
conclusions of any value.

Finally, rheumatic diseases can lead to, not only a limited, but also to a total
inability to work, or to pursue one's profession. Table 4 documents for the same years
a rise of round 10% in the number of cases of access to old-age insurance due
to incapacity for work, standardised on all pensions for 1976.

Since the legal old-age insurance scheme in the Federal Republic of Germany, as
LEIBING and MÜLLER-SPÄTH (1981) have shown, has at its disposal relatively extensive
data on its insured members, a detailed analysis in this area would be possible, if
one had access to the original data reserves. However, the question as to whether
those, who are often absent from work due to illness, also tend to retire early,
and how significant this figure is, can be answered on the basis of aggregated tables
only provisionally and with considerable methodological effort. One can say even
less about the groups of people affected to this extent by chronic diseases.

<table>
<tr><td colspan="7" align="center">Table 4</td></tr>
<tr><td colspan="7" align="center">Access to old age insurance funds
due to permanent disablement resulting from arthritis and rheumatism,
with the exclusion of acute arthritis
(standardised)</td></tr>
<tr><td></td><td></td><td colspan="2">1976</td><td colspan="2">1977</td><td colspan="2">1978</td></tr>
<tr><td></td><td></td><td>total
cases</td><td>cases
under
55 yrs.</td><td>total
cases</td><td>cases
under
55 yrs.</td><td>total
cases</td><td>cases
under
55 yrs.</td></tr>
<tr><td>workers</td><td>m</td><td>4 886</td><td>1 461</td><td>5 345</td><td>1 637</td><td>5 726</td><td>1 789</td></tr>
<tr><td></td><td>f</td><td>5 658</td><td>1 370</td><td>5 932</td><td>1 483</td><td>6 335</td><td>1 495</td></tr>
<tr><td>employees</td><td>m</td><td>1 077</td><td>258</td><td>1 247</td><td>323</td><td>1 330</td><td>336</td></tr>
<tr><td></td><td>f</td><td>2 492</td><td>778</td><td>3 019</td><td>964</td><td>3 435</td><td>913</td></tr>
</table>

Source: Bundesministerium fuer Jugend, Familie und Gesundheit (ed.): Daten des Gesundheitswesens, 1980 edition, p. 111

To recapitulate, I would like to answer the question set at the beginning with regard to which of the problems arising from the available statistics on chronic diseases, or rather rheumatism, can be solved and where the limits of the analysis lie, as follows: investigations of specific institutions in cross section per year as, for example, shares, are relatively easy to carry out. The comparison between results from different years is also feasible on the basis of institutions. On the other hand, combined statements which concern several institutions simultaneously (for example, old-age and health insurance) are not deducible, even for one year, in aggregated form without considerable methodological effort. It is even more impossible to analyse combined results in their development over a period of several years. Completely impossible, at least up till now, seems to me to be an investigation concerning the life cycles of persons suffering from chronic diseases or rheumatism. At this point one can of course pose the question as to whether such analyses are necessary at all. I would like to answer this question in connection with the problem of how a model, conforming to the scientific standards of today, might look.

2. The necessity and structure of a data oriented model for the exacter recording of chronic diseases

The problem complex of chronic diseases affects many different areas of our society. I will name only a few examples. With regard to the economy of the Federal Republic of Germany, such diseases can lead to a number of persons being disabled for work. This gives rise to treatment expenses, which have to be borne by the health insurance organisation. If the ill person retains his job, repeated absenteeism leads to increased costs for the employer, if he loses his job due to a repeated incapacity for work the financial burden falls upon the unemployment insurance or on social assistance. Moreover, chronic diseases can lead to a reduced performance at work without leading to a total incapacity for work and this too, leads to higher production costs, which BESKE and BOSCHKE(1981) have attempted to calculate.

When chronic diseases lead to an early retirement, the required subscription rates of both workers and employers to old-age insurance are affected. With regard to the financial situation of the old-age insurance fund it is especially important in the coming decades not to further accentuate the, in all probability, rapidly rising quotient of old people, by issuing pensions to those unable to pursue their professions or any type of work at all, due to chronic disease.

Chronic diseases are also problematic in a medical sense. The Scientific Institute of Community Health Insurances (Wissenschaftliches Institut der Ortskrankenkassen) recently (1981) published a collection of essays on the subject of rheumatic diseases in which, among other things, the many different forms of this disease and varying possible and sought after therapies are discussed.

Finally the complex of chronic diseases is an expensive one for the health insurance organisation. The longterm treatment of a patient naturally entails longterm costs. Forms of therapy which are equally effective but display evidence of greater efficiency could lead here to savings.

These few remarks must suffice as an outline of the social problems posed by long-term illnesses. The problems in their entire social repercussions have already been illustrated,or rather, investigated. Further analyses which confine themselves to this level seem to me, in the long run, to bring no new advance in our perception of the problem. It is much more important to investigate the complexes of the preconditions and causes of chronic diseases in a differentiated manner; to work on contributions to prevention and therapy with the aim of delaying the appearance of the disease and of reducing its life cycle, that is, to allow those affected to overcome the disease.

The real advance made by scientific empirical investigations seems to me to lie in the ability to analyse, in a complex way, the actually available complex facts. This however, demands a data base which would allow of such investigations.

With regard to the data situation in the field of public health, I would like to propose the thesis that the documentation on services and the data enquiry are obviously designed to record above all information about acute diseases, rather than to consider chronic diseases. In the field of ambulatory costs this is shown for example, by the German system of charges, which is in principle formed by the pattern of "diagnosis of an illness and subsequent therapy". Longterm treatment is economical for the doctor only then when reimbursement possibilities exist, which take this kind of disease into account. A similar situation exists with regard to the data enquiry in the field of the health care system, which is to a large extent legally defined. On various key days the state of illness is measured and questionaires with regard to the health of the population within a short, defined space of time are carried out etc.

Chronic diseases are characterized by the fact that the intensity of the suffering has a special significance, quite different from that of acute diseases. Until now, due to methodological problems, the intensity has not been recorded. Secondly, the diagnosis, once made, remains valid over a long period of time and in some cases is lifelong. Cross sections, independent of each other, are not ideally suited to measure changes of the beginning and the length here. Instead it would appear senseful to measure the changes in chronic diseases of persons during their life cycle.

From this thought emerged the model outlined in Figure 2, of a data base for chronic diseases. This is shown in a three dimensional space, where the first dimension represents the number of continually surveyed life years, the second dimension symbolizes the number of data records, that is, persons, and the third dimension, the number of included variables. I will enter into a discussion of these dimensions at a later point. Some of the questions posed in the preceeding section are included in the sketch as symbols.

A. How does the number of young people with chronic diseases/rheumatism develop?
   Is there a tendency for the emphasis with regard to chronic diseases to settle
   at the beginning of each age group? How does the disease develop in the further
   course of the life cycle?
B. Is the number of persons of middle or older generations suffering from chronic
   diseases rising, remaining steady or falling? What can one say about the course
   of these diseases?
C. What course of development does the number of pensioners with chronic diseases
   take, and what does the further development of the history of the diseases of
   these patients look like?
D. Does the increase in the frequency of chronic diseases affect the average life
   expectancy?
E. Is the number of those persons applying for early retirement due to chronic
   diseases changing and what sort of consequences does this have in the course of
   time?
F. Is it possible to affect the duration of chronic diseases in different age
   groups through professional, medical or social activities?

In principle this model orientates itself on individual data. This would undoubtedly
be the most flexible data base since one could approach data resumees in various ways

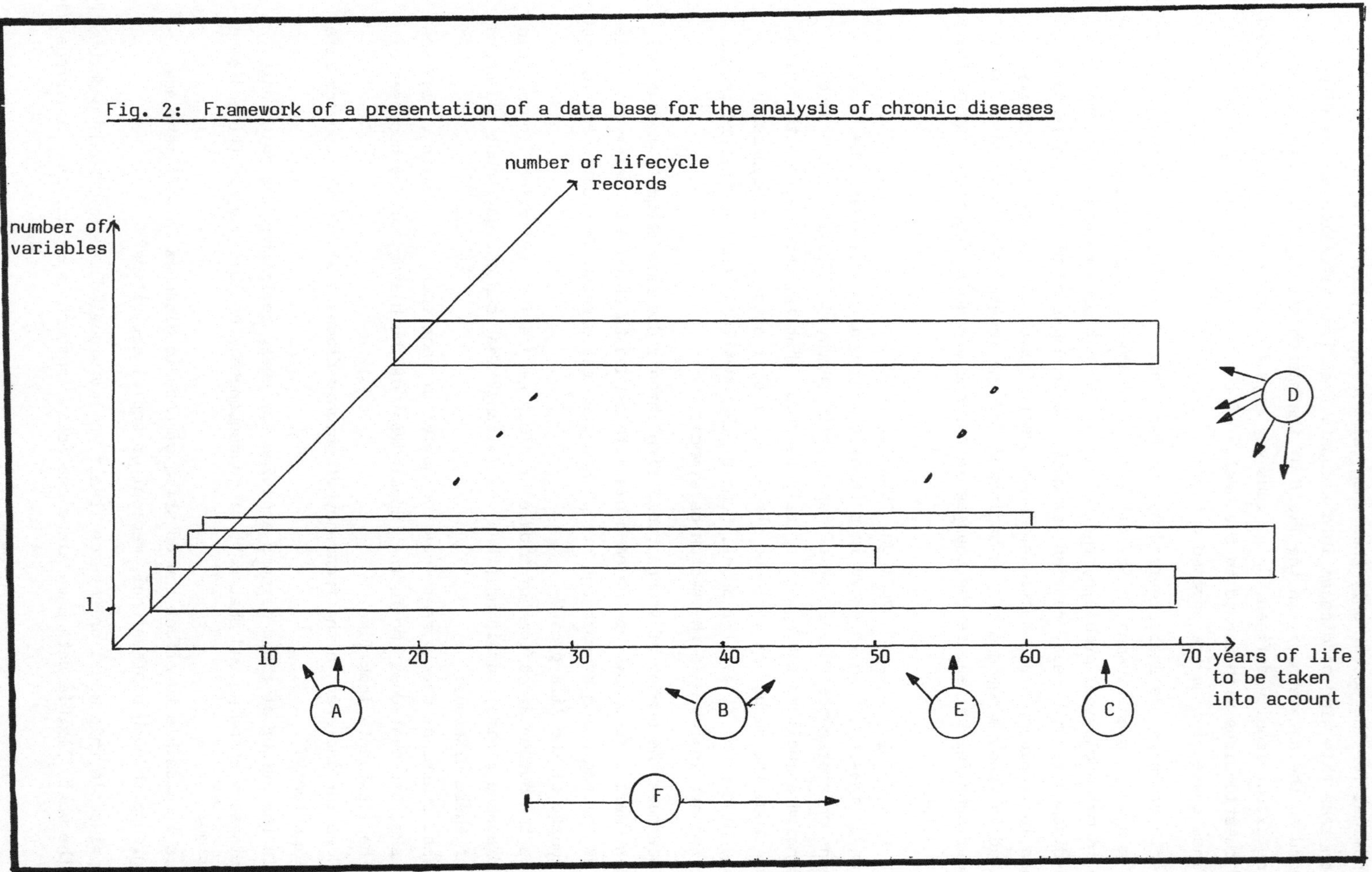

Fig. 2: Framework of a presentation of a data base for the analysis of chronic diseases

depending on the type of enquiry. A possible precedent to this type of data
base might be the construction of aggregated life cycles. I do not however, want
to delve any deeper into these problems here.

3. Necessary data for the exacter recording of chronic diseases

I would like now to deal with the question of which data are necessary for the
analysis of chronic diseases. To this end I propose some general reflections on
the three dimensions of the model and to draw attention to certain necessary data
on the basis of one example.

The collection, that is, the linkage of life cycle data is a relatively large task.
For a number of reasons it cannot of course be our aim to put together a complete
set of data reaching from the cradle to the grave for a representative number of
persons. The first dimension ought to aim at covering a defined period of time,
for example 10 years, as a data whole for each age group. An overlapping of the
age groups is important for the construction of complete - but synthetic - life
cycles. I do not however want to go into the problems connected with such an
undertaking here.

The second dimension - the number of data records to be included - takes on a
relatively important significance with respect to the linking process of data to
construct synthetic life cycles. Of course, the number of records to be drawn in
corresponds to the extent of the representativeness. The more variables which have
to be surveyed representatively or the smaller the parent population is, the more
records have to be included.

It is relatively difficult to set up general criteria for the third dimension,
the extent of the variables to be included. Which variables exactly ought to
be included depends on which particular questionaires are desired. The data ought
not to be used to diagnose medical or psychotherapeutic help for individual
patients. The data base ought therefore to remain anonymous. On the other hand,
the general linking possibility ought to be retained.

I would like to clarify some points with regard to the necessary data for longitudinal
section analyses by making use of the following example. I am proceeding from the
hypothesis that a group of persons exists, who are particularly severely affected
by rheumatism and who are characterized both by a frequent incapacity for work and
high treatment costs as well as, later, by an early access to pension funds. The
question to be asked is, is this hypothesis correct and if so, what are the characteristics of this group?

In order to answer such - in this case very general - questions, I believe it is
necessary to use a longitudinal data basis with the variables cited in Figure 3.

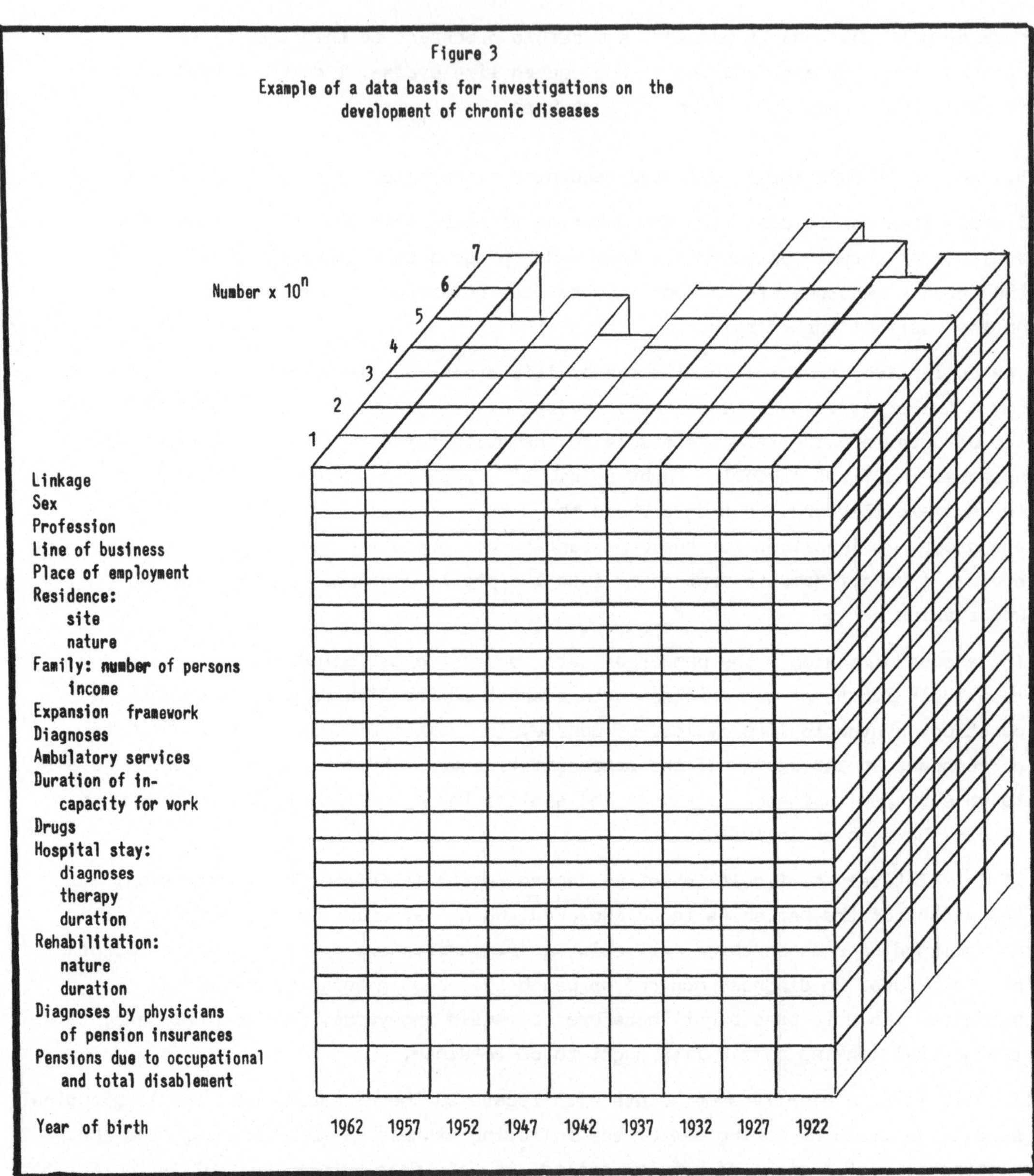

With regard to the influence factors, the most important seem to me to be age, sex, occupation and profession, the nature of the workplace, the characteristics of the residence and the living area as well as the distinguishing features of the family or living community. In order for us to be able to distinguish between different kinds of rheumatism it is necessary for each individual to register the first diagnosis and any subsequent change in the diagnosis. In order to investigate the costs of the illness, the data material must include the number and type of ambulatory

hospital and drug services as well as other therapy measures such as, for example,
stay in rehabilitation centres and the like. It is equally important to include
the previous old-age insurance and potential early applications for pensions
in the data material. After all, the data is expected to contain an expansion
framework which allows one to make statements with regard to society as a whole.

4. Data available for the analysis of chronic diseases

A representative data basis of this size, with logitudinal character, which is
intended for simultaneous cross-section analysis seems, at least at the moment,
to be a relatively utopian proposal. Fortunately a large part of the outlined data
or variables have already been gathered in the Federal Republic. In Figure 4
some data sources with examples are given. The data are raised at uneven intervals
according to the legal regulations on the registration of membership in health and
old-age insurance organisations. The raising of data is required to take place on
the occasion of a change in the insurance status of the health, old-age or
unemployment insurance organisations and at the end of each year. Name, age, place
of abode, the period of time over which dues are paid, the type of and place of
employment, the number of children, occupation, profession and income, all these
factors are surveyed up to the limits of the ratings of contributions. This data is
to a large extent available on computer in the libraries of the health and old-age
insurance organisations.

Two sources of data are available with regard to the differing diagnoses and therapies
met with in cases of chronic diseases. First, practising doctors are in possession
of overwhelmingly handwritten information on their patients, although in certain
individual cases EDV-oriented patient data is also to be found. Secondly, the doctors
transfer the essential diagnosis as well as individual services onto the sickness
certificates which serve as the basis upon which the bill for their services will
be calculated. This data is transferred by the organisation of panel doctors onto
computers. The health insurance organisation itself is in possession of only the
sickness certificates and does not have the EDV-data in its files. Only in some
individual health insurance organisations does one find data stored in computers.

The data on hospital stays and the resultant services causes a problem. Such data
is usually only available, if at all, in the hospital concerned. As far as I know,
the health insurance organisation receives at best, documentation in the forms of
bills. Equally problematic is the data on the prescription of medicines. It is true
that in order to calculate administration costs the doctor concerned and the
sum of his prescriptions are processed by computer, but coverage of the individual
drugs is not available. For other services, for example cures, stays in rest homes,
rehabilitation centres etc., there exists partly differentiated, partly however
only marginally useful data for analysis.

Figure 4

Excerpt from individual data that are already being collected within the health system (excl. opinion polls)
Letters stand for the frequency of survey, numbers refer to the population under survey (see key)
p stands for: partially incomplete data

Source resp. legal basis / Variable	Decree on data recording resp. data transmission	Treatment file in ambulatory practice	sickness certificate	Prescription	Services file of Public Health Insurance	Personal data within the hospital	Microcensus surveys on health	Accounts of old-age insurance
Name, address	B 7	A 4	Q 6	Q 6	A 3	C 5		B 7
Age, date of birth	B 7	A 4	Q 6	Q 6 p	A 3	C 5	T 1	B 7
Profession	B 7	A 4			A 3	C 5 p	T 1	B 7
Nature of firm	B 7	A 4 p			A 2 p		T 1	B 7
Site of firm	B 7	A 4 p			A 2	C 5 p		B 7
Line of business	B 7	A 4 p			A 2 p		T 1	B 7
Number of children	B 7				A 3 p		T 1	B 7
Marital status	B 7 p	A 4 p			A 3 p	C 5 p	T 1	B 7 p
Duration of contributions	B 7				A 2			B 7
Income	B 7 p				A 2		T 1 p	B 7 p
Incapacity for work		C 4			Q 3 p	C 5	T 1 p	
Medical specialist			Q 6	Q 6	Q 6 p	C 5 p	T 1 p	B 7 p
Diagnoses		C 4	Q 6 p		Q 6 p	C 5 p	T 1 p	B 7 p
Services		C 4	Q 6		Q 6 p			
Drugs		C 4		Q 6	Q 6 p			
Medicines and adjuvants		C 4		Q 6	Q 6 p			
Hospital stay:		C 4 p			Q 6	C 5	T 1 p	
Diagnoses						C 5		
Services						C 5		
Duration					Q 6	C 5	T 1 p	
Diagnosis on discharge						C 5		
Stay in sanatorium		C 4 p			Q 6 p			
Rehabilitation, nature and duration		C 4 p			Q 6			
Pension recipients, nature of pension		Q 3	Q 6	Q 6	Q 3	C 5 p	T 1	B 7
Working time per day							T 1	
" " " week							T 1	
Unemployment							T 1	
Age of children							T 1	

Key:

A	= on first appearance	1	= resident population
B	= " " " and at the end of the year	2	= members of Public Health Insurance
C	= casewise	3	= persons entitled to services of the PHI
Q	= quarterly	4	= patients of a physician
T	= at intervals of two years	5	= patients of a hospital
		6	= entitled persons who have claimed services
		7	= contributors to pension insurance

Besides this process produced data, one can also make use of polls carried out by the state (microcensus) or representative enquiries carried out on a voluntary basis. Both these forms of questionaire raise information with regard to sex, age, family size, occupation and insurance scheme membership, but also information on the most serious illness, doctor's visists and/or the purchase of medicines.

Within the framework of the confidential doctors' services for the old-age insurances, documentation is available on the investigation and diagnosis of retirement cases, although not in computerised form. Finally, the old-age insurance organisation is in possession of almost complete insurance accounts for those persons insured with the organisation, which contain information about the course of the insurance policy and index figures for early retirements as well as the accompanying diagnosis.

A general problem is the respective parent population to which reference is made in Figure 4. If one directs one's attention away from the data for a moment – and access to it seems anyway to be almost impossible – differentiated demarcations remain for the health insurance organisation, old-age insurance schemes and the microcensus enquiries.

After all, in the comparison between Figures 3 and 4 there are still some variables missing, which can partly be supplemented later, partly however, must be raised in additional surveys.

I hope that I have now answered, reasonably fully, the question set at the beginning of this paper as to how a model for in-depth analysis might look, what kind of data one requires for such an undertaking and which data are actually available. I would now like, in conclusion, to turn to the consequences which might be drawn from these reflections.

5. Consequences

If one realizes the data already available within the health service system in relation to the data required with respect to the problems already outlined, then it is clear that a totally new method of raising data is not necessarily required. In fact, an overwhelming part of the necessary data is already available within the public health system of the Federal Republic of Germany. Additional research is necessary only in certain areas in order to raise the validity of the data findings as a whole. The methodological research is necessary in order to enable us to take the first steps towards analyses of longitudinal data with respect to chronic diseases. This too, seems to me to be possible on the basis of the data already collected. Nevertheless, there remain problem areas in which a great deal of work still has to be done before solutions can be found.

a. The linkage of data

Longitudinal analyses of chronic diseases stand or fall with the exactness of the
enquiries for each individual. It thus seems to me to be necessary to undertake
an exact linkage of the data already available in order to achieve a life cycle data
basis. This gives rise to a legal problem and to a problem of organisation. The
problem of organisation has to do with the fact that the data are not always available
on computer. The problem is not however insoluble, since the health insurance
schemes are transferring to the computerized storing of information. The legal
problem is a more weighty one. At the moment, according to law, the transmission of
health data from the files of the health insurance schemes is only permitted within
the insurance organisation itself and only if this is necessary for the work of
the insurance organisation. Data from a doctor's practice are subject to the
doctor's oath of silence. Thus, access to this information is also relatively
difficult. Legally formulated models have to be worked out for this area that both
guarantee the protection of the citizen from the danger of the possible misuse
of computer data and open up possibilities of gathering and evaluating longitudinal
data.

b. The representativeness of the survey

A further problem is posed by the selection, or rather the determination of those
persons to be surveyed. In the Federal Republic today there are about 1 300 legal,
independent health insurance schemes, each with its own data banks. A further
complication is presented by the fact that a family can quite easily be insured
with two different health insurance organisations. If, for example, the husband
works for a firm which owns its own company health insurance scheme, but the wife
works in another firm which does not have such a scheme, then they are each
insured by separate organisations. Finally, one ought also to take into consideration
that with the rising rate of representation, the extent of the data also grows. If,
for example, one collects data on a particular rheumatic disease, then one has
a smaller amount of material to be processed than if one intended the data base to
be equally representative of simultaneously the age groups or, in addition, sex
or the size of the community. Here too, considerable methodolgical work is
necessary and ought to be undertaken as a supplement to the work already done in
the field by SCHACH and SCHACH (1980). I have in mind here a step model beginning
with relatively limited representativeness, but extendable.

c. Problems arising from the need to supplement certain data

Although the state of the data available in the Federal Republic is relatively
favourable, it is nevertheless in need of filling out in certain areas. Particularly
worthy of mention here are the families of those with insurance policies. These
people are only to be found in the records of the health insurance organisation

when they have made use of the organisation's services. In the case of some
employees however, data on the insured never appears in the records of the health
insurance organisation. If for example, a part of one family is insured with the
state health scheme but the other half has civil servant status and is not
voluntarily insured, then the state health insurance organisation has, in all
probability, no record of these people at all. It is also important, with regard
to specific enquiries, to supplement the socio-economic data available on the
living conditions and the work situation for those insured.

d. The problems posed by hospital data

In the field of hospital care the data situation does not look at all promising.
An attempt initiated in 1976 to ensure that the health insurance organisation
would receive information from the hospitals about each patient treated
unfortunately did not materialize. The information was to have included details
of the introductory and final diagnosis as well as certain data regarding services
and the cost of treatment. But exactly this kind of data is required for an
analysis of the cost situation with regard to chronic diseases. It would also be
necessary to include data on recovery and rehabilitation treatment. Here too, we
are in need of legal regulations which would enable us to carry out a survey of
this kind.

e. Problems posed by data which have not yet been taken into consideration

In conclusion one ought to mention that a section of those with chronic diseases
are not registered with the state system. These are persons who are either
privately insured or who have no insurance policy at all. Since the latter are
of negligable importance in the Federal Republic I am assuming that we can dispense
with these cases. With regard to the private health insurance schemes it will be
necessary to explore the extent to which they are willing to cooperate and to
provide access to data on the course of insurance policies and the demand for
services.

To sum up, the situation can, in my opinion, be characterized as follows:
at the present time a direct longitudinal analysis over a period of several years
of chronic diseases and their costs is not, or is only in a few individual cases
possible. Should it, however, prove feasible to solve the legal and technical
problems, it would, in my opinion, be possible to build up a longitudinal data
base without incurring the usually large and unavoidable expense of, for example,
a panel survey. I therefore consider it possible to begin research in this
problem area.

Literatur

Abholz, Heinz-Harald,: Welche Bedeutung hat die Medizin für die Gesundheit?,
     in: Deppe, Hans-Ulrich,: Vernachlässigte Gesundheit.Zum Verhältnis von
     Gesundheit, Staat, Gesellschaft in der Bundesrepublik Deutschland, Köln,
     Kiepenheuer & Witsch, 1980
Beske, Fritz und Wolfram L. Boschke: Sozialökonomische Aspekte der Hypotonie,
     in: Deutsches Ärzteblatt 79, S. 81f. und 87f. (1982)
Georg, Arno, Stuppardt, Rolf und Zoike, Erika: Krankheit und arbeitsbedingte
     Belastungen, Band 2, Ergebnisse, Essen, Bundesverband der Betriebskranken-
     kassen, 1982
Leibing, C. und Müller-Späth, D.: Daten über den Zugang an Berufs- und Erwerbs-
     unfähigkeitsrenten in der Deutschen Gesetzlichen Rentenversicherung, in:
     Brennecke, R., Greiser, E., Paul, H. A. und Schach, E.: Datenquellen für
     Sozialmedizin und Epidemiologie, Berlin, Heidelberg, New York, Springer
     Verlag, 1981
Schach, E. und Schach, S.: Pseudoauswahlverfahren bei Personengesamtheiten I:
     Namenstichproben, Allgemeines Statistisches Archiv, Bd 62, No.4, 1978
Schach, E. und Schach, S.: Pseudoauswahlverfahren bei Personengesamtheiten II:
     Geburtstagsstichproben. Allgemeines Statistisches Archiv, Bd 63, No.2, 1979
Torrens, Paul, R.: Historical Evolution and Overview of Health Services in the
     United States, in: Williams, Stephen J. and Torrens, Paul R.: Introduction
     to Health Services, New York, John Wiley & Sons, 1980
Wissenschaftliches Institut der Ortskrankenkassen: Materialien Band 9; Erkrankung
     der Bewegungsorgane durch Entzündung, Abnutzung, Fehlbelastung; Entstehungs-
     bedingungen, Erscheinungsbilder, Behandlung, Wiederherstellung, Bonn, 1980

. Health for all by the year 2000 - what information is required, what data is available?

B. Skrinjar

HEALTH FOR ALL BY THE YEAR 2000
What information is required -
What data are available

BOGA SKRINJAR

1.   The historical resolution of the 30th WHA in 1977 calling for
what is popularly known as "Health for all by the year 2000"[1], and
what the cynics called an idle slogan, has shaken people worldwide
out of their lethargy about health, and has given them a new interest
in what appeared, until then, to be something far beyond their reach.
Health/2000 has now become the official target for WHO Member States,
which also implies their political commitment to taking the necessary
national and international action to attain this very target, i.e. an
acceptable level of health for all by the year 2000.   It is expected
that this will have a profound influence on health development
throughout the world over the next 20 years and therefore on the work
of Member States and the World Health Organization.

But what does it mean - "health for all"?
"Health for all" means that health is to be brought within reach
of everyone in a given country, and by "health" is meant a personal
state of wellbeing, not just the availability of health services - a
state of health that enables a person to lead a socially and economic-
ally productive life.   "Health for all" implies the removal of the
obstacles to health - that is to say, the elimination of malnutrition,
ignorance, contaminated drinking water, and unhygienic housing -
quite as much as the solution of purely medical problems such as the
lack of doctors, hospital beds, drugs and vaccines.

"Health for all" means that health should be regarded as an
objective of economic development and not merely as one of the means
of attaining it.

"Health for all" demands, ultimately, literacy for all.   Until
this becomes a reality it demands at least the beginning of an understanding of what health means for every individual.

"Health for all" depends on continued progress in medical care
and public health.   The health services must be accessible to all

through primary health care, which makes basic medical assistance
available in every village, backed up by referral services with
more specialized care services.   Immunization must similarly
achieve universal coverage.

"Health for all" is thus a holistic concept calling for efforts
in agriculture, industry, education, housing and communications,
just as much as in medicine and public health.   Medical care alone
cannot bring health to hungry people living in hovels.   Health for
such people requires a whole new way of life and fresh opportunities
to provide themselves with a higher standard of living.

The adoption of "health for all" by a government implies a
commitment to promote the advancement of all citizens on a broad
front of development, and a resolution to encourage the individual
citizen to achieve a higher quality of life.

"Health for all" means appropriate technology, it means cooperation of various sectors, it means involvement of the public, it
means reorientation of existing health systems, it means health
services coverage, and it means country wide health programmes.
H/2000 also means adequate management for health development.   This
implies health programming, programme budgeting, evaluation and
health information support.

2.   Indeed, if we are to achieve H/2000, every health activity
should be planned, monitored and evaluated.   There is the elabor-
ation of a health policy and its translation into a workable plan,
identifying priority areas.   Following this, is the formulation
of priority health programmes.   The programmes should also include
budgeting with the allocation of resources.   The managerial process
for health as a whole, together with individual programmes, have
to be monitored, and the progress achieved measured.   For this to
be done adequately, sound information support should be obtained
throughout the managerial process.   Also the health policy decisions
should be elaborated on the basis of sound information[2].

Thus the concept of H/2000, undoubtedly constitutes a goal to
be attained and a challenge for everybody involved in medical care
delivery and socio-economic development; it can easily cause
disappointment if national health plans do not delineate precise
and explicit objectives and define targets.   Even more - in order
to be able to monitor programme development and to assess achievement,
these objectives and targets should be expressed in measurable terms.
Appropriate measurements should be worked out and reliable data
provided to ensure adequate follow-up of programme development and
timely intervention when the information received indicates a
deviation from expected trends.

2.   Health planning for the year 2000, the selection of priority
programmes, formulation of stretegies, monitoring, programme
implementation and measurement of progress - all require adequate
information support, and active involvement of those who are able to
contribute to this support, i.e. the providers of basic data, people
operating HIS (i.e. statisticians, health record officers, epidemiologists, and other information specialists) and users of information.

There are three basic questions to be answered when discussing and
organizing information support:

1.   What type of information is needed

2.   How to make it available

3.   How to ensure its use

An additional problem to be solved first is how to know what
should be known.

"Health for all" in a country like . . . , just as H/2000 in
any country of this world, implies a new approach to health care,
requiring new methods of planning and administration and a reorientation of health resources; revision of policies and priorities
at all levels of decision-making including local governments; precise

and explicitly defined goals and objectives, to know where to go.
This provides the basis for answering the questions mentioned above
and for information support.

3.   The 30th WHA provided the goal for Health for All, and the time
frame - the year 2000.   For this to be meaningful, the goals should
be stated in quantifiable terms, in order to permit the formulation
of the strategies and the choice of appropriate indicators to measure
the progress in achieving these goals.

    Canada, for example, suggested that the total elimination [3,4]
of preventable diseases be the goal.   They have distinguished four
elements influencing   health - human biology, the environment, life
style and health care organization, and analyzed them in terms of
four specific strategies, i.e. health promotion, regulatory strategies,
research and health care efficiency.   For each of these strategies
they added a set of goals that are quantifiable and achievable within
a certain time period.   The selection of corresponding indicators was
an easy job afterwards.   Nevertheless, many methods and institutional
bodies have been introduced and set up in their statistical information
system afterwards in order to obtain the required data, e.g. the
health interview survey, the medical examination survey, an organized
network of research agencies and the establishment of a National
Committee on Health Statistics.

    Other countries, such as Norway, need to revise national health
plans, redefine targets and formulate corresponding health indicators.[5]

4.   For monitoring and evaluating the strategy for H/2000 at the
global level, the following indicators have been agreed upon as a
minimum requirement:

Assessments will reflect the number of countries in which:

    1.   Health for all has received endorsement as a policy at
          the highest official level.

2. Mechanisms for involving people in the implementation of strategies have been created or strengthened, and which are actually functioning.

3. At least 5% of the gross national product is spent on health.

4. A reasonable percentage of the national health expenditures is devoted to local health care.

5. Resources are equally distributed.

6. (For developing countries) Strategies for health for all have been well-defined, accompanied by explicit resource allocations, and their needs for external resources are receiving sustained support from more affluent countries.

7. Primary health care is available to the whole population, with at least:

    a. safe water supply and adequate sanitary facilities

    b. immunization against diphtheria, tetanus, whooping-cough, measles, poliomyelitis, and tuberculosis

    c. local health care, and

    d. trained personnel for perinatal and infant care;

8. The nutritional status of children is adequate in terms of

    a. birth weight, and

    b. weight for age

9. The infant mortality rate for all identifiable subgroups is below 50 per 1000 live-births

10. Life expectancy at birth is over 60 years

11. The adult literacy rates for both men and women exceed 70%

12. The gross national product per head exceeds US $500.

These global indicators and measurements will have to be compiled on the basis of national indicators. For instance, corresponding to indicator (1), each country will determine whether the strategy for health for all has received endorsement as policy at the highest

official level of the country, and, corresponding to indicator (3),
the country will produce information on the proportion of its gross
national product which is spent on health, etc. Thus the national
equivalent of the 12 global indicators will also be a minimum required
in each country for monitoring the national strategies for health for
all.

These indicators can be grouped in four categories: (i) health
policy indicators, (ii) socioeconomic indicators, (iii) indicators
of the provision of health care, and (iv) indicators of health status.
It should be admitted that some of them are rather vague in their
present form. However, "it is important to select a number of
national indicators that have social and political punch in the sense
that people and policy-makers will be incited to action by them".
About half the indicators are collected outside the health sector, thus
underlining the importance of inter-sectoral collaboration. Data
required will have to be collected by other UN Agencies. For the
two indicators on environmental sanitation, a WHO survey may probably
need to be organized in those countries, for which no other source
is available.

Although the feasibility of gathering the information in particular national circumstances has been considered before deciding on
certain indicators, great efforts will have to be made in many
countries to ensure that reliable data are available, e.g. the data
basis for two mortality-based indicators on "health status" is still
critical, since more than 50% of countries have not yet developed
national mechanisms for the regular counting of births and deaths.
The question was discussed in depth by a working group last year and
recommendations formulated for alternative ways of obtaining the data
concerned. Some of the indicator data will be available at certain
intervals only, particularly in the less developed countries and
special surveys will have to be organized to collect reliable data,
i.e. for nutritional status indicators. Lack of national resources –
human and other - is the major problem in many countries for organizing
such surveys.

5.   It is not too difficult for countries with a developed health
statistics information system to obtain proposed global indicators.
Some additional arrangements, however, will be necessary, as some
indicators are not available regularly at the national level.   Health
records kept at various levels of the medical care delivery system
will serve as a data base for several of them.   At certain intervals
the organization of a sample survey may have to be considered in order
to obtain the required indicators.   Disease registers, population
census, vital registration epidemiological surveillance information
systems also serve this purpose.   It may be argued that a certain
number of the proposed indicators are not really relevant to the
majority of developed countries.

A publication has been issued by WHO[6] which indicates data
sources necessary for generating global indicators and attempts to
assist the countries in selecting additional indicators in keeping
with their needs and capacities.   A series of booklets is being
prepared as a guide for people in organizing health surveys, sampling,
use of information collected[7].

6.   In order to monitor regional strategies for health for all, work
is in progress in the six regions of WHO to select additonal regional
indicators i.e. the WHO Regional Committee for Africa limited the
number of indicators and, taking into account the critical situation
of existing data sources, proposed that indicators should leave room
for the use of approximate figures.

The specific objectives adopted in the Region of the Americas[8]
focus: on the restructuring and expansion of health service systems
to make them more equitable, more efficient, and more effective; on
the promotion and improvement of linkages between sectors of development, and on regional and interregional cooperation.   Member
States have made it explicit that these three objectives must be so
designed that specific contributions of the health sector to the
reduction of social and economic inequalities become visible.
Regarding the regional goals for the year 2000, they agreed that in
no country of the Region must life expectancy at birth be less than

70 years or infant mortality greater than 30 deaths per 1000 live
births.   They have further agreed to provide access to health
services, safe water and basic sanitation for 100% of the population,
and immunization for 100% of children under one year of age.

7.   Attached is the list of indicators suggested for monitoring
strategy for countries of the European Region (see Annex)[9].   Further
research and selection are needed to arrive at a minimum core list of
indicators for use at national level.   These indicators reflect the
Regional Strategy for H/2000, objectives to be achieved and prevailing
health problems towards which the Strategy in the countries of this
region has been oriented.   It is not the purpose of this meeting - of
course - to go into details of that Strategy.

8.   <u>Outline of a plan of action for health indicators.</u>[10]   Actions
may be envisaged in a double perspective:

- <u>short term</u>: indicators available for quick assessment of the
  situation and immediate action;

- <u>medium and long term</u>: indicators needed for better decision-making
  and planning and for the assessment of progress performed, which
  require a sustained effort for building up national capabilities
  in various areas.

   After an agreement has been reached as to which indicators are
needed[1] the answer to the second requirement has to be found, i.e. to
obtain the data on which to build the indicators[3].

1.   Most of the indicators needed by a decision-maker for planning,
management, monitoring and evaluation of health services are derived
from information generated at the local level in the form of raw data.
In other words, the selection of indicators is subject to the possibilities of collecting the relevant data, and the system of indicators
will be improved as the system of collection and analysis of information is ameliorated.

2.   There are various ways of getting local information: from
systematic recording, compulsory registration, sample surveys, visiting
teams, local informants, etc.   However, two methods deserve special
attention.

2.1   Information provided by regular reporting and information
obtained through surveys, is collected regularly in three major ways.

- Recording: the basic element is the primary health worker who
  has to collect and record the original information.   He must be
  trained for this specific task by taking into account his (low)
  level of education.   A suitable classification employing lay
  terminology should be put at his disposal so that the information
  collected can be manipulated and analyzed.

- Reporting: the reporting procedures at the local level should be
  designed and implemented to comply with the priorities defined by
  the health managers in view of the indicators they need for their
  decisions.

- Transmission: problems of communication between local and higher
  levels, and vice-versa should be solved with due consideration
  being given to the appropriateness of time and content.

2.2   Information provided by surveys.

    In many circumstances it is less expensive and more effective
to have recourse to surveys as the source of primary health care
information on which the indicators will be elaborated.   As a
complement and/or substitute to regular information they are able to
provide indicators of trends which are essential for identifying
problems and monitoring the actions. .

    Two types of surveys should be considered:

    - Ad hoc surveys for particular purposes

    - Household sample surveys which can be useful tools for
      continuous and overall assessment and monitoring.

    The third stage of the plan of action is to interpret and use the
indicators[8].   A number of arrangements and activities are involved.
Facilities for processing the information should be established in
order to provide indicators when and where they are needed.   Then

comes the presentation of information[10].

The decision-makers should receive the information required but
must not be submerged with raw and outdated data.   Information
is useful if the indicators are presented in a form which facilitates
appropriate decisions.   This implies that the information should be
presented in a clear and simple form which can be understood and
accepted by the managers.   Although the analysis and use of indicators
stand at the end of the whole process, a scheme has to be prepared
at an early stage.   Without this precaution the risk would be, as
it is too often the case, to have a mass of statistics giving no
information on accessibility, impact and efficacy of health programmes.

9.   WHO activities directed towards the promotion of indicators use.
The following is a list of actions initiated by WHO to facilitate the
use of indicators.   The objectives of these activities are:

- To prepare the didactic material

- To train health personnel

- To improve the tools

- To collaborate with the countries in developing the
  infrastructure required.

- To promote inter-country cooperation

- To participate in inter-sectorial activities

So far so good.   More work at the practical level is expected
during the implementation phase of indicators at various echelons
of Member countries.

REFERENCES

1. The meaning of "Health for all by the year 2000",
    H. Mahler, _World Health Forum,_ 2 (1) 1981

2. Statistical Indicators for the Planning and Evaluation of
    Public Health Programmes, 14th Report of WHO Expert
    Committee on Health Statistics _Wld. Hlth. Org. techn. Rep._
    Ser., 1971, No. 472

3. _A new perspective on the health of Canadians_, M. Lalonde,
    Minister of National Health and Welfare, Government of
    Canada

4. Health for all by the year 2000: A Canadian perspective,
    World Health Forum, 2 (4) 461-463 (1981)

5. Target "Health 2000", _World Health Forum_, 2 (2) 174-176 (1981)

6. Development of Indicators for Monitoring Progress Towards
    Health for All by the Year 2000, _"Health for All"_
    Series No. 4

7. _Planning and organising a health survey_, A Guide for Health
    Workers, W. Lutz

8. Health and development in Latin America, Héctor R. Acuna,
    World Health Forum, 2 (4) 461-463 (1981)

9. List of Suggested Indicators of Progress Towards Achieving
    Health for All by the Year 2000, _EUR/RC30/8 Annex 1._

10. _Outline of a Plan of Action for Health Indicators_ (internal
    document)

EUR/RC30/8

ANNEX I

LIST OF SUGGESTED INDICATORS OF PROGRESS
TOWARDS ACHIEVING HEALTH FOR ALL BY THE YEAR 2000

The following list of suggested indicators is a development of Section 7 of the Regional Strategy. Further research and selection are needed to arrive at a minimum core list for use at the national level in the European Region. Indicators considered of particular relevance for the Regional Strategy are indicated with an asterisk.

<u>Indicators of the Attainment of Health for All</u>

Indicators of Survival

   (1) Life expectancy at birth - by sex[*]

   (2) Infant mortality[*]

   (3) Perinatal mortality[*]

   (4) Comparative mortality in given ages among selected socio-economic and occupational groups

   (5) Specific mortality rates for selected causes (accidents, suicides)[*]

Indicators of Lifestyle

   (1) Alcohol consumption per capita[*]

   (2) Tobacco consumption per capita[*]

   (3) Percentage of nonsmokers by age, sex and social class[*]

   (4) Drug abuse in adolescents and young adults[*]

   (5) Percentage of pregnancies before 15[*]

   (6) Incidence of sexually transmitted diseases[*]

   (7) Number of people in sports associations - by age

Indicators of "Quality of Life"

   (1) Proportion of persons disabled as a result of permanent impairment - in selected age groups[*]

   (2) Incidence of waterborne diseases[*]

   (3) Percentage of population in households with an adequate supply of safe water[*]

   (4) Percentage of population in households with an adequate waste disposal system[*]

    (5)   Percentage of population exposed to given levels of
selected pollutants[*]

    (6)   Percentage of children below a given nutritional state -
by age

    (7)   Birth weight in selected groups[*]

    (8)   Absenteeism from work

    (9)   Absenteeism from school

  (10)   Criminality rates[*]

  (11)   Levels of education in various age groups[*]

  (12)   Percentage of population satisfied with their own level of
health

  (13)   Percentage of people over 70 years with low dependency
status

Socioeconomic Indicators

    (1)   Gross national product per capita[*]

    (2)   Health expenditure as a proportion of gross national
product[*]

    (3)   Income distribution[*]

    (4)   Percentage of health expenditure financed by:
- government (central and local)
- social security (compulsory insurance)
- private insurance
- private direct payment
- other

    (5)   Percentage of population at "poverty level"

    (6)   Proportion of active population seeking employment[*]

Indicators of Progress at National Level

Each country may have a specific list of indicators corresponding
to national objectives and targets, and including some of the
indicators mentioned above. In addition, indicators will be needed
of progress towards the provision of primary health care, and of the
provision of health care, i.e. the availibility, accessibility,
utilization and acceptability of services.

EUR/RC30/8

ANNEX I

Indicators of Progress towards Primary Health Care

    (1)   Percentage of population entering the health system through primary health care[*]

    (2)   Percentage of first contact with specialists arising out of referral from primary health care

    (3)   Number of doctors working alone in primary care practice and number of teams of 2, 3, 4, ... partners

    (4)   Number of persons working in primary care teams, other than doctors - by category (nurses, pharmacists, dentists, occupational therapists, social workers, etc.)

    (5)   Percentage of nurses working in hospital and in the community[*]

    (6)   Percentage of contacts in primary health care which do not involve curative services - by category:
- family planning
- surveillance
- health education/promotion, etc.

    (7)   Percentage of primary care teams with an established mechanism for community participation

    (8)   Percentage of cost of health services devoted to primary care - of which, percentage devoted to pharmaceuticals[*]

Availability of Services

    (1)   Classical resource-to-population ratios (physician, nurse, health post, hospital bed, etc.)[*]

    (2)   Average daily time of availability of primary health care services

Accessibility of Services

    (1)   Average delay between occurrence of an emergency (accident, heart attack) and appropriate care

    (2)   Percentage of population with access to a source of primary health care within 15, 30, 60 minutes, or longer[*]

    (3)   Indicators of shortfall (number of people on waiting lists)

Utilization of Services

    (1)   Attendance rates - by type of service

    (2)   Proportion of children immunized against specific diseases[*]

(3)   Duration of stay in hospital

(4)   Cost per unit of service

Acceptability of Services

(1)   Percentage of general population not willing, or reluctant, to use a given type of service

(2)   Percentage of users satisfied with the ways the services are provided

Indicators of Progress at Regional Level

A core list of indicators such as those marked with an asterisk above should be developed. Based on periodic reports from countries, the Regional Office might publish studies of actual and future relative positions of countries according to each indicator and for aggregated indexes. In addition the Regional Strategy will have to be developed progressively, together with regional plans of action. They could be expressed in terms of the numbers of countries showing evidence that they have implemented a generally accepted measure or reached an agreed target.

Examples

- Number of countries having signed the European Health Charter
- Number of countries having introduced, by law or regulation, changes in their health systems to ensure a primary health care approach
- Number of countries having set up a network of health development institutions
- Number of countries having achieved 100% coverage with immunization.

VII. Datenschutzrechtliche Aspekte

. Einige datenschutzrechtliche Aspekte

W. Wiese

EINIGE DATENSCHUTZRECHTLICHE ASPEKTE

W. WIESE

1. Ausgangspunkt für die datenschutzrechtliche Betrachtung ist
der <u>Schutzgegenstand</u>: die personenbezogenen Daten. Das sind
gem. § 2 Abs. 1 BDSG "Einzelangaben über persönliche oder
sachliche Verhältnisse einer bestimmten oder bestimmbaren
natürlichen Person (Betroffener)". Diese Definition der allgemeinen Datenschutzgesetze ist auch für bereichsspezifische
Regelungen maßgeblich geworden, insbesondere gem. § 35 SGB I
und § 79 SGB X für den Schutz der Sozialdaten.

2. Bevor hierauf näher eingegangen wird, sei noch ein Wort zu
dem Begriff der (bestimmten oder) <u>bestimmbaren</u> natürlichen
Person gesagt. Die Bestimmbarkeit einer natürlichen Person
hängt ab von dem Zusatzwissen, das erforderlich ist, um aus
einer bestimmbaren eine bestimmte Person zu machen. In vielen
Fällen, in denen nur der Name gelöscht wird, ist es ohne besonderen Aufwand möglich, die Person zu bestimmen. Deshalb
bleiben auch derartige Daten im Schutzbereich des Daten-
schutzrechts. Sind Daten dagegen vollständig anonymisiert, so
handelt es sich nicht mehr um personenbezogene Daten, so daß
das Datenschutzrecht nicht eingreift. Zwischen diesen beiden
Extremen gibt es zahlreiche Zweifelsfälle, die nicht abstrakt
erörtert werden können. Stichworte hierzu: Sensibilität der
Daten, Aufwand für die Anonymisierung und Nominalisierung,
Angemessenheit des Aufwandes usw.. Hier kann nur eine Betrachtung im Einzelfall zu brauchbaren Lösungen führen.

3. Die im Rahmen Ihrer Forschungsvorhaben benötigten Daten entstehen in der Regel bei einem Arzt oder bei einer Stelle gem.
§ 35 Abs. 1 SGB I, insbesondere bei den Leistungsträgern der
sozialen Sicherung. Für den Schutz der bei einem Arzt erhobenen Daten sind in erster Linie die Regeln über die ärztliche Schweigepflicht (ärztliche Berufsordnungen, § 203 StGB)
einschlägig. Danach ist eine Offenbarung von Daten, die unter
die ärztliche Schweigepflicht fallen, nur zulässig in den
folgenden Fällen:

- wenn die Einwilligung des Patienten vorliegt; hier gibt
  es schwierige Probleme, auf deren Existenz lediglich
  hingewiesen sei;

- wenn eine gesetzliche Mitteilungspflicht besteht (z.B.
  nach dem Bundesseuchengesetz, dem Geschlechtskrankhei-
  tengesetz, nach Melderecht usw.);

- wenn ein (seltener Ausnahmefall!) rechtfertigender oder
  entschuldigender Notstand den Arzt befugt, z.B. bei
  einem epileptischen Führerscheininhaber.

4. Da zahlreiche der bei Inanspruchnahme eines Arztes erhobenen,
   unter die ärztliche Schweigepflicht fallenden Daten aus Gründen der Funktionsfähigkeit des Systems der sozialen Sicherheit vom Arzt an Stellen gem. § 35 Abs. 1 SGB I offenbart
   werden (müssen), hat der Gesetzgeber angeordnet, daß diese
   Daten bei diesen Stellen den gleichen Schutz genießen sollen
   wie in der Arztpraxis selbst. Zu diesem Zweck hat der Gesetzgeber die "ärztliche Schweigepflicht" auf die in § 35 Abs. 1
   SGB I genannten Stellen erstreckt ("verlängert"). In § 76
   Abs. 1 SGB X heißt es:

"Die Offenbarung personenbezogener Daten, die einer in § 35
des Ersten Buches genannten Stelle von einem Arzt oder einer
anderen in § 203 Abs. 1 und 3 des Strafgesetzbuches genannten
Person zugänglich gemacht worden sind, ist nur unter den
Voraussetzungen zulässig, unter denen diese Person selbst
offenbarungsbefugt wäre."

Allerdings macht hiervon § 76 Abs. 2 SGB X eine umfangreiche
Ausnahme:

"Absatz 1 gilt im Rahmen des § 69 Abs. 1 Nr. 1 nicht für
personenbezogene Daten, die im Zusammenhang mit einer Begut-
achtung wegen der Erbringung von Sozialleistungen oder wegen
der Ausstellung einer Bescheinigung zugänglich gemacht worden
sind. Der Betroffene kann der Offenbarung widersprechen."

Ärztliche Begutachtungen im Rahmen des Systems der sozialen
Sicherung gehen jährlich in die Hunderttausende; an Beschei-
nigungsarten gibt es in der kassenärztlichen Praxis einige
Dutzend. Hier sind also zahlreiche personenbezogene Daten
vorhanden, bei denen die ärztliche Schweigepflicht durch-
brochen wird. Ob dieses Material für Forschungszwecke zur
Verfügung steht, richtet sich nach § 75 SGB X oder, falls die
Forschung eine "gesetzliche Aufgabe nach dem SGB" einer der
in § 35 SGB I genannten Stellen ist, möglicherweise auch nach
§ 69 SGB X.

5. Für Sozialdaten bei den in § 35 SGB I genannten Stellen gilt
    allgemein, daß sie von diesen Stellen nicht unbefugt offen-
    bart werden dürfen und als "Sozialgeheimnis" zu wahren sind.
    Dabei kommt es nicht darauf an, ob die Daten ein "Geheimnis"
    sind oder nicht. Ob eine Befugnis zur Offenbarung besteht,
    richtet sich nach § 35 Abs. 2 SGB I i.V.m. §§ 67 ff. SGB X.

Literatur

Abel-Smith, B. 1976. Value for Money in Health Services. London: Heinemann.

Aday, L.A. and R. Andersen. 1975. Development of Indices of Access to Medical Care. Ann Arbor: Health Administration Press.

Ad-hoc Arbeitsgruppe für Vital- und Gesundheitsstatistik des Eidgenössischen Departements des Inneren. 1978. Bericht über die Gesundheitsstatistik in der Schweiz. Bern. Manuskript.

Alderson, M.R. 1974. Central Government Routine Health Statistics. in Maunder (Ed.). Reviews of United Kingdom Statistical Sources. Vol. II. London: Heineman.

Andersen, R. 1968. A Behavioral Model of Families' Use of Health Services. Research Series 25. Chicago: Center for Health Administration Studies.

Armitage, P. (Ed.). 1977. Health Survey Systems in the European Economic Community. Commission of the European Economic Communities. Eur 5747e. Luxembourg.

Aubenque, M. M., Damiani, P. et L. Derueffe. 1965. Essai d'appréciation de l'incidence de la grippe sur les fluctuations de la mortalité. Etudes et Conjuncture, No. 9.

Baker, F. 1970. General Systems Theory, Research, and Medical Care. in Sheldon, A., Baker, F. and C.P. McLaughlin. Systems and Medical Care. Cambridge, Massachusetts: The MIT Press.

Barmes, D.E. and L.K. Cohen. No date. International Collaborative Study of Dental Manpower Systems. Interim Report. World Health Organisation.

Bartels, H. 1980. Entwicklungstendenzen in der amtlichen Statistik. Allgemeines Statistisches Archiv. Bd 64, No 1.

Becker, N., Frentzel-Beyme, R., und G. Wagner. 1984. Krebsatlas der Bundesrepublik Deutschland. Heidelberg: Springer.

Bice, T.W., Greenhill, S., Kohn, R., and K.L. White. 1976. Use of Dental Services. in Kohn, R. and K.L. White (Eds.) Health Care: An International Study. London: Oxford University Press.

Brecht, J.G., Schach, E. und F. W. Schwartz. 1980. Erhebung über die ambulante Versorgung durch niedergelassene Allgemeinärzte im Regierungsbezirk Koblenz. in Blohmke, M., Boschke, W., Schach, E. und F. W. Schwartz. (Herg.) Psychosoziale Faktoren und Krankheit. Ambulante ärztliche Versorgung. Freie Vorträge. Schriftenreihe Arbeitsmedizin, Sozialmedizin, Präventivmedizin. Bd 67. Stuttgart: Gentner.

Brecht, J.G., Hanke, H., und Th. Schäfer. 1984. Modellvorhaben zur Regionalanalyse von Gesundheits-und Umweltdaten im Saarland. Band 3: Untersuchungsansatz und ergänzende Analysen. Friedrichshafen: Dornier System GmbH.

Brennecke, R. 1981a. Mikrozensensen. in Brennecke, R., Greiser, E., Paul, H. und E. Schach (Herg.) Datenquellen für Sozialmedizin und Epidemiologie. Heidelberg: Springer.

Brennecke, R. 1981b. Vorschlag zur Differenzierung zwischen verschiedenen Arten der Datenverknüpfung. Persönliche Mitteilung.

Brennecke, R., Greiser, E., Paul, H. und E. Schach (Herg.) 1981. Datenquellen für Sozialmedizin und Epidemiologie. Heidelberg: Springer.

Bull, H.P. 1984. Rechtliche Grundlagen der Offenbarung von Patientendaten durch Kassenärzte. in. Meye, M. R. und F. W. Schwartz. 1984. Transparenzprojekte in der GKV. Köln: Deutscher Ärzteverlag.

Bundesministerium für Jugend, Familie und Gesundheit. 1977, 1983. Die Daten des Gesundheitswesens. Ausgabe 1977, 1983. Stuttgart: Kohlhammer.

Bundesministerium für Jugend, Familie und Gesundheit. 1980. Todesursachen der Gestorbenen, Fehlbildungen bei Geborenen. Schriftenreihe des Bundesministeriums für Jugend, Familie und Gesundheit, Bd. 77. Stuttgart: Kohlhammer.

Cannell, Ch., Marquis, K.H. and A. Laurent. 1977. A Summary of Studies of Interviewing Methodology. National Center for Health Statistics, Department of Health, Education, and Welfare. Public Health Service. Health Resources Administration. Washington, D.C.: U.S. Government Printing Office.

Carlson, B. 1985. Using surveys for management and measurement of health in developing countries, Sozial- und Präventivmedizin 30.

Cohen, B. and J. Kleinman. 1979. Death Rates from Ischaemic Heart Disease and Other Related Diseases by Health Service Area, 1968-1972. Statistical Notes for Health Planners. No. 10. National Center for Health Statistics. Office of Health Research, Statistics and Technology. Public Health Service. U.S. Department of Health, Education, and Welfare. Washington, D.C.: U.S. Government Printing Office.

Cox, L. H. 1980. Disclosure Avoidence Practices for Releasing Microdata. in Kaase, M., Krupp, H.-J., Pflanz, M., Scheuch E.K. und S. Simitis (Hrsg.) Datenzugang und Datenschutz. Konsequenzen für die Forschung. ZUMA Monographien. Sozialwissenschaftliche Methoden, Bd.3., Königstein Ts: Athenäum.

Department of Health, Education, and Welfare. 1976. Sharing resources for health in England. Report of the Resource Allocation Working Party. London: Her Majesty's Stationary Office.

Department of Health and Social Security. May 1978. Health Statistics Report. Fiscal Year 1978. Public Health Service. Washington, D.C.: U.S. Government Printing Office.

Der Bundesbeauftrage für den Datenschutz. 1980. 2.Tätigkeitsbericht. Bonn: Bonner Universtätsbuchdruckerei.

Der Bundesminister für Arbeit und Sozialordnung (Herg.). 1978. Die Struktur der Ausgaben im Gesundheitsbereich und ihre Entwicklung seit 1970 - Vertiefende Untersuchung zur Aussagefähigkeit der amtlichen Statistik. Bearbeiter H. Essig, E. Gauch, W. Müller, Bonn.

Der Bundesminister für Arbeit und Sozialordnung, Forschung und Technologie und Jugend, Familie und Gesundheit. 1983. Forschung und Entwicklung im Dienste der Gesundheit 1983-1986. Bonn.

Downs. A. 1967. Inside Bureaucracy. Little Brown.

Ezzati, T. and Th. McLemore. 1980. The National Ambulatory Medical Care Survey. 1977 Summary. United States, January - December 1977. Series 13, No. 44. National Center for Health Statistics. Office of Health Research, Statistics, and Technology. Public Health Service. U.S. Department of Health, Education, and Welfare. Washington, D.C.: U.S. Government Printing Office.

Frentzel-Beyme, R. und U. Keil. 1981. Sterblichkeit und Todesbescheinigungen. in Brennecke, R., Greiser, E., Paul, H. und E. Schach (Herg.) 1981. Datenquellen für Sozialmedizin und Epidemiologie. Heidelberg: Springer.

Frentzel-Beyme, R. u. H.J. Seelos. 1981. Daten des Vertrauensärztlichen Dienstes. in Brennecke, R., Greiser, E., Paul, H. und E. Schach (Herg.) Datenquellen für Sozialmedizin und Epidemiologie. Heidelberg: Springer.

Frentzel-Beyme, R., Keil, U., Planz, M., Struba, R. und G. Wagner. 1980. Mortalitäsdaten und Mortalitätsstatistik. Münchener Medizinische Wochenschrift, Band 122, Nr. 24.

Frentzel-Beyme, R., Leutner, R. Wagner, G. und H. Wiebelt. 1979. Krebsatlas der Bundesrepublik Deutschland. Berlin.: Springer.

Geißler, U. 1979. Verlust an Lebensjahren. Wido Materialien, Band 5. Bonn-Bad Godesberg: Wissenschaftliches Institut der Ortskrankenkassen.

Glaser, W. 1970. Paying the Doctor. Baltimore: Johns Hopkins Press.

Glickman, L.S. 1977. Inpatient Utilization of Short-Stay Hospitals by Diagnosis. Series 13, No. 30. National Center for Health Statistics. Health Resources Administration. Public Health Service. U.S. Department of Health, Education, and Welfare. Washington, D.C.: U.S. Government Printing Office.

Greiser, E. 1980. Epidemiologische Forschung und Behinderung des Datenzugangs in Kaase, M., Krupp, H.-J., Pflanz, M., Scheuch E.K. und S. Simitis (Hrsg.) Datenzugang und Datenschutz. Konsequenzen für die Forschung. ZUMA Monographien. Sozialwissenschaftliche Methoden, Bd.3., Königstein Ts: Athenäum.

Groves, R.M. and R.L. Kahn. 1979. Surveys by Telephone. New York: Academic Press.

Grünauer, F., Jahn, E., Lenke, H.-J., Schäfer, Th. und Cz. Wilpert. 1979. Untersuchungen zur Schichtenspezifität der Inanspruchnahme medizinischer Leistungen und der Krankheitsverläufe in der sozialen Krankenversicherung. Bericht über die Vorstudie. 2 Bände. Berlin: Forschungsstelle für Medizinische Sozialforschung.

Guidevaux, M. Colvez, A., Michel, E. et F. Hatton. 1975. Les Malades en Médecine Libérale. Unité de Recherche sur l'Evaluation de l'Etat de Santé et des Systèmes de Soin et de Prévention. U.164-I.N.S.E.R.M.: Paris.

Gutzwiller, F., Leu, R., Schulz, H.-R., Schröter, R. and E. Zemp. 1985. The Swiss health survey project (SOMIPOPS): an example of a data collection effort from various sources. Sozial- und Präventivmedizin 30.

Häro, A.S. 1976. Anti-tuberculosis programmes in Finland. Evaluation of current activities. Tuberculosis and Respiratory Diseases Yearbook. Vol. 5.

Häro, A. S. 1980. Information systems for health services at the national health level, in McLachlan G. 1980. (Ed.) Information Systems for Health Services. Public Health in Europe No. 13. World Health Organisation, Regional Office for Europe: Copenhagen.

Heasman, M. A. 1980. The strategy in Scotland. in McLachlan G. 1980, (Ed.) Information Systems for Health Services. Public Health in Europe. No. 13. World Health Organisation. Regional Office for Europe: Copenhagen.

Hecker, H., Basler, H.-D. und E. Wolf. 1975. Schwankungen der Mortalität in Beziehung zur Luftverschmutzung. Methods of Information in Medicine, vol 14, no 4.

Helberger, Ch. und W. Sörgel. 1980. Entwicklung praktisch anwendbarer Indikatoren für Ziele und Ergebnisse der Gesundheitspolitik in der Bundesrepublik Deutschland. Forschungsbericht. Gesundheitsforschung, Nr. 36. Bonn: Der Bundesminister für Arbeit und Sozialordnung.

Henke, K.-D. 1981. Gesundheitsausgaben. in Brennecke, R., Greiser, E., Paul, H. und E. Schach (Herg.). Datenquellen für Sozialmedizin und Epidemiologie. Heidelberg: Springer.

Henke, K.-D. und H. Adam. 1983. Die Finanzlage der sozialen Krankenversicherung 1960-1978. Köln: Deutscher Ärzteverlag.

Höhn, Ch. 1978. Entwicklung der Säuglingssterblichkeit und ihrer Einflußgrößen. Ergebnisse einer Sonderauszählung für das Jahr 1973. Wirtschaft und Statistik, Heft 1.

Hoffmeister, H. und W. Lingk (Herg.) 1981. Krebsregistrierung in der Bundesrepublik Deutschland. Möglichkeitern und Grenzen. bga-Berichte 1/1981. Berlin: Dietrich Reimer.

Holland, W.,W., Ipsen, J. and J. Kostrewski (Eds.). 1979. Measuring of Levels of Health. Copenhagen: World Health Organisation, Regional Office for Europe.

Hogarth, J. 1978. Glossary of Health Care Terminology. Public Health in Europe. No. 4. Copenhagen: World Health Organisation, Regional Office for Europe.

Hollmann, A. 1980. Datenzugang im medizinischen Bereich. in Kaase, M., Krupp, H.-J., Pflanz, M., Scheuch E.K. und S. Simitis (Hrsg.) Datenzugang und Datenschutz. Konsequenzen für die Forschung. ZUMA Monographien. Sozialwissenschaftliche Methoden, Bd.3., Königstein Ts: Athenäum.

Infratest, Hoffmeister, H., Pflanz, M., Schach, E. und S. Schach. 1980. Erhebung über den Gesundheitszustand der Bevölkerung. Vorhabenbeschreibung. München.

Kalimo, E., Bice, T. W., Starfield, B., Paganini, J.M., Anderson, D.O. and T. Purola. 1976. Use of Physican Services. in Kohn, R. and K.L. White (Eds.) Health Care: An International Study. London: Oxford University Press.

Kerek-Bodden, E. Schach, E., Schach, S., Schwartz, F. W., Wagner, P. und B.-P. Robra. 1984. Ambulatory care and its role in the health care system. in Engelbrecht, v. Eimeren, W. and Ch. Flagle. Systems Science in Health Care. Heidelberg: Springer.

Kohn, R., Härö, S., Logan, R., and A. Ron. 1976. Health Services Resource and Organization Factors. in Kohn, R. and K.L. White. Health Care: An International Study. London: Oxford University Press.

Kerek-Bodden, E., Schach, E., Schach, S., Schwartz, F. W., Wagner, P. and B.-P. Robra. 1984. Ambulatory medical care and its role in the health care system. in v. Eimeren, W., Egelbrecht, R. and Ch. Flagle (Eds). Third International Conference on Systems in Health Care. Heidelberg: Springer.

Kohn, R. and K.L. White, (Eds). 1976. Health Care: An International Study. London: Oxford University Press.

Koller, S. Ohne Jahr. Studie über die Todesursachen auf den Todesbescheinigungen in der Bundesrepublik Deutschland. Mainz: Manuskript.

Korporal, J. und K.W. Tietze. 1981. Schwangerschaftsabbruchstatistik. in. Brennecke, R., Greiser, E., Paul, H. und E. Schach (Herg.) Datenquellen für Sozialmedizin und Epidemiologie. Heidelberg: Springer.

Kostrewski, J. 1979. The strategic approach. Introduction. in Holland, W., W., Ipsen, J. and J. Kostrewski (Eds.) 1979. Measuring of Levels of Health. Copenhagen: World Health Organisation, Regional Office for Europe.

Kozak, L.J. and R. Andersen. 1980. The Status of Hospital Discharge Data in Six Countries. National Center for Health Statistics, Series 2, No. 80. Office of Health Research, Statistics, and Technology. Public Health Service. U.S.Department of Health, Education, and Welfare. Washigton, D.C.: U.S. Government Printing Service.

Lange, H.-J., Kellhammer, U., Frentzel-Beyme, R., Rohleder, F., Becker, N., Seelos, H.-J., Kilian, W. und Fehr. 1984. Memorandum zur Verbesserung des Zugangs zu Totenscheindaten in der Bundesrepublik Deutschland. Manuskript

Levy, P.S. 1977. Synthetic Estimation of State Health Characteristics Based on the Health Interview Survey. National Center for Health Statistics. Series 2, No 75. U.S.

Department of Health, Education, and Welfare. Public Health Service. Washington, D.C.: U.S. Government Printing Office.

Lunde, A.S., Lundeborg, S., Lettenstrom, G.S., Thygesen, L.. and J.Huebner. 1980. The Person-Number Systems of Sweden, Norway, Denmark, and Isreal. Data Evaluation and Methods Research, Series 2, No. 84. National Center for Health Statistics. Office of Health Research, Statistics, and Technology. Public Health Service. U.S. Department of Health and Human Servicers. Washington, D.C.: U.S. Government Printing Office.

Meads, S. and Th. McLemore. 1974. The National Ambulatory Medical Care Survey: Symptom Classification. National Center for Health Statistics. Series 2, No. 63. Health Resources Administration. Public Health Service. U.S. Department of Health, Education, and Welfare. Washington, D.C.: U.S. Government Printing Office.

McGarthy, Ph. 1969. Pseudoreplication. Further Evaluation and Application of the Balanced Half-Sample Technique. National Center for Health Statistics. Series 2, No 31. U.S. Department of Health, Education, and Welfare. Public Health Service. Health Services and Mental Health Administration. Washington, D.C.: U.S. Government Printing Office.

McLachlan, G. 1980. (Ed.) Information Systems for Health Services. Public Health in Europe No. 13. Copenhagen: World Health Organisation, Regional Office for Europe.

Meye, M. R. und F. W. Schwartz. 1984. Transparenzprojekte in der GKV. Köln: Deutscher Ärzteverlag.

Miller, H. W. 1973. Plan and Operation of the Health and Nutrition Examination Survey. United States 1971-1973. National Center for Health Statistics. Series 1, No 10a. Health Services and Mental Health Administration. Public Health Service. Department of Health, Education, and Welfare. Washington, D.C.: U.S. Government Printing Office.

Minimum Basic Data Set. A Report of the National Committee on Vital and Health Statistics. Series 4, No. 16. U.S. Department of Health, Education, and Welfare. Public Health Service. Health Resources Administration. Washington, D.C: U.S. Government Printing Service.

Ministère des Affaires Sociales et de la Solidarité Nationale. 1985. Comptes Nationaux de la Santé. Paris.

Murnaghan, J. 1973. Ambulatory Care Data. A Report on the Conference on Ambulatory Medical Care Records. Medical Care, Vol 11, No 2. (Suppl.).

Murnaghan, J. 1981. Health indicators and information systems for the year 2000. Ann. Rev. Public Health No 2: 299 - 361.

Murnaghan, J. H. and K.L. White (Eds.). 1970. Hospital Discharge Data: Report of the Conference on Hospital Discharge Abstract Systems. Medical Care, Vol.8. No. 4. (Suppl.).

National Board of Health. 1978. Health Services 1978. Year Book of the National Board of Health 1971-1977. Helsinki.

National Center for Health Statistics. Data Evaluation and Methods Research. Vital and Health Statistics, Series 2. Washington, D.C. : U.S. Government Printing Office

National Center for Health Statistics. Data Evaluation and Methods Research. Vital and Health Statistics, Series 3. Washington, D.C. : U.S. Government Printing Office

National Center for Health Statistics. Vital and Health Statistics, Series 4. Washington, D.C. : U.S. Government Printing Office.

National Center for Health Statistics. 1971. The Mission and Policies of the National Center for Health Statistics. HSM-72-1201. Washington D.C.

National Center for Health Statistics. 1972. Health Statistics Today. A Report of the Committee to Evaluate the National Center for Health Statistics. Series 4, No. 15. U. S. Department of Health, Education, and Welfare. Public Health Service. Health Resources Administration. Washington, D.C.: U.S. Government Printing Office.

National Center for Health Statistics. 1972a. Standardized Micro-Data Tape Transcripts. Health Services and Mental Health Administration. Public Health Service. Department of Health, Education, and Welfare. Washington, D.C.: U.S. Government Printing Office.

National Center for Health Statistics. 1974a. Uniform Hospital Abstract: Minimum Basic Data Set. A Report of the United States National Committee on Vital and Health Statistics. Series 4, No. 14. U.S. Department of Health, Education, and Welfare. Public Health Service. Health Resources Administration. Washington, D.C.: U.S. Government Printing Office.

National Center for Health Statistics. 1974b. Ambulatory Medical Care Records: Uniform Minimum Basic Data Set. A Report of the National Committee on Vital and Health Statistics, Series 4, No. 16. U.S. Department of Health, Education, and Welfare. Public Health Service. Health Resources Administration. Washington, D.C.: U.S. Government Printing Office.

National Center for Health Statistics. 1975. The Analytical Potential of the National Center for Health Statistics for Health Care Systems. A Report of the United States National Committee on Vital and Health Statistics. Series 4, No. 17. U.S. Department of Health, Education, and Welfare. Public Health Service. Washington, D.C.: U.S. Government Printing Office.

National Center for Health Statistics. 1977. Statistics Needed for Determining the Effects of the Environment on Health. Report of the Technical Consultant Panel to the United States National Committee on Vital and Health Statistics, Series 4, No. 20. U.S. Department of Health, Education, and Welfare. Washington, D.C.: U.S. Goverment Printing Office.

National Center for Health Statistics. 1979 . The People's Health: Facts, Figures and the Future. The Public Health Conference on Records and Statistics. Office of Health Research, Statistics and Technology. U.S. Department of Health, Education, and Welfare. Public Health Service. Washington, D.C.: U.S. Government Printing Office.

National Center for Health Statistics. 1980. Information Needs of National Health Insurance. A Discussion of Principles, Issues, and Recommendations. Report of the National Committee on Vital and Health Statistics. U. S. Department of Health, Education and Welfare, Public Health Service, Office of Health Research, Statistics and Technology. Washington, D.C.: U.S. Government Printing Office.

National Center for Health Statistics. 1980a. Uniform Hospital Discharge Data. Minimum Data Set. Report of the National Committee on Vital and Health Statistics. U. S. Department of Health, Education and Welfare, Public Health Service, Office of Health Research, Statistics and Technology. Washington, D.C.: U.S. Government Printing Office.

Office of Federal Statistical Policy and Standards. 1978. A Framework for Planning U.S. Federal Statistics for the 1980's. U. S. Department of Commerce. U.S. Government Printing Office: Washington, D.C.

Office of the Assistant Secretary for Health. Improving Health in America. Highlights of 1977-80. Public Health Service. U.S. Department of Health, Education, and Welfare. Washington, D.C.: U.S. Government Printing Office.

Office of Population Censuses and Surveys. Social Survey Division. 1973. The General Household Survey. Introductory Report. London: Her Majesty's Stationary Office.

Office of Population Censuses and Surveys. 1976. Vital and Health Statistics in England and Wales.

Organisation for Economic Cooperation and Development (OECD). 1980. Social Indicators. Results to April 1979 and Future Prospects. The OECD Social Indicator Development Programme. Paris.

Pedersen, E. Hogetveit, A., C. and A. Andersen. 1973. Cancer of respiratory organs among workers at a nickel refinery in Norway. Int. J. Cancer 12: 32-41.

Pannenborg, Ch, 1985. Scenarios as a method of probing and planning the future of health care. Manuscript for the International meeting on the future of health and health systems in the industrialized societies.

Purola, T., Kalimo, E. and K. Nyman. 1974. Health Services Use and Health Status under National Sickness Insurance. An Evaluative Resurvey of Finland. Social Insurance Institution of Finland: Helsinki.

Rabin, D. and E. Schach. 1975. Medicaid, and physican use. Medical Care 13, No.1

Ranofsky, A. 1977. Utilization of Short-Stay Hospitals: Annual Summary. Series 13, No. 31. National Center for Health Statistics. Health Resources Administration. Public Health Service. U.S. Department of Health, Education, and Welfare. Washington, D.C.: U.S.Government Printing Office.

Rapaport, E. 1980. Für oder gegen die Freigabe von Daten aus der Perspektive einer statistischen Behörde. in Kaase, M., Krupp, H.-J., Pflanz, M., Scheuch E.K. und S. Simitis (Hrsg.) Datenzugang und Datenschutz. Konsequenzen für die Forschung. ZUMA Monographien. Sozialwissenschaftliche Methoden, Bd.3., Königstein Ts: Athenäum.

Reunanen, A. 1977. Prevalence and Prognosis of Chest Pain Suggesting Coronary Heart Disease in Middle-Aged Finnish Men and Women. Report of the Finnish Social Security Institution. No. 8.: Helsinki.

Schach, E. 1981 a. Sekundärdatennutzung durch die Forschung in. Brennecke, R., Greiser, E., Paul, H. und E. Schach (Herg.) Datenquellen für Sozialmedizin und Epidemiologie. Heidelberg: Springer.

Schach, E. 1981 b. Daten der Gesetzlichen Krankenversicherung am Beispiel einer AOK. in. Brennecke, R., Greiser, E., Paul, H. und E. Schach (Herg.) Datenquellen für Sozialmedizin und Epidemiologie. Heidelberg: Springer.

Schach, E. 1984. Die Entropie als Maß in der Gesundheitsstatistik. in Köhler, C. O., Tautu, P. und G. Wagner (Herg). Der Beitrahg der Informationsverarbeitung zum Fortschritt der Medizin. Medizinidsche Informatik und Statistik 50. Heidelberg: Springer.

Schach, E. 1985. Integrating data from various sources: combining surveys, records, and routine data. Sozial- und Präventivmedizin 30.

Schach, E. 1985. Alternative ways of presenting statistics on sickness disability and death. Measurement of Health and Health Promotion: A Positive Approach. Copenhagen: World Health Organization. in preparation.

Schach, E. und S. Schach. 1978. Pseudoauswahlverfahren bei Personengesamtheiten I.: Namensstichproben. Allgemeines Statistisches Archiv, Bd 62, No.4

Schach, E. und S. Schach. 1979. Pseudoauswahlverfahren bei Personengesamtheiten II: Geburtstagsstichproben. Allgemeines Statistisches Archiv, Bd 63, No 2.

Schach, E. und S. Schach. 1980. Zur Variabilität von Mortalitätsdaten. in Köpcke, W. und K. Überla (Herg.). Biometrie - heute - morgen. Iterregionales Biometrisches Kolloquium 1980. Medizinische Informatik und Statistik. Band 17. Heidelberg: Springer.

Schach, S. 1980. Gutachten über statistische Aspekte einer epidemiologischen Überwachung des Gesundheitszustands in Gebieten mit unterschiedlicher Luftverunreinigung. Berlin: Umweltbundesamt.

Schaible, W.L., Brock, D.B., Casady, R. and G.A. Schnack. 1979. Small Area Estimation: An empirical Comparison of Conventional and Synthetic Estimators for States. National Center for Health Statistics. Series 2, No 82. U.S. Department of Health, Education and Welfare. Public Health Service. Office of Health Research, Statistics, and Technology. Washington, D.C.: U.S. Government Printing Office.

Schimmel, H. 1978. Evidence for possible acute health effects of ambient air pollution from time series analysis: methodological questions and some new results based on New York city daily mortality, 1963-1976. Bulletin of the New York Academy of Medicine, vol 54, no 11., pp 1052-1108.

Smedby, B. (Ed). 1984. Inequalities in health services in the Scandinavian countries. Scand. J. Soc. Med. Supplement 34.

Schwartz, F.W. 1980. Zur Qualität und diagnostischen Effektivität des Kinderscreenings in der Bundesrepublik. Der Kinderarzt, 11. Jg. Nr 10.

Schwartz, F.W., Robra, B.-P., Meye, M. R., Henke, K.-D. und C.S. Behrens. 1984. Medizinische Orientierungsdaten. Daten und Ziele für die Konzertierte Aktion im Gesundheitswesen. Köln: Zentralinstitut für die Kassenärztliche Versorgung in der Bundesrepublik Deutschland.

Schwartz, F.W. und D. Schwefel (Herg.) 1978. Diagnosen in der ambulanten Versorgung. Aussagefähigkeit und Auswertbarkeit. Köln-Lövenich: Deutscher Ärzte Verlag.

Statistisches Bundesamt. 1968- 1979 jährlich. Statistisches Jahrbuch für die Bundesrepublik Deutschland. Kohlhammer: Stuttgart.

Statistisches Bundesamt. 1976a. Das Arbeitsgebiet der Bundesstatistik. Wiesbaden.

Statistisches Bundesamt. 1978a. Datum 19.1.1978. Weiterentwicklung der Krankenhausstatistik. Unterlage zum Gespräch des Sachverständigenausschußes 'Statistik im Gesundheitswesen'. Wiesbaden.

Statistisches Bundesamt. 1980. STATIS - Bund. Allgemeines Statistisches Informationssystem des Bundes. Datenbestandverzeichnis vom 6.2.1980.

Steinmüller, W. 1980. Ein organisationsunterstütztes Verfahren zur Anonymisierung von Forschungensdaten. in Kaase, M., Krupp, H.-J., Pflanz, M., Scheuch E.K. und S. Simitis (Hrsg.) Datenzugang und Datenschutz. Konsequenzen für die Forschung ZUMA Monographien. Sozialwissenschaftliche Methoden, Bd.3., Königstein Ts: Athenäum.

The Social Insurance Institution. 1978. Statistical Yearbook of the Social Insurance Institution 1977. Helsinki.

The Working Group on the Information System. 1976. Report submitted by the Working Group on the Information System appointed by the Priority Committee on the Health Service. Copenhagen: The Priority Committee. The Danish Ministry of Health and Internal Affairs.

United Nations 1978. Statistical Yearbook 1977. New York.

United Nations 1979. Statistical Yearbook 1978. New York.

Wagenführ, R. 1973. Wirtschafts- und Sozialstatistik. Freiburg i. Br.: Rudolf Haufe.

Wagner, P., Schach, E. und F. W. Schwartz. 1984. A Reason for Visit Classification for Ambulatory Care - Ein Klassifikationsschema für Kontaktanlässe in der ambulanten Versorgung. 1984. Köln: Zentralinstitut für die Kassenärztliche Versorgung in der Bundesrepublik Deutschland.

White, K.L. 1979. Tentative Guidelines for Discussion and Preparation of Working Papers. Meeting on Planning, Operation and Evalution of National Health Information Systems. WHO Working Paper.

White, K.L. 1980. Information for health care: an epidemiological perspective. Inquiry. Vol. XVIII, No. 4.

White, K.L., Bice, T.W., Purola,T., Kalimo, E. and M. Novosel. 1976. Overall Patterns of Health Services Use. in Kohn, R. and K.L. White (Eds.) Health Care: An International Study. London: Oxford University Press.

White, K.L., Schach, E., Härö, A.S., Indulski, J., Logan, R.F., Mathews, V.L. and J. M. Paganini. 1976. Use of Hospitals. in Kohn, R. and K.L. White (Eds.) Health Care: An International Study. London: Oxford University Press.

Whitehead, F.E. 1977. Health Surveys in the United Kingdom. in. Armitage, P. (Ed.). National Health Survey Systems in the European Economic Community. Report EUR5747e. Luxembourg: Commision of the European Communities.

World Health Organization. 1985. Measurement of Health and Health Promotion: A Positive Approach. Copenhagen: in preparation.

Wissenschaftliches Institut der Ortskrankenkassen (Herg.). 1978. Kassenärztliche Bedarfsplanung. Bonn-Bad Godesberg.

Wissenschaftliches Institut der Ortskrankenkassen, Greiser, E. und E. Schach. 1977. Projekt Velbert/Stufe 1 -Projekt zur Erfassung der Ursachen des steigenden Leistungsumfanges in der kassenärztlichen Versorgung. Bad Godesberg.

World Health Organisation. 1971. Statistical Indicators for the Planning and Evaluation of Public Health Programmes. Fourteenth Report of the WHO Expert Committee on Health Statistics. Technical Report Series No. 472. Geneva.

World Health Organisation. 1973. Health Information Systems. Report on a Conference. Copenhagen: Regional Office for Europe.

World Health Organisation. 1973a. Health Planning in National Development. Report on a Working Group. Copenhagen: Regional Office for Europe.

World Health Organisation. 1974. New Approaches in Health Statistics. Report of the Second International Conference of National Committees on Vital and Health Statistics. Technical Report Series No. 559. Geneva.

World Health Organisation. 1980. International Classification of Impairments, Disabilities, and Handicaps. Geneva.

World Health Organisation. 1980a. The inequality of death. WHO No. 34, pp 9-15

World Health Organisation. 1980b. Economics and health policy. WHO No 34, pp 47-52.

Ziegler-Jung, B. 1980. Datenschutz und Datenzugang der Forschung im Gesundheitsbereich in Brennecke, R., Greiser, E., Paul, H. und E. Schach (Herg.). Datenquellen für Sozialmedizin und Epidemiologie. Heidelberg: Springer.

Adressen der Autoren   Stand Juli 1985

- Dipl.-Math. J.G. Brecht-   Dipl.-Vw. E. Schach, M.S.
Dornier System GmbH   Bereichsleiterin, Anwendungssysteme
Bereich Planungsberatung   Hochschulrechenzentrum
Postfach   Universität Dortmund
7990 Friedrichshafen   Postfach 500 500
                                    4600 Dortmund 50

- Professor Dr. R. Brennecke
Institut für Soziale Medizin-   - Dr. Th. Schäfer
Freie Universität Berlin   Dornier System GmbH
Thieallee 47   Bereich Planungsberatung
1000 Berlin 33   Postfach
                                    7990 Friedrichshafen

- Professor Dr. K.-D. Henke
Lehrstuhl D für Volkswirt-
schaftslehre   Dr. B. Skrinjar (im Ruhestand)
Universität Hannover   Weltgesundheitsorganisation
Wunstorfer Str. 14   1211 Genf, Schweiz
3000 Hannover 91

- Dr. J. John,   - Dr. W. Wiese
Priv. Doz. Dr. D. Schwefel   Der Bundesbeauftragte für
medis/GSF   den Datenschutz
Ingolstädter Landstr. 1   Stephan-Lochner Str. 2
8042 Oberschleißheim   5300 Bonn 2

- Mrs. E. Körner
Chairperson, National Health Service/
Department of Health and Social Security.
Health Information Steering Group
Department of Health and Social Security
Euston Tower
286 Euston Rd
London NW1 3DN England

- Priv. Doz. Dr. U. Laaser
Deutsches Institut zur Bekämpfung
des hohen Blutdrucks
Postfach 101409
6900 Heidelberg 1

- Dr. A. Mason
Secretary, National Health Service/
Department of Health and Social Security,
Health Information Steering Group
Department of Health and Social Security
Euston Tower
286 Euston Rd
London NW1 3DN England

- Professor Dr. G. Neumann (im Ruhestand)
Krebsverband Baden-Würtemberg e.V.
Hohe Str. 28
7000 Stuttgart 1

- Mme S. Sandier
CREDES
45 Bvd Vincent Auriol
75013 Paris, Frankreich

Band 34: C. E. M. Dietrich, P. Walleitner, Warteschlangen-Theorie und Gesundheitswesen. VIII, 96 Seiten. 1982.

Band 35: H.-J. Seelos, Prinzipien des Projektmanagements im Gesundheitswesen. V, 143 Seiten. 1982.

Band 36: C. O. Köhler, Ziele, Aufgaben, Realisation eines Krankenhausinformationssystems. II, (1-8), 216 Seiten. 1982.

Band 37: Bernd Page, Methoden der Modellbildung in der Gesundheitssystemforschung. X, 378 Seiten. 1982.

Band 38: Arztgeheimnis – Datenbanken – Datenschutz. Arbeitstagung, Bad Homburg, 1982. Herausgegeben von P. L. Reichertz und W. Kilian. VIII, 224 Seiten. 1982.

Band 39: Ausbildung in der Medizinischen Informatik. Proceedings, 1982. Herausgegeben von P. L. Reichertz und P. Koeppe. VIII, 248 Seiten. 1982.

Band 40: Methoden der Statistik und Informatik in Epidemiologie und Diagnostik. Proceedings, 1982. Herausgegeben von J. Berger und K. H. Höhne. XI, 451 Seiten. 1983.

Band 41: G. Heinrich, Bildverarbeitung von Computer-Tomogrammen zur Unterstützung der neuroradiologischen Diagnostik. VIII, 203 Seiten. 1983.

Band 42: K. Boehnke, Der Einfluß verschiedener Stichprobencharakteristika auf die Effizienz der parametrischen und nichtparametrischen Varianzanalyse. II, 6, 173 Seiten. 1983.

Band 43: W. Rehpenning, Multivariate Datenbeurteilung. IX, 89 Seiten. 1983.

Band 44: B. Camphausen, Auswirkungen demographischer Prozesse auf die Berufe und die Kosten im Gesundheitswesen. XII, 292 Seiten. 1983.

Band 45: W. Lordieck, P. L. Reichertz, Die EDV in den Krankenhäusern der Bundesrepublik Deutschland. XV, 190 Seiten. 1983.

Band 46: K. Heidenberger, Strategische Analyse der sekundären Hypertonieprävention. VII, 274 Seiten. 1983.

Band 47: H.-J. Seelos, Computerunterstützte Screeninganamese. IX, 221 Seiten. 1983.

Band 48: H. E. Wichmann, Regulationsmodelle und ihre Anwendung auf die Blutbildung. XVIII, 303 Seiten. 1984.

Band 49: D. Hölzel, G. Schubert-Fritschle, Ch. Thieme, Klinikübergreifende Tumorverlaufsdokumentation. XI, 269 Seiten. 1984.

Band 50: Der Beitrag der Informationsverarbeitung zum Fortschritt der Medizin. 28. Jahrestagung der GMDS, Heidelberg, September 1983. Herausgegeben von C. O. Köhler, P. Tautu und G. Wagner. XI, 668 Seiten. 1984.

Band 51: L. Gutjahr, G. Ferber, Neurographische Normalwerte. XI, 322 Seiten. 1984.

Band 52: Systemanalyse biologischer Prozesse, 1. Ebernburger Gespräch. Herausgegeben von D. P. F. Möller. IX, 226 Seiten. 1984.

Band 53: W. Köpcke, Zwischenauswertungen und vorzeitiger Abbruch von Therapiestudien. V, 197 Seiten. 1984.

Band 54: W. Grothe, Ein Informationssystem für die Geburtshilfe, VIII, 240 Seiten. 1984.

Band 55: K. Vanselow, D. Proppe, Grundlagen der quantitativen Röntgen-Bildauswertung. VII, 280 Seiten. 1984.

Band 56: Strukturen und Prozesse – Neue Ansätze in der Biometrie. Proceedings, 1982. Herausgegeben von R. Repges und Th. Tolxdorff. V, 138 Seiten. 1984.

Band 57: H. Ackermann, Mehrdimensionale nichtparametrische Normbereiche. VI, 128 Seiten. 1984.

Band 58: Krankendaten, Krankheitsregister, Datenschutz. 29. Jahrestagung der GMDS, Frankfurt, Oktober 1984. Herausgegeben von K. Abt, W. Giere und B. Leiber. VI, 566 Seiten. 1985.

Band 59: WAMIS Wiener Allgemeines Medizinisches Informations-System. Herausgegeben von G. Grabner. X, 367 Seiten. 1985.

Band 60: Neuere Verfahren der nichtparametrischen Statistik. Proceedings, 1985. Herausgegeben von G. Ch. Pflug. V, 129 Seiten. 1985.

Band 61: Von Gesundheitsstatistiken zu Gesundheitsinformation. Herausgegeben von E. Schach. XIV, 300 Seiten. 1985.